WHO recommendations:
intrapartum care for
a positive childbirth experience

WHO推奨

ポジティブな出産体験のための分娩期ケア

訳　**分娩期ケアガイドライン翻訳チーム**（五十音順）

飯村ブレット
出産教育センター（Childbirth Education Center：CEC）所長
（バース・エデュケーター）

古宇田千恵
日本妊産婦支援協議会りんごの木 代表／出産ケア政策会議 共同代表

笹川恵美
東京大学大学院医学系研究科母性看護学・助産学分野 助教（助産師）

新福洋子
広島大学大学院医系科学研究科・国際保健看護学 教授（助産師）

杉本敬子
前 筑波大学医学医療系 助教（助産師）

髙橋優子
前 筑波大学大学院人間総合科学研究科看護科学専攻博士後期課程／
前 国際協力機構（助産師）

ドーリング景子
京都大学大学院医学研究科人間健康科学系専攻周産期疫学分野 助教／
出産ケア政策会議 共同代表（助産師）

春山 怜
国立国際医療研究センター国際医療協力局（医師）

日隈ふみ子
前 佛教大学保健医療技術学部看護学科 教授／出産ケア政策会議 共同代表（助産師）

福澤利江子
筑波大学医学医療系 助教（助産師）

翻訳協力

永井真理
国立国際医療研究センター国際医療協力局 専門職（医師）

医学書院

Published by the World Health Organization in 2018
Under the title *WHO recommendations: intrapartum care for a positive childbirth experience*
ⒸWorld Health Organization 2018

The World Health Organization has granted translation and adaptation rights for an edition in Japanese to Igaku-Shoin Ltd., which is solely responsible for the quality and faithfulness of the Japanese translation. In the event of any inconsistency between the English and the Japanese editions, the original English edition shall be the binding and authentic edition

ⒸFirst Japanese edition 2021 by Igaku-Shoin Ltd., Tokyo

Printed and bound in Japan

WHO 推奨　ポジティブな出産体験のための分娩期ケア

発　行　2021 年 3 月 1 日　第 1 版第 1 刷
　　　　2022 年 5 月 1 日　第 1 版第 2 刷

訳　者　分娩期ケアガイドライン翻訳チーム
発行者　株式会社　医学書院
　　　　代表取締役　金原　俊
　　　　〒113-8719　東京都文京区本郷 1-28-23
　　　　電話　03-3817-5600（社内案内）
印刷・製本　三報社印刷

日本語版推薦のことば

　出産・出生は，お母さんにとっても，赤ちゃんにとっても，人生で最も重要な出来事の1つです。その多くが喜ばしい体験となる一方で，この出産・出生は，人生で最も命を落としやすい時期の1つでもあります。

　世界保健機関（WHO）では，今まで行われた研究を検証した上で，出産にかかわる医療行為の要・不要を明らかにして，基本的な方針をまとめています。この出産の基本的な方針は，作成されて以来，何度も修正を重ねながら世界中で利用されてきました。この基本的な方針のおかげで，多くの国で妊産婦や新生児の死亡率が下がりました。

　今回の基本的な方針では，初めて，「ポジティブな出産体験のための」という言葉が入りました。この言葉には，作成委員たちのある思いが込められています。

　現在，世界中の国で，現場で行われる医療行為が増え続けています。例えば，全出産に占める帝王切開の割合もその一例で，過半数を超える国も少なくありません。ただ，その要因は一様ではありません。

　医療の進歩により新たなリスクが明らかになることや，妊娠・出産の高齢化，生活習慣病関連など，背景にある妊婦自身のリスクが増えている場合もあります。また，医療提供側の要因としては，医療訴訟を懸念してという場合や，帝王切開であれば発生するさまざまな業務を管理しやすいという場合，また，大小含めてできるだけリスクを避けたいというあいまいな危機意識から，さらには，その方が医療提供側にとって収入になるからというような要素もあります。帝王切開はもちろん命を救うために行われる医療行為です。

　慣習的に医療行為をしたり，流行りの医療行為に偏ったり，避けたりするだけでは，本来の目標を見失う可能性があります。

　刻々と変化する出産のプロセスの中で，この「できるだけ安全で，できるだけ喜ばしい体験となる」という目標を常に意識しつつ，きめ細やかな状況観察に応じて，各医療行為の要・不要を継続的に柔軟に適宜判断していくことが重要になります。

　新しい「知」が増え，考えるべきことも増えている医療現場で常に目標を具体的に定め，出産に臨むお母さんやご家族と，医療スタッフの間で共有しておくことが大切だと思います。そこには，お母さんや赤ちゃんとのかかわりを含めた広い意味での医療行為もその大切さが増してきます。「ポジティブな出産体験のための」という言葉には，こういった思いが込められています。

　WHOによる出産のガイドライン「ポジティブな出産体験のための分娩期ケア」が日本語に翻訳されて出版される意義は，大きいと思います。作成委員を務めてきた1人として，翻訳にかかわられた皆さんの努力に深く感謝いたします。また，このガイドラインが，これからお産を迎える方々にとって，「手引き」となりますよう，心から願っています。

2021年1月

京都大学 客員教授
ガイドライン作成グループ（GDG）委員
森　臨太郎

日本語版発刊に寄せて

　この本を，日本で出産にかかわる皆さまにお届けできることを，大変うれしく思います。エビデンスに基づいたケア，という言葉が使われるようになって久しいですが，学校で習ったことや職場で先輩からいわれたケアがエビデンスに基づいているのか考える暇もなく，日々の実践をされている方も多いかと思います。

　この本は，世界保健機関（WHO）が，いわゆる正常分娩の際に，どのようなケアがエビデンスに基づいたものなのかを，厳格な手順に沿って検証し，推奨項目としてまとめたものの和訳です。あるケアをしたとき，それをしないときと比べて産婦や児に何かしら有益なことがあれば，そのケアをすることにエビデンスがある，といえます。有益なことがある，というためには，まずは，あらかじめ決めておいたアウトカムに，そのケアをしたときとしないときとで統計学的な差が出るか，という点が重要です。つまり量的な視点です。どのようなケアを検証し，何をアウトカムとしたか，その統計学的な結果がどうだったかは，各推奨項目に詳しく述べられています。さらにこの検証過程では，質的な視点も重要視しました。つまり，そのケアを，産婦自身や医療従事者がどう捉えているか，ということです。本のタイトルに「ポジティブな出産体験のための」とあるのは，そのためです。長い間，女性にとって出産は命がけでした。今でもそれは変わりません。産婦や児が「生きるか死ぬか」の二択なら，当然「生きる」を選びます。まずは産婦や児が死なないこと，重篤な状態にならないことが，検証過程での一番重要な量的アウトカムです。その上で，「生きるか死ぬか」だけではなく，「どうよく生きるか」つまり質にも目を向けたのが，このWHOガイドラインの特徴です。ある特定のケアが，女性，家族，医療従事者が「よいお産だった」と思えることにつながっているか，というのを質的手法も使って検証し，そのケアを最終的に推奨するかどうかの判断に使いました。

　このような手順で検証された56個のケアは，4つの推奨カテゴリーに分類されています。1つ目は，このケアは，やらないときに比べて産婦や児に何らかの有益なことがあるので実施すべきである，というカテゴリーで，「推奨する」と表現されています。世界の全ての出産で，このケアは実践されるべき，という意味です。2つ目は，このケアをしても，産婦や児には有益でなく，時にはむしろ害があるので，実施すべきでない，というカテゴリー。これは「推奨しない」という表現なので，「やってもやらなくてもいい」と誤解されがちですが，「やるな」「今やっているのだったら，やめて」ということです。これも，世界の全ての出産に当てはまります。「推奨する」「推奨しない」いずれのカテゴリーも，その文章に続く「注釈」が大変重要なメッセージですので，たとえお時間がないときでも，そこは必ず目を通してください。3つ目のカテゴリーは，特定の状況や対象集団のみならやってもよい，というもの。どこでも誰にでもやるべきではなく，つまりWHOにとっては手放しで推奨できないケアです。具体的にどのような状況や対象集団ならやってもよいのか，これまたぜひ注意深く「注釈」や，できれば「エビデンスの要約と考察」までお読みください。最後のカテゴリーは，厳密な研究目的でのみやってもよい，というもの。これは「やるべき」か「やらないべき」か，つまりそのケアでどのような有益性または有害性があるのか，現時点ではエビデンスが不足していて判断できないということです。これ

らのカテゴリーに入るケアは，大規模研究によって新たなエビデンスが出てくるまで，一般の実践ではやらないでいただきたい，というのがメッセージです。

　WHO がこのガイドラインを作るために厳格な手順に沿って検証をしたのは 2017 年ですから，この 56 の推奨項目は，2017 年時点のエビデンスに基づいたものです。それから今日まで，またこの先も，量的・質的共に，新しいデータが出続けます。それによって統計学的な結果が変わったり，世の中の変化に伴って産婦の考えが変わったりすることもあり得ます。その場合，WHO はガイドライン作成委員会を招集し，再び厳格な手順で特定の推奨項目を検証したのち，推奨結果を更新する場合があります。そのため，読者の皆さまには，この本を永遠の金科玉条とせず，WHO からの最新情報に常に目を光らせていただくようお願いします。

　エビデンスに基づいたケアが何かがわかって，「やるべき」「やめるべき」といわれても，それを医療従事者 1 人ひとりが，実際に日々の業務で実践することは，簡単ではありません。いわゆる，エビデンスと実践のギャップ，というものです。推奨項目をまとめるための厳格な手順の中には，このケアを実践するための(あるいはやめるための)ヒト・モノ・カネがどれくらい必要か，現場での実行可能性があるのか，それを導入することで社会的立場が異なる産婦の間での公正性にどのような影響が出るのか，などの検証も含まれています。その上で「やるべき」あるいは「やめるべき」と推奨しています。

　しかし，このガイドラインに限らず，WHO の推奨に強制性はありません。どの推奨項目を，どのように現場に取り入れるかは，その国や現場の判断に任されています。いざ取り入れる場合は，その推奨項目が現場でスムーズに実践できるよう，出産にかかわる全ての関係者が協力体制を組んだ上での，いろいろな準備が必要です。関係者とは，例えば現場チーム，医療施設の責任者，市町村・県・国の行政官，職能団体，医療従事者の教育に携わる関係者などです。国によっては法令の変更が必要になる場合もあるでしょう。もちろん一番重要な関係者は，産婦自身や産婦を支える身近な人々です。現場の医療従事者が 1 人でできることは限られています。この本が，そのような関係者が集まって何かを準備し始めるきっかけになるとうれしいです。

　なお WHO は，これ以外にも，産前ケア，産後ケア，分娩後異常出血の予防と治療など，出産にかかわるさまざまなガイドラインを出しています。これらの推奨項目に沿ったケアの実践を通して，日本と世界の全ての産婦と医療従事者にとって，出産がポジティブな体験になるよう願っています。

2021 年 1 月

前 WHO 西太平洋地域事務局リプロダクティブ・妊産婦・新生児・小児・思春期保健課 技官
国立国際医療研究センター国際医療協力局 専門職
永井真理

訳者まえがき

　世界保健機関（WHO）は，「持続可能な開発目標3」および新「女性，子供，青少年の健康のための国際戦略（2016〜2030）」に従って，母子の救命という従来の目的に加え，母子が力強く成長し健康に生きるための潜在能力を最大限に引き出すことを目指して，本ガイドライン（WHO推奨：ポジティブな出産体験のための分娩期ケア）を発表しました。このような転換の背景には，出産のプロセスの医療化によって，出産のときに発揮される能力が弱められ，出産体験に悪影響を及ぼす傾向が明らかになったことがあります。これまでの分娩期ケアのままでは，母子が力強く成長し健康に生きることが阻まれてしまうのではないかと懸念されるようになったのです。日本においても，妊産婦死亡率や周産期死亡率は世界で最も低い国の1つであるにもかかわらず，近年の妊婦や産後の女性の自殺，産後うつ，乳幼児虐待などは社会的な課題となっています。このような課題の解決のためにも本ガイドラインが活用されることが大いに期待されます。

　本ガイドラインでは，人権に基づくアプローチに従って，産婦が自分の希望を伝えられるようエンパワーされることを前提とし，産婦がポジティブな出産体験を得られるようにすることを目的としています。ポジティブな出産体験とは，産婦がそれまで持っていた個人的な想いや期待を満たしたり，あるいはその期待を超えたりするような体験のことです。それは臨床的にも心理的にも安全な環境で，思いやりがあって技術的に優れたケア提供者や付き添い者から，実際的で，情緒的な支援を継続的に受けながら，健康な児を産むことを含みます。これは，ほとんどの産婦は生理的な出産を望んでおり，意思決定に参加して個人的な達成感やコントロール感を得たいと考えているという前提に基づいています。医療介入が必要であったり，産婦が介入を望むような場合も同様です。

　しかし，以上の説明だけでは，ポジティブな出産体験のための分娩期ケアの具体的なイメージが湧きにくいかもしれません。そのような場合は，本ガイドラインを読み進める前に，自分のケアを振り返って，以下の3つを自分に問いかけてみてください。

1）産婦がそれまで持っていた個人的な想いや期待を話しやすくなるように，産婦に接しているか。例えば「忙しくて話を聴く暇はない」という態度を見せていないか。産婦の個人的な想いや期待を「わがまま」「こだわり」と否定的に捉えていないか。

2）ほとんどの産婦が生理的な出産を望んでいると思って産婦に接しているか。例えば「麻酔分娩を希望」と産婦が言ったとしても，実は生理的な出産についての知識や自分の産む力に自信がないからかもしれないと考え，産婦の話を聴いてそれらを確認しているか。

3）産婦が意思決定に参加して個人的な達成感やコントロール感を得たいと考えていると思って産婦に接しているか。例えば「この産婦は自分で産む気がない」「この産婦は自分で選択できない」と決めつけて接していないか。

　日本の分娩期ケアにおいても，ケア提供者（助産師，看護師，医師）には，産婦が自分の希望を伝えられるようエンパワーされているかということに常に敏感になるよう求められているのです。

　産婦が自分の希望を伝えられるようにするためのケアとして，「推奨項目1：産婦を尊重したケア」「推奨項目2：効果的なコミュニケーション」「推奨項目3：（産婦が選んだ人に

よる)出産中の付き添い」「推奨項目 4：(助産師主導の)継続ケア」の 4 つが大きな役割を果たすでしょう。これらは，推奨項目 5 以降の全てのケアの基盤として提示され，56 の推奨項目は 1 つのケアパッケージとして実施されるべきとされています。

　例えば，推奨項目 19 は「健康な産婦が産痛緩和を求めた場合には，産婦の好みに合わせて，硬膜外麻酔(以下，麻酔)の使用が推奨されます」という内容です。日本でも麻酔使用が急速に広まっていることから，この項目を例に考えてみましょう。

　ある女性が麻酔を希望した場合，ケア提供者(助産師，看護師，医師)としてあなたはどのように対応すべきでしょうか。例として，3 人のケア提供者の対応を以下に挙げます。
【ケア提供者 A】本人が決めて求めたことだと判断し，入院に合わせて麻酔の準備をした。
【ケア提供者 B】生理的な身体変化，麻酔の方法，副作用，実施時の観察と処置，児との接し方などを，麻酔を選択しない場合の陣痛中の楽な姿勢などと併せて説明し，分娩室にも案内した。
【ケア提供者 C】毎回の妊婦健診で女性の表情や声の調子を注意深く観察しながら話を聴いた。また，女性の希望が支持されることを伝え，女性が安心して，気持ちを表出できているかを意識した。

　基盤となる 4 つのケアに従えば，ケア提供者 B・C 両方のケアが満たされなければなりません。しかし，ケア提供者 C のようなかかわりを持ちたくても，スキルの不十分さ，スタッフ不足や継続的にゆっくりかかわるための時間や空間の欠如，女性中心のケアの重要性に対する同僚や上司の無理解から，自分にはできない，無理と諦め，自尊感情を低下させているケア提供者がいるかもしれません。本ガイドラインではケア提供者への支援として，政策決定者や政府，また施設管理者が，医療制度によって，コミュニケーションスキルなどの研修，必要なスタッフや報酬，業務改善などを保障することを提言しています。そして，ケア提供者には，産婦がポジティブな出産を体験するために，施設管理者に対して状況を改善するよう交渉することが求められています。

　さらに，本ガイドラインでは推奨項目全体に対して国家的な支援を保障する必要があるとし，政策課題を設定し，政策立案と意思決定を進めること，保健医療のための公的資金を調達する方策を見直すことなどの大変革が提言されています。組織レベルにおいては，本ガイドラインに準拠した院内プロトコルの開発，医療者や他の関係者を対象とした行動変容戦略などが提言されています。

　本ガイドラインの活用方法を記します。「注釈」は，各項目の推奨理由，実践するためのヒント，ケア提供者や関係者に働きかける方法，労働環境の改善などを示唆しており，大変重要な項目です。「主な資源要件」の一覧表は，実践を戦略的に促進させることに役立ちます。「判断のまとめ」や「エビデンスの要約と考察」は，施設管理者，政策決定者，政府に働きかける際，交渉の説得材料として役立てることができます。また今回の日本語版作成にあたり，わかりにくい表現や専門用語，日本の現状と異なる点，ガイドライン発行後の最新情報についてなど，訳者注や巻末の用語解説で補足説明を行いました。本文と併せてご参照ください。

WHO 分娩期ケアモデル（本書 204 頁参照）が日本でも実施されれば，女性中心のケアによって多くの産婦がエンパワーされ，ポジティブな出産体験を得ることができるでしょう。それは，日本社会において母子がさらに力強く健康に生きることを意味します。本ガイドラインが，ケア提供者，施設管理者，政策決定者や政府の各レベルにおいて，大変革に向けた議論を呼び起こすことを願ってやみません。

2021 年 1 月

訳者まえがきメンバー（五十音順）：

古宇田千恵　ドーリング景子　日隈ふみ子

序

　世界保健機関（WHO）が健康な妊婦とその赤ちゃんのケアのためのガイドライン「Care in Normal Birth：a practical guide」[*1] を発行してから20年以上が経ちました。前回のガイドライン発行以来，妊産婦サービスを取り巻く世界の状況は大きく変化しました。現在，世界の多くの地域で，医療施設で出産する女性が増えましたが，ケアの質が最適ではないために，望ましいアウトカムを達成できない状態が続いています。ある場所では介入の不足や手遅れが起き，別の場所では介入が過剰だったり尚早だったりしています。

　WHOはこれまで，各国のニーズに応じて，分娩管理の特定の側面や，妊産婦と新生児の死亡および健康障害の主な原因に対処するために，複数のガイドラインを発表してきました。以前の国際課題の焦点は女性と赤ちゃんの救命でしたが，徐々に拡大し，母子がたくましく生き，健康と安寧の潜在能力を最大限に達成することの保証も焦点になりました。これらの取り組みは，「女性・子供・青少年の健康のための国際戦略（2016～2030年）」や「全ての女性，全ての子供」運動によって増大しています。さらに，「持続可能な開発目標2030アジェンダ」の目標3は，全ての年齢層の全ての人々の健康な生活とウェルビーイングの推進を確実にするために世界で取り組むことを認めています。

　持続可能な開発目標（SDGs）を達成するために，WHOは今後5年間の戦略的優先事項の1つとして，各国の保健システムを強化し，ユニバーサル・ヘルス・カバレッジ（UHC）の達成に向けた進捗状況の迅速な追跡を目指しています。WHOは，全ての人々とコミュニティがニーズに合致し，効果的，かつ良質で金銭的な負担の少ない，健康増進・疾病予防・治療的な医療サービスを確実に入手・使用できるように，国を支援しています。これらの取り組みのうちで絶対に欠かせない部分は，生殖，母性，新生児，小児，青年期などさまざまな健康の分野を横断する必須のサービスのパッケージをデザインすることです。そこから一連の基本的なサービス提供の指標を決め，各国のUHCの進捗状況をモニタリングできます。

　このガイドラインは，社会的・経済的な状況にかかわらず，全ての産婦と赤ちゃんに提供すべき必須の出産ケア実践についての新たな推奨項目と既存の推奨項目をまとめたものです。このガイドラインによって，出産が安全であるだけでなく，女性と家族にとって必ずポジティブな体験となるような出産中の一連のケア方式の提供が進むはずです。このガイドラインでは，女性中心のケアが全人的で人権に基づくアプローチによって出産ケアの質をどのように高められるかについて強調しています。このガイドラインの中で，それぞれの国の状況に合わせて改変することができる出産ケアの新たなモデルの概要を示すことによって，出産中の不必要な介入を減らし，コストを大幅に削減することが可能になるはずです。

　医療者の方々はこの推奨項目をぜひ採用し，現場に合わせて改変してください。そうすることで，女性とその新生児のためのケアが，人を中心とし，エビデンスに基づいた包括

訳者注＊1：邦訳は戸田律子（訳）『WHOの59カ条　お産のケア実践ガイド』農山漁村文化協会，1997年。

的なケアであるためのよい基盤ができるはずです。

世界保健機関
家族・女性・子供の健康グループ
事務局長補佐
Princess Nothemba Simelela

謝辞

　世界保健機関（WHO）のリプロダクティブヘルス・研究部門（RHR）と妊産婦・新生児・小児および青少年の健康部門（MCA）は，多くの方々や組織がこのガイドライン作成に貢献してくれたことに対し，心から感謝申し上げます。

　RHR の Olufemi Oladapo，Mercedes Bonet，A. Metin Gülmezoglu が，このガイドライン作成にはじめに着手しました。Olufemi Oladapo がガイドライン作成プロジェクトのコーディネートを行いました。RHR の Ana Pilar Betrán，Mercedes Bonet，A. Metin Gülmezoglu，Olufemi Oladapo，João Paulo Souza，Joshua Vogel と，MCA の Maurice Bucagu と Anayda Portela が WHO 本部運営グループのメンバーとしてガイドラインの作成プロセスを管理しました。WHO 本部スタッフである Rajat Khosla，Frances McConville，Özge Tunçalp も，ガイドライン作成のさまざまな段階で貢献しました。WHO 地域アドバイザーである Mavjuda Babamuradova，Karima Gholbzouri，Bremen De Mucio，Mari Nagai，Léopold Ouedraogo は，このガイドラインの技術的な相談役として貢献しました。

　ガイドライン作成グループのメンバーの Hany Abdel-Aleem，Fernando Althabe，Melania Amorim，Michel Boulvain，Aparajita Gogoi，Tina Lavender，Silke Mader，Suellen Miller，Rintaro Mori，Hiromi Obara，Oladapo Olayemi，Robert Pattinson，Harshad Sanghvi，Mandisa Singata-Madliki，Jorge E. Tolosa，Hayfaa Wahabi にも，WHO より心から感謝します。また，Pisake Lumbiganon と James Neilson は技術的な相談のまとめ役となってくれました。

　ガイドライン作成プロセスの中で広く意見を求めた際に，世界中の多くの関係者から寄せられたフィードバックについても感謝を申し上げます。特に，このガイドラインで使われたコクラン系統的レビューの著者の方々には，レビューの執筆や更新における協力に感謝します。

　テクニカルワーキンググループのメンバーである Edgardo Abalos，Debra Bick，Meghan Bohren，Monica Chamillard，Virginia Diaz，Soo Downe，Therese Dowswell，Kenneth Finlayson，Frances Kellie，Theresa Lawrie，Julia Pasquale，Elham Shakibazadeh，Gill Thomson は，方法論の専門家として支援をしてくれました。Therese Dowswell と Frances Kellie は関連するコクラン系統的レビューの更新をコーディネートしてくれました。Edgardo Abalos，Monica Chamillard，Virginia Diaz，Julia Pasquale は，上記のレビューのエビデンスの質評価を実施してくれました。Edgardo Abalos，Debra Bick，Meghan Bohren，Soo Downe，Kenneth Finlayson，Elham Shakibazadeh，Gill Thomson は，ガイドラインに含めるための追加の系統的レビューを行うチームをまとめてくれました。Theresa Lawrie は全ての系統的レビューから得られたエビデンスプロファイルをダブルチェックしてくれました。Theresa Lawrie はまた，テクニカルワーキンググループの他のメンバーや WHO 本部運営グループと共に，対応する要旨の記述と判断のまとめの枠組みを作成してくれました。Theresa Lawrie と Olufemi Oladapo は，WHO 本部運営グループやガイドライン作成グループにレビューを受ける前の最終ガイドライン文書の下書きをしてくれました。

　最終的な技術的相談のオブザーバーとして貢献してくれたさまざまな組織の代表者の方々，Diogo Ayres-de-Campos［International Federation of Gynecology and Obstetrics（FIGO）］，

Mechthild M. Gross［International Confederation of Midwives(ICM)］, Petra ten Hoope-Bender ［United Nations Population Fund(UNFPA)］, Mary Ellen Stanton ［United States Agency for International Development(USAID)］, Alison Wright［Royal College of Obstetricians and Gynae-cologists(RCOG)］ にも感謝します。Blami Dao, Justus Hofmeyr, Caroline Homer, Vanora Hundley, Barbara Levy, Ashraf Nabhan は, 外部レビューグループのメンバーとしてガイドライン文書の査読をしてくれました。

　このガイドラインの仕事は USAID と, WHO により実行された協賛プログラムである UNDP-UNFPA-UNICEF-WHO-World Bank の, 人間の生殖に関する研究と研究トレーニング開発のための特別プログラムによる助成を受けました。助成団体の見解は, このガイドラインの内容に影響を与えていません。

編　Green Ink(英国)

ガイドライン作成に携わった外部専門家と WHO 職員

●WHO 本部運営グループ（ジュネーブ，スイス）

A. Metin Gülmezoglu
Coordinator
Department of Reproductive Health and Research

Ana Pilar Betrán
Medical Officer
Department of Reproductive Health and Research

Mercedes Bonet
Medical Officer
Department of Reproductive Health and Research

Maurice Bucagu
Medical Officer
Department of Maternal, Newborn, Child and Adolescent Health

Olufemi Oladapo
Medical Officer
Department of Reproductive Health and Research

Anayda Portela
Technical Officer
Department of Maternal, Newborn, Child and Adolescent Health

João Paulo Souza
Medical Officer
Department of Reproductive Health and Research

Joshua Vogel
Technical Officer
Department of Reproductive Health and Research

●ガイドライン作成グループ（GDG）

Hany Abdel-Aleem
Professor
Department of Obstetrics and Gynecology Women's Health Hospital
Assiut University Hospital
Assiut
Egypt

Fernando Althabe
Director
Department of Mother and Child Health Research
Institute for Clinical Effectiveness and Health Policy（IECS）
Buenos Aires
Argentina

Melania Maria Ramos de Amorim
Senior Researcher
Instituto Paraibano de Pesquisa Professor Joaquim Amorim Neto
Campina Grande
Brazil
and
Professor
Instituto de Medicina Integral Professor Fernando Figueira
Recife
Brazil

Michel Boulvain
Professor
Department of Obstetrics and Gynaecology
Geneva University Hospital
Geneva
Switzerland

Aparajita Gogoi
Executive Director
Centre for Catalyzing Change（formerly CEDPA India）
New Delhi
India

Tina Lavender
Professor
University of Manchester
School of Nursing, Midwifery & Social Work
Manchester
United Kingdom of Great Britain and Northern Ireland
（United Kingdom）

Pisake Lumbiganon
（Chair, September 2017 consultation）
Dean and Professor of Obstetrics and Gynecology
Convenor, Thai Cochrane Network
Faculty of Medicine
Khon Kaen University
Khon Kaen
Thailand

Silke Mader
Chairwoman of the Executive Board
European Foundation for the Care of Newborn Infants
（EFCNI）
Munich
Germany

Suellen Miller
Director, Safe Motherhood Program
Department of Obstetrics, Gynecology and Reproductive
Sciences
Bixby Center for Global Reproductive Health and Policy
University of California, San Francisco
San Francisco, California

Rintaro Mori
Director
Department of Health Policy
National Research Institute for Child Health and
Development
Tokyo
Japan

James Neilson
（Chair, May 2017 consultation）
Coordinating Editor
Cochrane Pregnancy and Childbirth Group
and
Professor
University of Liverpool
Liverpool
United Kingdom

Hiromi Obara
Health Policy Advisor
Japan International Cooperation Agency（JICA）
Vientiane
Lao People's Democratic Republic

Oladapo Olayemi
Professor and Head of Department
Department of Obstetrics and Gynaecology
College of Medicine
University of Ibadan
Ibadan
Nigeria

Robert Pattinson
Professor and Director
South African Medical Research Council/University of
Pretoria（SAMRC/UP）Maternal and Infant Health Care
Strategies Unit
Kalafong Hospital
Pretoria, Gauteng
South Africa

Harshad Sanghvi
Chief Medical Officer
Jhpiego, an affiliate of Johns Hopkins University
Baltimore, Maryland
USA

Mandisa Singata-Madliki
Deputy Director
Effective Care Research Unit
East London Hospital Complex
University of Fort Hare
East London
South Africa

Jorge E. Tolosa
Professor of Obstetrics and Gynecology
Coordinator Global
Network for Perinatal & Reproductive Health（GNPRH）
（FUNDARED-MATERNA-Colombia）
Division of Maternal Fetal Medicine
Oregon Health & Science University
Portland, Oregon
USA
and
Departamento de Ginecología y Obstetricia
Centro Nacer, Salud Sexual y Reproductiva
Facultad de Medicina, Universidad de Antioquia
Medellín
Colombia

Hayfaa Wahabi
Professor and Chair
Evidence-based Healthcare and Knowledge Translation
College of Medicine, King Saud University
Riyadh
Saudi Arabia

●外部レビューグループ

Blami Dao
Technical Director, Western and Central Africa Jhpiego, an
affiliate of Johns Hopkins University
Baltimore, Maryland
USA

G. Justus Hofmeyr
Professor
Effective Care Research Unit
Universities of Witwatersrand and Fort Hare
and
Eastern Cape Department of Health
East London
South Africa

Caroline Homer
Professor and Director
Centre for Midwifery, Child and Family Health
Faculty of Health
University of Technology Sydney
Sydney
Australia

Ashraf Nabhan
Professor
Department of Obstetrics and Gynecology
Ain Shams University
Heliopolis, Cairo
Egypt

Vanora Hundley
Professor
Centre for Midwifery, Maternal and Perinatal Health
Bournemouth University
Bournemouth
United Kingdom

●テクニカルワーキンググループ

Edgardo Abalos
Vice Director
Centro Rosarino de Estudios Perinatales
Moreno, Rosario
Argentina

Debra Bick
Professor of Evidence Based Midwifery Practice
Florence Nightingale Faculty of Nursing and Midwifery
Division of Women's Health
King's College London
London
United Kingdom

Meghan Bohren
Consultant
Department of Reproductive Health and Research
World Health Organization
Geneva
Switzerland

Monica Chamillard
Medical Doctor
Centro Rosarino de Estudios Perinatales
Moreno, Rosario
Argentina

Virginia Diaz
Medical Doctor
Centro Rosarino de Estudios Perinatales
Moreno, Rosario
Argentina

Soo Downe
Professor
Midwifery Studies
University of Central Lancashire
Preston, Lancashire
United Kingdom

Therese Dowswell
Research Associate
Cochrane Pregnancy and Childbirth
Department of Women's and Children's Health
University of Liverpool
Liverpool Women's NHS Foundation Trust
Liverpool
United Kingdom

Kenneth Finlayson
Senior Research Assistant
Midwifery Studies
University of Central Lancashire
Preston, Lancashire
United Kingdom

Frances Kellie
Managing Editor
Cochrane Pregnancy and Childbirth
Department of Women's and Children's Health
University of Liverpool
Liverpool Women's NHS Foundation Trust
Liverpool
United Kingdom

Theresa Lawrie
Consultant
Evidence-Based Medicine Consultancy Ltd
Bath
United Kingdom

Julia Pasquale
Medical Doctor
Centro Rosarino de Estudios Perinatales
Moreno, Rosario
Argentina

Elham Shakibazadeh
Associate Professor
Department of Health Education and Promotion
School of Public Health
Tehran University of Medical Sciences
Tehran
Iran

Gill Thomson
Associate Professor
Maternal and Infant Nutrition & Nurture Unit
School of Community Health & Midwifery
University of Central Lancashire
Preston, Lancashire
United Kingdom

●外部パートナー・オブザーバー

Diogo Ayres-de-Campos

Member, FIGO Committee for Safe Motherhood and Newborn Health（2015–2018）
International Federation of Gynecology and Obstetrics（FIGO）
London
United Kingdom

Petra ten Hoope-Bender

Technical Advisor, Sexual and Reproductive Health
United Nations Population Fund（UNFPA）
Geneva
Switzerland

Mechthild M. Gross

Head of Midwifery Research and Education Unit
Hannover Medical School
Hannover
Germany
and
Representative
International Confederation of Midwives（ICM）
The Hague
The Netherlands

Mary Ellen Stanton

Senior Reproductive Health Advisor
Center for Population, Health and Nutrition
United States Agency for International Development
Washington, DC
USA

Alison Wright

Vice President for UK and Global Membership
Royal College of Obstetricians and Gynaecologists
London
United Kingdom

●WHO 地域事務局代表者

○アフリカ地域事務局

Léopold Ouedraogo

Regional Advisor
Research and Program Development
Reproductive Health
Health Promotion Cluster

○アメリカ地域事務局

Bremen De Mucio

Regional Advisor
Sexual and Reproductive Health
Latin American Center for Perinatology

○東地中海地域事務局

Karima Gholbzouri

Medical Officer
Reproductive and Maternal Health

○ヨーロッパ地域事務局

Mavjuda Babamuradova

Medical Officer
Sexual and Reproductive Health
Noncommunicable Diseases and Life-Course

○西太平洋地域事務局

Mari Nagai

Technical Officer
Reproductive, Maternal, Newborn, Child and Adolescent Health
Division of Noncommunicable Diseases and Health through the Life-Course

（所属・肩書は 2018 年 2 月当時のもの）

Contents **目次**

目次

表紙イラスト　石坂しづか／表紙・本文デザイン　土屋みづほ

1章 要約

はじめに

　世界の年間出産数は約1億4000万件です。そのほとんどは，陣痛の始まりから終わりまで，自身あるいは児に異常が生じるリスク因子のない女性の出産です。しかし，それでもやはり，出産は母子の生命にかかわる極めて重要な時期です。異常が生じた場合には，母子の疾病や死亡のリスクが大きく上昇する可能性があるからです。国連で採択された「持続可能な開発目標3：あらゆる年齢の全ての人に健康的な生活を確保し，ウェルビーイングを推進する」および，新「女性，子供，青少年の健康のための国際戦略（2016～2030年）」に従い，国際指針は従来よりも焦点を拡大しています。つまり，出産時に異常が起きた場合に母子が命を落とさないようにするだけでなく，母子が強く成長し健康に生きるための潜在能力を最大限に引き出すことも目指すようになってきました。

　近年，多くの議論や研究が行われましたが，出産における「正常とは何か」についての共通の見解は得られていません。過去20年ほどの間に，母子の出産アウトカムの改善を目的として，出産の生理的なプロセスを誘発，促進，終了，調節，モニタリングするための分娩期ケア実践の適応範囲が著しく拡大しました。しかし，出産プロセスの医療化が続くと，産婦自身の出産能力が損なわれ，出産体験に悪影響を及ぼす傾向があります。さらに，明確な適応指針がないままに医療介入を行うことが増えているために，資源の豊富な環境と資源の少ない環境の間で健康の公正性の格差が拡大し続けています。

　本ガイドラインは，上記の問題を解決するために，分娩期全体を通して最も広く行われているケアを特定し，合併症のない出産を対象としたよいケアの実践基準を確立しようとするものです。本ガイドラインは，ケアの体験という概念を，慣例的な臨床ケア実践を単に補うものではなく，質の高い分娩期ケアと，女性を中心としたアウトカムの改善を保証する重要な側面として掲げています。本ガイドラインの対象は，全ての健康な母子です。そして，出産とは生理的なプロセスで，大半の母子は合併症を伴わず成し遂げられるということを考慮しています。

　本ガイドラインでは，「ポジティブな出産体験」を全ての産婦にとって重要な評価指標であると認識し，以下のように定義します。ポジティブな出産体験とは，女性がそれまで持っていた個人的・社会文化的信念や期待を満たしたり，あるいは超えたりするような体験であり，臨床的にも心理的にも安全な環境で，付き添い者と，思いやりがあって技術的に優れた臨床スタッフから，実質的で情緒的な支援を継続的に受けながら，健康な児を産むことを含みます。これは，ほとんどの女性は生理的な出産を望んでおり，意思決定に参加して個人的な達成感やコントロール感を得たいと思っているという前提に基づいています。たとえ医療介入が必要であったり，産婦が介入を望むような場合でも同様です。

　本書は，出産時に必須のケアについて，新規および既存の世界保健機関（World Health Organization：WHO）の推奨項目をまとめた，最新の包括的で統合的なガイドラインです。一連の推奨内容を全て実践すれば，地域や医療レベルの違いにかかわらず確実に良質でエビデンスに基づくケアとなるでしょう。本ガイドラインの推奨項目は，特定の国や地域だけのためのものではありません。利用可能な医療サービスのレベルには，国内や国家間で幅があります。本ガイドラインで強調していることは，母子が最高の出産体験を得るためには女性中心のケアが重要であり，それは全人的な人権に基づくアプローチによって実現するということです。本ガイドラインは，広く行われているケアモデルや現代のケア実践の複雑さと多様性を

1

考慮した，分娩期ケアの世界共通モデルです。

ガイドラインの読者層

本ガイドラインにある推奨項目は，国レベルや地方レベルの関連政策や臨床のプロトコル開発に活用してもらうことを意図して作成されました。したがって読者層は，国レベルおよび地方の保健政策に携わる人々，母子保健プログラムの実施や管理にかかわる人々，医療施設の管理者，非政府組織，母子保健サービスを計画・運営する専門家組織，医療従事者(看護師，助産師，一般医，産科医など)，医療従事者の養成課程の教員などです。

ガイドラインの作成方法

本ガイドラインの中で「健康な産婦」という言葉は，母子共に特定のリスク因子がなく，妊娠していることを除けば健康そうな，成人期や思春期の妊娠した女性を指します。本ガイドラインは，WHO ガイドライン策定ハンドブックに示されたプロセスに従い，①優先度の高い問いとアウトカムの特定，②関連するエビデンスの検索と統合，③エビデンスの質の査定，④推奨項目の策定，⑤ガイドラインの実施，普及，効果評価，更新についての計画立案，という標準的な手続きを経て作られました。推奨項目を支持するエビデンスの質の査定には，量的エビデンスには GRADE(Grading of Recommendations Assessment, Development and Evaluation)という方法を，質的エビデンスには CERQual(Confidence in the Evidence from Reviews of Qualitative research)という方法を用いました。優先度の高い問いについてエビデンスプロファイルを作成する際には，最新の系統的レビューを使いました。本ガイドライン作成グループは，世界中から参集した専門家から成り，2017年の 5 月と 9 月に技術協議会を開催し，GRADE EtD(evidence-to-decision)を用いて推奨項目を策定しました。GRADE EtD という枠組みは，介入の効果，価値，資源(リソース)，公正性，受け入れやすさ，実行可能性についての基準を含む，研

究結果から意思決定を導くためのツールです。さらに，本ガイドラインが利用者にとって包括的な文書となるように，ガイドラインレビュー委員会(Guidelines Review Committee：GRC)により承認された既存の WHO ガイドラインからも関連の深い推奨項目を特定し，本ガイドラインに統合しました。

推奨項目

WHO 技術協議会の結果，分娩期ケアについての 56 項目の推奨項目が導かれました。26 項目は新たに生まれたもので，他の 30 項目は既存の WHO ガイドラインから統合されたものです。これらの推奨項目を分娩期ケアの状況に沿って示しました。すなわち，分娩全体にわたって行われるケア，分娩第 1 期のケア，分娩第 2 期のケア，分娩第 3 期のケア，出生直後の新生児のケア，産後早期の褥婦のケアです。ガイドライン作成グループは GRADE EtD の評価基準を用いて，各推奨項目の推奨の度合いや，項目によっては特定の状況を示し，全ての推奨項目を以下のカテゴリーのいずれか 1 つに分類しました。各カテゴリーの定義は以下のとおりです。

- 推奨：その介入またはケアの選択肢を実施すべきである。

- 推奨しない：その介入またはケアの選択肢を実施すべきでない。

- 限定された状況下でのみ推奨：その介入またはケアの選択肢は，その推奨項目の中で特定された状態や環境，対象集団にのみ適応すべきであり，そのような状況下でのみ実施されるべきである。

- 厳密な研究的状況下でのみ推奨：その介入またはケアの選択肢は，重大な不確実性が伴う。この場合，介入やケアの有効性，受け入れやすさや実行可能性など，未解決の問題や不確実性の解決を目的とした研究という形であれば，大規模に実施することができる。

それぞれの推奨項目が正しく理解され，現場で

正しく適応されるように，本ガイドライン作成にかかわった専門家らによる注釈が適宜添えられています。ある介入やケアについて限定された状況下でのみ推奨する場合には，それはどのような状況を指すのか，厳密な研究的状況下でのみ推奨する場合には，どんな問題を調査する必要があるのかについて，さらに詳細な情報を記載しました。ガイドラインを利用する際は，全文版の各推奨項目の下に記載された注釈を必ずご参照ください。次ページからの表は，ポジティブな出産体験のための分娩期ケアの推奨項目をリストにまとめたものです。

技術協議会では，各推奨項目とガイドライン全体について，実施時の考慮事項が討議されました。母子がポジティブな出産体験を得るためには，必要不可欠な物理的資源が利用可能な場で，思いやりがあり有能で意欲のある医療従事者によって，本ガイドラインの推奨項目が一連のケアとしてあらゆる場で実施されるべきであるとガイドライン作成グループは合意しました。全ての保健システムは，人権に基づくアプローチに沿って，この WHO 分娩期ケアモデルの実施とそのための確かな基盤の提供を目指さなければなりません。このケアモデルが提供されれば，全ての女性が，自身が望み必要とする女性中心のケアを得るようエンパワーされるでしょう。

本ガイドラインから派生して今後作られる資料の例としては，さまざまなケアレベルで使えるような分娩モニタリングのツールが挙げられます。WHO の妊産婦・周産期医療ガイドラインの更新プロセスに則って，系統的かつ継続的に，ガイドライン導入後のエビデンスギャップ[*1]の特定，解消を図っていきます。現時点のエビデンスに基づくこれらの推奨項目に影響を与え得るような新たなエビデンスが見つかった場合には，その推奨項目を更新していきます。本ガイドラインの将来的な改訂に向けて，今後追加すべき内容のご提案があれば WHO にお寄せください。

訳者注 *1：エビデンスのあるケアが母子に提供されていない，またはエビデンスのないケアが母子に提供されている状態。

■ ポジティブな出産体験のための分娩期ケアについての推奨項目リスト

推奨 推奨　推奨しない 推奨しない　限定推奨 限定された状況下でのみ推奨　厳密研究 厳密な研究的状況下でのみ推奨

ケアの種類	推奨項目	推奨度
分娩全体にわたって行われるケア		
産婦を尊重したケア	1. 産婦を尊重したケアを推奨する。産婦を尊重したケアとは，出産中の全ての女性に対して，女性の尊厳，プライバシー，個人情報が守られ，有害なケアや不当な対応がないことが保証され，インフォームド・チョイス*1 と継続的支援が受けられるように体系化され，提供されるケアを意味する。	推奨
効果的なコミュニケーション	2. 産婦にとってわかりやすく文化的に受け入れやすい方法を用いた効果的なコミュニケーションが，産科医療者と産婦の間で行われることを推奨する。	推奨
出産中の付き添い	3. 分娩全体にわたって，全ての産婦が自分で選んだ付き添い者を持つことを推奨する。	推奨
継続ケア	4. 助産師制度が十分に機能している環境にある妊婦に，助産師主導の継続ケアモデル（女性が知っている 1 人，または少数の助産師が，一連の産前・分娩・産後を通して 1 人の女性を支援すること）を提供することを推奨する[a]。	限定推奨
分娩第 1 期		
分娩第 1 期潜伏期と活動期の定義	5. 実践の場では，分娩第 1 期の潜伏期と活動期について，下記の定義を使用することを推奨する。 ● 分娩第 1 期潜伏期とは，初産，経産にかかわらず，痛みを伴う子宮収縮と，子宮口が 5 cm に開くまでの子宮頸管の緩やかな展退*2 などに特徴付けられる時期を指す。 ● 分娩第 1 期活動期とは，初産，経産にかかわらず，痛みを伴う規則的な子宮収縮と，子宮口が 5 cm から全開大に急速に開大するまでの子宮頸管の着実な展退に特徴付けられる時期を指す。	推奨
分娩第 1 期の所要時間	6. 分娩第 1 期潜伏期の標準的な所要時間は確立されておらず，産婦によって個人差が大きいことを，女性は知らされるべきである。しかし，分娩第 1 期活動期（子宮口開大度 5 cm から全開大まで）の所要時間は，初産では 12 時間，経産では 10 時間を超えないのが一般的である。	推奨
分娩第 1 期の進行	7. 自然に分娩が始まった産婦に対し，分娩第 1 期活動期の子宮口開大速度は 1 cm/時という基準に基づいてパルトグラム上に描かれた警告線は，有害な出産アウトカムのリスクがある産婦を特定するには不正確であるため，この目的のために用いることを推奨しない。	推奨しない
	8. 分娩第 1 期活動期の子宮口開大速度は 1 cm/時以上という基準は，産婦によっては非現実的に速い進行であるため，正常な分娩進行の識別に用いることは推奨しない。子宮口開大速度が 1 cm/時より遅いという理由だけで，産科的介入を行うべきではない。	推奨しない
	9. 子宮口が 5 cm 開大するまでは，自然に分娩が加速しないことがある。したがって，胎児と母体の状態が良好であれば，子宮口開大度が 5 cm に達する前に，分娩を加速する目的で医療介入（オキシトシンによる陣痛促進や帝王切開など）を行うことは，推奨しない。	推奨しない
出産のための入院基準	10. 自然に陣痛が始まった健康な産婦の分娩病棟への入院を，分娩第 1 期活動期に至るまで遅らせるという方針は，厳密な研究的状況下でのみ推奨する*3。	厳密研究

（つづく）

■ （つづき）

ケアの種類	推奨項目	推奨度
分娩第 1 期		
入院時の骨盤計測	11. 健康な産婦に対する，入院時の慣例的な骨盤計測は推奨しない。	推奨しない
入院時の慣例的な胎児のウェルビーイング評価	12. 自然な陣痛を呈している健康な産婦の入院時に，胎児のウェルビーイングを評価するために，慣例的な胎児心拍数陣痛モニタリング（CTG）*4を行うことは推奨しない。	推奨しない
	13. 分娩入院時の胎児のウェルビーイングの評価には，ドップラー超音波装置やピナード式胎児聴診器*5を用いた聴診法を推奨する。	推奨
会陰部または陰部の剃毛	14. 経腟分娩の前に，慣例的に会陰部または陰部の剃毛を行うことは推奨しないᵇ。	推奨しない
入院時の浣腸	15. 陣痛促進の介入を減らす目的で浣腸を実施することは推奨しないᶜ。	推奨しない
内診	16. ローリスクの産婦に対する分娩第 1 期活動期の慣例的な評価として，4 時間ごとの内診を推奨するᵇ。	推奨
出産中の継続的な胎児心拍数陣痛モニタリング（CTG）	17. 自然な陣痛を呈している健康な産婦に対して，胎児のウェルビーイングを評価するために，継続的に CTG を行うことは推奨しない。	推奨しない
出産中の胎児心拍数の間欠的聴診	18. 健康な産婦においては，出産中にドップラー超音波装置またはトラウベを用い，胎児心拍数を間欠的に聴診することを推奨する。	推奨
痛みの緩和を目的とした硬膜外麻酔の使用	19. 産痛緩和を求める健康な産婦には，産婦の好みに合わせて，硬膜外麻酔の使用を推奨する。	推奨
痛みの緩和を目的としたオピオイド系鎮痛薬の使用	20. 健康な産婦が産痛緩和を求めた場合には，産婦の好みに合わせて，非経口オピオイド系鎮痛薬（フェンタニル，ジアモルヒネ，ペチジンなど）の使用を推奨する。	推奨
痛みの緩和を目的としたリラクゼーションの技法	21. 健康な産婦が産痛緩和を求めた場合には，産婦の好みに合わせて，リラクゼーションの技法（例：漸進的筋弛緩法，呼吸法，音楽，マインドフルネス，その他）を用いることを推奨する。	推奨
痛みの緩和を目的とした手技	22. 健康な産婦が産痛緩和を求めた場合には，産婦の好みに合わせて，マッサージや温罨法*6などの手技を推奨する。	推奨
分娩遷延の予防を目的とした産痛緩和	23. 分娩遷延を予防したり，陣痛促進の介入を減らしたりすることを目的として産痛緩和を行うことは推奨しないᶜ。	推奨しない
飲水と飲食	24. ローリスクの産婦には，出産中の飲水や飲食を推奨するᶜ。	推奨

（つづく）

■ （つづき）

ケアの種類	推奨項目	推奨度
分娩第1期		
産婦の姿勢や動き回ること	25. ローリスクの産婦には，出産中に動き回ったり，上体を起こした姿勢を取ったりするよう勧めることを推奨する[c]。	推奨
腟の洗浄	26. 感染症予防のために，分娩中にクロルヘキシジンを用いて慣例的に腟の洗浄を行うことは推奨しない[b]。	推奨しない
分娩の積極的管理	27. 分娩遷延を予防するために，積極的分娩管理[*7]と呼ばれる一連のケア方式を行うことは推奨しない[c]。	推奨しない
慣例的な人工破膜	28. 分娩遷延を予防するために，人工破膜のみを行うことは推奨しない[c]。	推奨しない
早期の人工破膜とオキシトシン投与	29. 分娩遷延を予防するために，早期に人工破膜とオキシトシンによる陣痛促進を行うことは推奨しない[c]。	推奨しない
硬膜外麻酔を使用している産婦へのオキシトシン投与	30. 硬膜外麻酔を使用している産婦に対し，分娩遷延を予防するためにオキシトシンを投与することは推奨しない[c]。	推奨しない
抗けいれん薬の投与	31. 分娩遷延を予防するために，抗けいれん薬を投与することは推奨しない[c]。	推奨しない
分娩遷延を予防するための静脈内輸液	32. 分娩所要時間を短縮する目的で，静脈内輸液を行うことは推奨しない[c]。	推奨しない
分娩第2期		
分娩第2期の定義と所要時間	33. 実践の場では，分娩第2期の定義と所要時間について，下記の定義を使用することを推奨する。 ● 分娩第2期とは，子宮口全開大から児が出生するまでの時期を指す。この時期に産婦は，娩出力のある子宮収縮の結果，自然に湧き起こる努責感がある。 ● 分娩第2期の所要時間には個人差があることを，産婦は知らされるべきである。分娩第2期は，初産婦では3時間以内に，経産婦では2時間以内に，児娩出に至るのが一般的である。	推奨
硬膜外麻酔を使用していない産婦の分娩体位	34. 硬膜外麻酔を使用していない場合，上体を起こした姿勢を含め，自分が好きな分娩体位を取るよう，1人ひとりの産婦に勧めることを推奨する。	推奨
硬膜外麻酔を使用している産婦の分娩体位	35. 硬膜外麻酔を使用している場合，上体を起こした姿勢を含め，自分が好きな分娩体位を取るよう，1人ひとりの産婦に勧めることを推奨する。	推奨
いきみ方（努責の方法）	36. 分娩第2期の娩出期では，産婦が自身の努責感に合わせていきむよう勧められ，支援されることを推奨する。	推奨

（つづく）

ケアの種類	推奨項目	推奨度
分娩第 2 期		
硬膜外麻酔を使用している産婦のいきみ方（努責の方法）	37. 分娩第 2 期に硬膜外麻酔を使用している場合，子宮口全開大後 1～2 時間，あるいは産婦が努責感を取り戻すまで努責を遅らせることについて，第 2 期の延長に対応するのに十分な資源があり，児の低酸素症について十分に評価・管理できる状況においては推奨する。	限定推奨
会陰の創傷予防の手技	38. 分娩第 2 期の産婦には，本人の好みや使用可能な選択肢に合わせて，会陰の創傷を予防し自然な出産を促すための手技（会陰マッサージ，温罨法，会陰を保護する「ハンズオン」など）を推奨する。	推奨
会陰切開の方針	39. 自然な経腟分娩をしている産婦への，慣例的あるいは積極的な会陰切開の実施は推奨しない。	推奨しない
子宮底の圧迫	40. 分娩第 2 期に子宮底用手圧迫により児娩出を促すこと[*8]は推奨しない。	推奨しない
分娩第 3 期		
子宮収縮薬の予防的な投与	41. 分娩第 3 期の分娩後異常出血[*9]の予防のため，全ての出産で子宮収縮薬を投与することを推奨する[d]。	推奨
	42. 分娩後異常出血の予防のための子宮収縮薬は，オキシトシン（10 単位，筋肉内注射・静脈内注射）を推奨する[d,*10]。	推奨
	43. オキシトシンを入手できない環境では，他の子宮収縮薬（適宜，エルゴメトリン，メチルエルゴメトリン，またはオキシトシンとエルゴメトリンの混合製剤）の注射薬，あるいはミソプロストール（600 μg）の経口薬を推奨する[d]。	推奨
臍帯遅延結紮（臍帯結紮を遅らせること）	44. 母子のよりよい健康と栄養のアウトカムのため，臍帯遅延結紮（出生後 1 分以降に結紮）を推奨する[e]。	推奨
臍帯牽引	45. 専門技能を持つ分娩介助者[*11]が立ち会うことのできる環境で，出血量を少しでも減少させることと，分娩第 3 期所要時間を少しでも短縮させることが重要であると，医療者と産婦が共に判断した場合には，経腟分娩で，臍帯を牽引しながら胎盤を娩出することを推奨する[d]。	推奨
子宮底マッサージ	46. 分娩後異常出血を防ぐ目的で，オキシトシンの予防的投与を受けた産婦に対し，持続的な子宮底マッサージを行うことは推奨しない[d]。	推奨しない
新生児のケア		
慣例的な鼻腔や口腔の吸引	47. 出生後に自発呼吸があり，羊水混濁なく生まれた新生児に対し，鼻腔や口腔からの吸引は推奨しない[f]。	推奨しない
早期母子接触	48. 合併症がない新生児は，低体温を予防し母乳育児を促進するため，出生直後 1 時間は母親と肌と肌を常にじかに合わせた状態で過ごすことを推奨する[g]。	推奨
母乳育児	49. 低出生体重児を含む母乳育児が可能な全ての新生児は，臨床状態が安定し，母子共に準備ができている場合，生まれてからできるだけすぐに母親の胸の上に置かれることを推奨する[h]。	推奨

（つづく）

■ （つづき）

ケアの種類	推奨項目	推奨度
新生児のケア		
出血性疾患の予防のためのビタミンK投与	50. 全ての新生児に出生後（すなわち1時間の早期母子接触を行い，直接母乳を開始した後），ビタミンK 1 mg を筋肉内注射*12で投与することを推奨する[g]。	推奨
沐浴とその他の出生直後の新生児ケア	51. 新生児の沐浴は，出生24時間以降に遅らせるべきである。文化的な理由でそのようにできない場合には，最低でも出生6時間以降に沐浴開始を遅らせるべきである。周囲の温度に対して適切な衣服を着せることを推奨する。つまり，大人より1〜2枚多めに着せ，帽子もかぶせる。母子は分離されることなく，1日24時間，常に同じ部屋で過ごさねばならない[i]。	推奨
産後早期の褥婦のケア		
子宮の硬さの評価	52. 早期に子宮弛緩を発見するために，全ての褥婦に対し，腹部に触れて子宮の硬さを評価することを推奨する[d]。	推奨
合併症なく経腟分娩をした褥婦への抗生物質の投与	53. 合併症なく経腟分娩をした褥婦に対して，慣例として予防的に抗生物質を投与することは推奨しない[b]。	推奨しない
会陰切開を受けた褥婦への慣例的な抗生物質の予防的投与	54. 会陰切開を受けた褥婦に対して，慣例として予防的に抗生物質を投与することは推奨しない[b]。	推奨しない
定期的な産後の母体評価	55. 産後24時間は，全ての褥婦に対し，経腟出血*13，子宮収縮，子宮底長，体温と心拍（脈拍）を，定期的に確認することを推奨する。血圧は，出産直後に測定することを推奨する。出産直後の血圧値が正常なら，6時間以内に2回目の血圧測定を行うことを推奨する。排尿は，産後6時間以内に確認することを推奨する[i]。	推奨
合併症のない経腟分娩後の退院	56. 出産施設において合併症なく経腟分娩をした場合，母子は少なくとも産後24時間は，その出産施設でケアを受けることを推奨する[ij]。	推奨

原書注(推奨項目リスト内)

a：『WHO 推奨：ポジティブな妊娠体験のための産前ケア』(WHO recommendations on antenatal care for a positive pregnancy experience)より統合。

b：『WHO 推奨：母体周産期感染症の予防と治療』(WHO recommendations for prevention and treatment of maternal peripartum infections)より統合。

c：『WHO 推奨：陣痛促進』(WHO recommendations for augmentation of labour)より統合。

d：『WHO 推奨：分娩後異常出血の予防と治療』(WHO recommendations for the prevention and treatment of postpartum haemorrhage)より統合。

e：『WHO ガイドライン：母子の健康と栄養アウトカム改善のための臍帯遅延結紮』(WHO Guideline：delayed umbilical cord clamping for improved maternal and infant health and nutrition outcomes)より統合。

f：『WHO ガイドライン：基礎的な新生児蘇生』(WHO Guidelines on basic newborn resuscitation)より統合。

g：『一般的な小児の状態管理のための WHO 推奨：ポケットブック推奨の技術的な更新のためのエビデンス』(WHO recommendations for management of common childhood conditions：evidence for technical update of pocket book recommendations)より統合。

h：『WHO 推奨：新生児の健康』(WHO recommendations on newborn health)より統合。

i：『WHO 推奨：母子の産後ケア』(WHO recommendations on postnatal care of the mother and newborn)より統合。

j：新生児に対するケアは，出産直後の評価，出生 1 時間後および退院前に実施される臨床検査を含んでいる。

訳者注(推奨項目リスト内)

＊1：十分な説明を受けた上での選択。

＊2：薄くなる変化。

＊3：この方針に関しては，さらなる研究が必要である。

＊4：分娩監視装置による検査。以下，CTG と略す。

＊5：トラウベのこと。原文の直訳はピナード式胎児聴診器であるが，以下は，日本でなじみのある「トラウベ」として訳す。

＊6：ホットパックや湯たんぽなどで温める。

＊7：積極的な分娩管理とは 1970 年代初頭に開発された方式で，分娩所要時間短縮と帝王切開率減少のため，慣例的な人工破膜とオキシトシン投与，陣痛診断のための厳密な基準などを含む分娩管理方式を指す。

＊8：手で子宮底を圧迫して児娩出を促すことで，現在，クリステレル胎児圧出法として理解されている手技。

＊9：分娩後異常出血とは，産後 24 時間以内の出血量が，経腟分娩では 500 mL 以上，帝王切開では 1,000 mL 以上の出血を指す。

＊10：『WHO 推奨：経腟分娩後の産後異常出血予防のためのオキシトシン投与経路』(WHO recommendation on routes of oxytocin administration for the prevention of postpartum haemorrhage after vaginal birth)が 2020 年 11 月に発表された。新しい推奨では，経腟分娩後の産婦が，既に静脈内注射を行っている状況では，筋肉内注射よりも，10 単位のオキシトシンをゆっくりと静脈内投与することが推奨されるようになった(限定された状況下でのみ推奨)。この推奨項目を裏付けるエビデンスは，下記のウェブサイトにある出典元であるガイドライン文書に掲載されている。
https://apps.who.int/iris/bitstream/handle/10665/336308/9789240013926-eng.pdf

＊11：専門技能を持つ分娩介助者(skilled birth attendants：SBA)とは，医師，助産師，看護師のように，正常な妊娠・出産・産後の経過で，その管理に必要な専門技能を習得した者を指し，伝統的な産婆(traditional birth attendants：TBA)は含まない。

＊12：日本では日本小児科学会のガイドラインにより，健康な正規産児にはビタミン K_2 シロップの経口投与がスタンダードである。

＊13：悪露。

2章 方法

2.11 推奨項目の作成*1

WHO本部運営グループ(WHO Steering Group)はテクニカルワーキンググループと連携し，GRADE EtDの枠組みを用いてエビデンスプロファイルとエビデンスサマリーの作成を監督し，最終化しました。EtDツールは，指定項目(「効果」「価値」「資源(リソース)」「公正性」「受け入れやすさ」「実行可能性」)の観点から，優先度の高い介入に関するエビデンスについて明確で系統的な検討を行うためのものです。十分な情報をもとに適切な意思決定を行うために，優先度の高い問いごとに，その介入の各指定項目への影響についての判断がなされました。本部運営グループとテクニカルワーキンググループは，EtDの枠組みのテンプレートを用い，優先度の高い問いごとに，以下に示す各指定項目のエビデンスを網羅する要約を作成しました。

効果：この項目は，「その介入またはケアの選択肢について最も望ましい効果，望ましくない効果は何か？」「その効果のエビデンスについて確実性はどのくらいか？」という問いに答える重要なアウトカムについてのエビデンスをまとめました。妊産婦が価値を感じているアウトカムについて，有益性が有害性を明らかに上回る場合には，その介入を支持する明確な判断をする可能性が高くなりました。逆の場合には，その介入を否定する判断をする可能性が高くなりました。正味の有益性あるいは有害性が明らかでなくよくわからない場合，あるいは正味の有益性がとてもわずかな場合には，通常その介入あるいは比較対象を支持しないという判断に至りました。有益性のエビデンスの確実性が複数のアウトカムで高ければ高いほ

ど，その介入を支持する判断の可能性が高くなりました。有益性についてのエビデンスがない場合には，潜在的な有害性についてのエビデンスがあるとその選択肢を支持しない判断につながりました。重要な有益性のエビデンスがありながらも潜在的な有害性のエビデンスも見つかった場合は，それらのエビデンスの確実性のレベルと有害性によって起き得る影響の大きさによるものの，その潜在的な有害性を持つエビデンスのために，その介入を「限定された状況下でのみ推奨」と判断する可能性が高くなりました(その場合には，推奨項目の中でその状況について明確に説明しました)。

価値：この項目は，影響を受ける人々によって介入のアウトカムに割り当てられる相対的な重要性，その重要性が環境内および環境間でどのように異なるか，また不確実性を伴うかどうかに関連します。尋ねられた問いは，「その介入またはケアの選択肢に関連する主なアウトカムを女性がどれだけ評価するかについて，重大な不確実性またはばらつきはあるか？」です。

ある介入が，多くの女性が環境にかかわらず一貫して重視するアウトカムをもたらした場合は，その介入を支持する判断につながる傾向がありました。この項目は，「効果」の項目(上記参照)と共に，「効果のバランス」の判断材料になりました。

資源(リソース)：この項目は，「その介入またはケアの選択肢に関連する資源は何か？」「その介入またはケアの選択肢は費用対効果が高いか？」という問いに答えました。レビューされた分娩期ケアの介入を実施するために必要な資源には主に，消

訳者注*1：原書2章11節より翻訳。

11

耗品や研修，機器，熟練した人材のコストが含まれます。資源面が明らかに有利な状況であればその介入を支持，逆に明らかに不利な影響をもたらす介入には不支持という判断がなされました。コストは，エビデンスの取得過程で得た報告推定値や，『ワンヘルスモデル：介入治療費想定報告書』[31]，『途上国向け WHO 推奨医療機器要覧』[32]，もしくはガイドライン作成グループのメンバーの経験や見解に基づいて評価されました。費用対効果についての系統的レビューから直接的なエビデンスが得られた場合には，この項目の情報源としました。

受け入れやすさ：この項目は，「その介入またはケアの選択肢は産婦と医療者に受け入れられるか？」という問いに答えました。出産中に行われるさまざまなケア実践に対する，産婦と医療者の見解や体験についての系統的レビューから得られた質的なエビデンスが，この項目の判断に役立つ情報として使用されました。受け入れやすさが低いほど，介入を支持する判断がなされる可能性が低くなります。受け入れやすさが低い介入を推奨する必要があると判断された場合，その推奨には，実践する際の受け入れやすさに関する懸念に対処するための方策も提示されています。

実行可能性：介入の実行可能性は，資源（リソース），設備，および研修の必要性などの因子によって異なります。この項目は，「関係者がその介入またはケアの選択肢を実施することは可能か？」という問いに答えました。出産中に行われるさまざまなケア実践に対する産婦と医療者の見解や体験についての系統的レビューから得られた質的なエビデンスが，この項目の判断に役立つ情報として使用されました。阻害因子が特定された場合，その介入を支持する判断がなされる可能性は低くなりました。

公正性：この項目には，介入によって健康における不公正が是正されるか否かというエビデンスと考察が含まれます。したがって，この項目では「その介入またはケアの選択肢が公正性にどのような影響をもたらすと予想されるか？」という問いに答えました。この項目の情報源として用いられた

知見は，産婦と医療者の見解と体験についての質的研究の系統的レビュー，『リプロダクティブ・母・新生児・子どもの健康に関する WHO の不平等に関する報告 2015』[33]，施設出産の促進因子と阻害因子についてのレビュー[8]，もしくはガイドライン作成グループのメンバーの体験や見解です。産婦とその家族が所属するさまざまな集団間の健康における不平等を是正する効果が証明された場合（あるいは是正できるかもしれないと予想される場合），その介入は推奨される可能性が高くなりました。

上述した各指定項目について，潜在的な有害性や意図しない結果に関する付加的なエビデンスを「備考」で示しました。備考には，優先度の高い問いに直接的には答えていないにせよ，直接的なエビデンスがない中で妥当な情報を提供した研究から得た考察が書かれています。これらの考察の情報源は単回調査研究，系統的レビュー，あるいはその他の関連文書です。

WHO 本部運営グループは，エビデンスの要約，GRADE のエビデンスプロファイル，各推奨項目に関連する他の文書を含む EtD の枠組みを，それが起草された直後，直接顔を合わせて話し合う会議の数週間前に，ガイドライン作成グループメンバーに共有しました。メンバーは，ガイドライン作成グループ会議までに文書をレビューし，電子ファイル上でコメントするよう求められました。次いでメンバーは，2017 年 5 月と 9 月にスイスのジュネーブにある WHO 本部で行われた対面会議に参集し，各会議の議長のリーダーシップのもと，EtD の枠組み，推奨項目案，予備的なフィードバックで出されたコメントを，共同でレビューしました。この会議の目的は，各 EtD の枠組みで示されたさまざまなエビデンスの練り上げられた検討事項およびガイドライン作成グループのメンバーの判断に基づき，各推奨項目について，その方向性や，場合によっては特定の状況を含む内容に至るまで，合意を得ることでした。EtD の枠組み[34-36]を使用した，最近公開された他の WHO ガイドラインに合わせて，ガイドライン作成グループは各推奨項目を，以下に定義するカ

テゴリーのいずれかに分類しました。

■ 推奨：その介入またはケアの選択肢を実施すべきである。

■ 推奨しない：その介入またはケアの選択肢を実施すべきでない。

■ 限定された状況下でのみ推奨：その介入またはケアの選択肢は，その推奨項目の中で特定された状態や環境，対象集団にのみ適応すべきであり，そのような状況下でのみ実施されるべきである。

■ 厳密な研究的状況下でのみ推奨：その介入またはケアの選択肢は，重大な不確実性が伴う。この場合，介入やケアの有効性，受け入れやすさや実行可能性など，未解決の問題や不確実性の解決を目的とした研究という形であれば，大規模に実施することができる。

既存のガイドラインから統合された推奨項目については，付随する「注釈」に，既存のガイドラインから得られたエビデンスの強さや質に関する情報を示しています。また，一貫性を保つために，統合された推奨項目も，上述したカテゴリーのいずれかに分類されています。

3章 | 推奨項目とエビデンス

　本ガイドラインには，分娩期ケアについてエビデンス（科学的根拠）に基づく56の推奨項目が含まれています。56項目のうち26項目は2017年の会議でガイドライン作成グループにより採択された推奨項目で，残りの30項目は過去に公開されたWHOガイドラインから統合した分娩期ケアについての既存の推奨項目です。3章1～6節（3.1～3.6）では，陣痛開始から出生直後に行われるケア実践を各時期にまとめ，要旨と各推奨項目の概要を説明しました。

　推奨項目に対応したGRADE表は，この章では「エビデンスの基盤表」（EB表）と呼ばれ，参照する推奨項目に従い番号が付けられています。各表は本ガイドラインのウェブサイト上で，付録として別掲載されています注1。また，全ての側面からエビデンスと考察をまとめた「判断のまとめ（EtD）」表を，ガイドライン作成グループによる判断と共に，各推奨項目の「エビデンスの要約と考察」の末尾に掲載しています。

3.1　分娩全体にわたって行われるケア

3.1.1　産婦を尊重したケア

RECOMMENDATION 推奨項目1

推奨　産婦を尊重したケアを推奨する。産婦を尊重したケアとは，出産中の全ての女性に対して，女性の尊厳，プライバシー，個人情報が守られ，有害なケアや不当な対応がないことが保証され，インフォームド・チョイス*1と継続的支援が受けられるように体系化され，提供されるケアを意味する。

Remarks 注釈

■ 産婦を尊重したケアの提供は，妊産婦の罹患率や死亡率を低減するための人権に基づくアプローチに則ります。産婦を尊重したケアが行われれば，女性の出産体験はよりよいものになり，また，健康格差が是正されるでしょう。

■ 産婦を尊重したケアを推進するため，あるいは出産中の女性への不当な対応を減らすための介入の有効性についてのエビデンスは限られています。施設出産における不当な対応は，複雑な要因によって発生します。そのため，不当な対応を減らし，ケアを受ける産婦の体験を改善するためには，産婦と医療者の個人間のレベルに介入することだけでなく，医療施設や保健システムのレベルで介入することも必要です。

■ あらゆる状況や場所において女性のニーズや希望にかなうケアが確実に提供されるためには，医療者，保健サービス管理者，女性，女性グループや女性の権利運動の代表者たちの間の効果的なコミュニケーションや取り組みが欠かせません。

■ スタッフも，職場で尊敬を欠いた扱いを受けたり酷使されたりしている可能性があります。あるいは，自宅やコミュニティで暴力を受けているかもしれません。そのような認識のもとで，ケア提供者を大切にし，尊厳を守る労働環境を確保することを目指す介入が必要です。

原書注1：www.who.int/reproductivehealth/publications/intrapartum-care-guidelines/en/index.html よりダウンロード可能。
訳者注*1：十分な説明を受けた上での選択。

エビデンスの要約と考察

介入の効果（ウェブ上の EB 表 3.1.1 参照）*2

　産婦を尊重したケアの介入が出産アウトカムに
与える効果についてのエビデンスは，5件の研究
を統合した系統的レビューから得られました。そ
れらの研究はアフリカ［ケニア，南アフリカ（2件
の研究），スーダン，タンザニア］で実施されたも
ので，高所得国での研究は見つかりませんでし
た[38]。このレビューに含まれた5件の研究のう
ち，2件はクラスター無作為化比較試験で，その
うち1件は2施設のみ，もう1件は10施設で行っ
たものでした。5件のうち他の3件は，介入前後
で比較を行った研究でした。対照群（あるいは介
入前群）のサンプル数は120～2,000名にわたり，
介入後群のサンプル数は105～1,680名でした。
多くの研究では介入内容に複数の要素を含んでお
り，産婦を尊重したケアを増やし，尊敬を欠いた
扱いや虐待を減らすためにスタッフの変化を促す
ものだけでなく，コミュニティの人々の参加も強
調されました。産婦を尊重したケアの介入に含ま
れる要素には以下のタイプがあります。価値観や
態度を変容させるための訓練，対人コミュニケー
ションスキルの訓練，ケアの質を改善するための
チームづくり，侮蔑的な態度や虐待のモニタリン
グ，スタッフの指導，病棟内のプライバシー向上
（例：ベッドの間をカーテンやパーテーションで
仕切る），スタッフの労働環境の改善（例：シフト
中のスタッフにお茶を出す），産科施設の一般公
開日を設定する，地域でワークショップを行う，
調停や裁判以外の問題解決法を紹介する，産婦を
尊重しない態度や虐待を受けたコミュニティの
人々のためにカウンセリングを行う，苦情を申し
立てられる方法を提供する，女性の権利について
女性を教育する，などです。ある介入研究では，
産婦を尊重したケアを強調した出産中の付き添い
に焦点を当てました。別の研究では，スタッフと
のコミュニケーションを構築するための一連の方

法（パッケージ）に焦点を当てました。「通常のケ
ア」の特性については，どの研究の中でも言及さ
れませんでした。

　ケアが産婦を尊重したものであったかどうか
は，全ての研究において，産婦の自己申告データ
に基づいて判断されました。2件の研究では，自
己申告データだけでなく研究者の観察データも報
告されました。1件の研究のみ，会陰切開につい
てのデータが示されましたが，これ以外では，こ
の推奨項目の推奨度の判断を導くために事前に設
定した臨床アウトカムのデータを提供した研究は
ありませんでした。各研究によって，研究デザイ
ン，アウトカムの定義や報告方法の相違が大きす
ぎたため，データを統合することなく分析しまし
た。データの量は比較的少なく，全ての研究でバ
イアスのリスクは不明か高いものでした。そのた
め，全アウトカムにおいてバイアスのリスクがあ
り，エビデンスの確実性のレベルは格下げされま
した。

産婦を尊重したケア介入と
介入を行わない通常の実践の比較

母親のアウトカム

◆ 出産体験

産婦を尊重したケア：産婦を尊重したケアの体験
について調べた研究には，3件の研究（クラスター
無作為化比較試験1件と，前後比較を行った研究
2件）がありました。確実性が中程度のエビデンス
によると，産婦を尊重したケアの介入がない場合
よりも，ある場合の方が，女性は尊重されたケア
の体験を語る傾向が恐らく強くなることが示唆さ
れています（1件のクラスター無作為化比較試験，
約3,000名の産婦，調整オッズ比3.44，95%信頼
区間2.45～4.84）。前後比較を行った観察研究2件
でもこの傾向が認められました。1件の観察研究
では，産後のフォローアップで，尊重の程度を「素
晴らしかった」と回答した女性が介入前では0%
だったのに対し，介入後では22.8%と増加しまし

た。また，もう 1 件の観察研究では，産婦を尊重したケアを受けたと答えた女性は介入前には89.7%，介入後には 94.7% でした。

産婦の満足度：1 件のクラスター無作為化比較試験から得られた確実性が低いエビデンスによると，産婦を尊重したケアの介入の有無による，女性がケアに非常に満足する割合への影響の差は，些少か皆無かもしれません（調整オッズ比 0.98，95% 信頼区間 0.91～1.06）。

ケアの質：1 件のクラスター無作為化比較試験から得られた確実性が中程度のエビデンスによると，産婦を尊重したケアを提供すると，全体的に良質なケアの体験の頻度は恐らく増加します（約3,000 名の産婦，調整オッズ比 6.19，95% 信頼区間 4.29～8.94）。観察研究の結果もこのエビデンスと同様の傾向でした。

◆ 不当な対応を受ける体験

産婦が尊重されないケアや虐待的なケアの体験：このアウトカムを報告した研究には，クラスター無作為化比較試験が 1 件と前後比較を行った観察研究が 2 件あります。確実性が中程度のエビデンスによれば，産婦を尊重したケアが行われると，産婦が尊重されないケアや虐待的なケアを受ける体験が，恐らく約 2/3 減少します（1 件のクラスター無作為化比較試験，約 3,000 名の産婦，調整オッズ比 0.34，95% 信頼区間 0.21～0.57）。観察研究によるデータもこのクラスター無作為化比較試験の結果と一貫性があり，ある観察研究では，産婦を尊重したケア介入を行った後には，産婦が尊重されないケアや虐待的なケアが 40% 減少すると推定しました。また，別の観察研究では 52% の減少と推定されました。

プライバシーの欠如：このアウトカムを報告した研究には，1 件のクラスター無作為化比較試験と2 件の前後比較を行った観察研究があります。しかし，データ収集の方法が研究間で大きく異なったり，結果に一貫性がないなどの理由により，エビデンスの確実性は非常に低いものでした。

身体的虐待：4 件の研究（2 件のクラスター無作為化比較試験および 2 件の前後比較を行った観察研究）から得られた確実性が中程度のエビデンスによると，産婦を尊重したケアの介入により身体的虐待は恐らく減少します。1 件のクラスター無作為化比較試験によると，介入群では，身体的虐待を受けた割合がベースライン時には平均 2% でしたが，フォローアップ時に平均 1% に減少しました。一方，対照群では，ベースライン時は平均 3%でしたが，フォローアップ時に平均 4% へ増加しました。もう 1 件のクラスター無作為化比較試験（参加者数は約 3,000 名）では調整オッズ比が 0.22（95% 信頼区間 0.05～0.97）でした。別の 1 件の前後比較を行った観察研究では，身体的虐待が観察された割合が産婦を尊重したケアの介入前には3.5%（677 名中）でしたが，介入後には 0.4%（523名中）に減少したと報告されました。もう 1 つの観察研究では，子宮底の圧迫[*3] が観察された割合が，介入前の 3.4%（208 名中）から介入後は 0.2%（459 名中）に減少し，麻酔をせずに会陰切開をした割合は，介入前の 4.3% から介入後 0% に減少しました。

言葉による虐待・暴言：3 件の研究（1 件のクラスター無作為化比較試験および 2 件の前後比較を行った観察研究）に基づく確実性が低いエビデンスによると，言葉による虐待や暴言に生じる差は，些少か皆無かもしれません。3 件のうち 2 件の研究（1 件のクラスター無作為化比較試験および 1 件の前後比較研究）による効果推定では言葉による虐待が増える可能性が示されましたが，もう 1 件の研究では言葉による虐待の絶対リスク減少率は 49% と示されました。

ネグレクトや放置：4 件の研究（2 件のクラスター無作為化比較試験，および 2 件の前後比較を行った観察研究）に基づく確実性が低いエビデンスによると，産婦を尊重したケアの介入を行うと，ネグレクトや放置が減少するかもしれません。1 件のクラスター無作為化比較試験では 64% の減少（約 3,000 名の産婦，調整オッズ比 0.36，95% 信

訳者注 *3：クリステレル胎児圧出法として知られる介入。

頼区間 0.19〜0.71）を示しましたが，別のクラスター無作為化比較試験では 12% から 16% に増えました。観察研究では明らかな差は認められませんでした。

産婦の尊厳が守られないケア：1件のクラスター無作為化比較試験から得られた確実性が低いエビデンスによると，産婦を尊重したケアによって産婦の尊厳が守られないケアが減るかもしれません（約 3,000 名の産婦，調整オッズ比 0.58，95% 信頼区間 0.30〜1.12）。このエビデンスは 1 件の前後比較を行った観察研究によっても支持されており，その研究では，産婦の尊厳を損なうさまざまな側面（例：医療者が産婦に自己紹介をしない，清潔なベッドが産婦に提供されない，産後に清拭などできれいにしてあげない，など）に大きな減少を認めました。

本人の同意なしにケアを行うことや拘束：これらのアウトカムについてのエビデンスは確実性がとても低いものでした。その理由には，研究デザインに限界がある前後比較研究から得られたエビデンスであったことが含まれました。

◆ 会陰・腟の創傷

会陰切開：1件の小規模な研究によると，産婦を尊重したケアの介入により，会陰切開が減少するかもしれません（確実性が低いエビデンス）。会陰切開率は，対照群では平均 1% 減少したのみ（40% が 39% に減少）でしたが，介入群では平均 13% 減少しました（34% が 21% に減少）。

◆ 分娩様式，分娩所要時間，鎮痛薬の使用

これらのアウトカムについてのエビデンスは，このレビューでは見つかりませんでした。

胎児・新生児のアウトカム

◆ 周産期の低酸素・虚血

このアウトカムについてのエビデンスは，このレビューでは見つかりませんでした。

備考

産婦を尊重したケアに関する系統的レビューに含まれた研究は，アフリカで実施されたものばかりでした。そのため，これらのエビデンスはアフリカ以外では一般化できないかもしれません。

価値

産婦を尊重したケアについての質的研究をまとめたレビューには，サハラ砂漠以南のアフリカ（6カ国），アジア（7カ国），オセアニア（1カ国），欧州（8カ国），中東および北アフリカ諸国（5カ国），北米（2カ国），ラテンアメリカ（3カ国）の計 32 カ国で実施された計 67 件の研究が含まれています[28]。これらの研究では，産婦，家族，医療従事者と管理部門の人々の体験を調べました。このレビューの結論として，女性は産婦を尊重したケアを評価しており，この傾向は国や場所にかかわらず一貫していました（確実性が高いエビデンス）。

つまり，女性は一貫して，産婦を尊重したケアを歓迎し，評価していることが示されています。また，医療者も，産婦を尊重したケアは，安全で良質なケアを提供する上でとても重要な要素だとわかっています（確実性が高いエビデンス）。産婦を尊重したケアの構成要素については，女性と医療者の見解は世界中で高い一貫性があります。彼らは，産婦を尊重したケアとは以下のような要素が鍵になると考えています。有害なケアや不当な対応がないこと，プライバシーや個人情報が守られること，尊厳が守られるケアであること，インフォームド・コンセントでは情報提供と支援が受けられること，家族やコミュニティからの支援に常にアクセスできること，良質な物的環境や資源があること，妊産婦ケアが公正であること，コミュニケーションが効果的であること，選択肢があり意思決定の機会があること，有能で意欲的な人材が確保されていること，効率的・効果的・継続的なケアが受けられることです。

これらのエビデンスから，産婦を尊重したケアのどの側面が相対的に重要かは，ある程度ばらつきがあることもわかっています。例えば，高所得国の女性は，意思決定の権利や出産体験に積極的に参加することの価値を重視する傾向があります（確実性が中程度のエビデンス）。一方，低所得国

■表 3.1　産婦を尊重したケアの主な資源要件

資源（リソース）	内容
スタッフ	■ 適切な人数の，訓練されており，指導体制があり，適切な報酬を受け，適切な各種スキルを持ち，全ての産婦の尊厳を守り，継続的なケアを提供できる多職種連携チームの中で働く，分娩介助の専門家
研修	■ 医療施設管理者対象：産婦を尊重したケアの必要性の理解と受け入れ，およびそのようなケア指針の開発運用のための研修受講 ■ 院内スタッフ対象：産婦を尊重したケアの提供についての実践的な卒後教育の定期的な受講，産婦を尊重し相手の社会的・文化的・言語的なニーズを満たすようなケア（文化的実践能力）を効果的に提供できるようなスタッフ教育，卒前教育や新人スタッフのためのオリエンテーション ■ 院外でも活動するスタッフ対象：特に，女性の意見の取り入れ方や，サービス管理者やスタッフとの地域交流の機会を提供する方法に焦点を当てた，効果的なコミュニティ参加の方法についての研修（例：施設の公開日の設定） ■ その他：サービスの利用者や付き添い者のためのオリエンテーション
消耗品	■ 産婦を尊重したケアの明確な目標，実施計画，評価体制の概要を記述した最新の規定と評価基準についての文書 ■ 分娩病棟のスタッフのための軽食などの提供 ■ わかりやすい書面またはイラストや写真を使い，その医療施設を利用する人々の言語で書かれた健康教育教材 ■ 標準化されたインフォームド・コンセント用紙（同意書） ■ 産婦と付き添い者のための情報（書面またはイラストや写真。例：パンフレット） ■ 分娩が起こり得る区域に十分に常備された，出産ケアに必須の医薬品
機器	■ 分娩が起こり得る区域に十分な数だけ常備された，出産に必要な基本的で適切な機能を持つ機器
設備	■ より望ましい物理的環境 　● 母親と児が一緒に過ごすための母子同室 　● 清潔で，適切な照度があり，換気がよく，プライバシーを守ることができ，十分な設備が維持された，陣痛室・分娩室・新生児室 　● 陣痛室・分娩室・新生児室への継続的なエネルギー供給[*4] 　● 産婦の使いやすい場所にある，清潔なトイレ・洗面所 　● 石鹸またはアルコール擦式消毒薬を備えている，安全な飲料水が飲め手指衛生ができる場所 　● カーテン，スクリーン，仕切り，十分なベッド数 　● 出産付き添い者のための設備，例えば産婦と付き添い者のための物理的なプライベートスペース ■ 訓練された薬剤師や調剤師が管理する，施設内薬局および医薬品・消耗品在庫管理システム
指導と モニタリング	■ 分娩病棟および施設主導の定期的な支援的指導 ■ 産婦を尊重したケアの実践状況を点検するスタッフ会議 ■ サービス利用者や医療者が，管理部門に苦情を申し立てる際に簡易にアクセスできる制度（例：目安箱） ■ 不当な対応事例や違反があった場合の補償のための説明責任メカニズムの確立 ■ インフォームド・コンセントの手続きの確立

訳者注 *4：電気やガスなど。

の女性は，出産の進め方について個人的な選択や意思決定を要求することが，比較的少ないようです(確実性が中程度のエビデンス)。

資源(リソース)

産婦を尊重したケアにかかるコストや，費用対効果についての研究エビデンスは見つかりませんでした。

備考

産婦を尊重したケアを推進する指針を作るためには，保健システムレベルでの相互作用だけでなく，産婦と医療者の個人間で起こる相互作用に関しても，産婦を尊重したケアの複数の側面に取り組む必要があります。システム全体のレベルで質改善を目指すには，スタッフの行動変容を保つための資源が必要になるでしょう。例えば，助産師，看護師，医師のための臨床教育カリキュラムを再編成すること，医療者の人員を増やすこと，スタッフの報酬を改善し，スタッフをもっと尊重すること，物的環境を改善することなどが含まれるかもしれません。分娩病棟の建物の構造が障害となって，産婦を尊重したケアの要素の一部(例:出産の付き添いなど)を実行できない場所が多いかもしれません。しかし，産婦を尊重したケアの側面の中には，特に対人レベル(例:コミュニケーションを改善する，出産中の女性の選択を尊重する，身体的・言語的な虐待を減らす，プライバシー保護を改善し個人情報を守るなど)に関するものには，対応に必要な資源が比較的少なくて済むようなものがあるでしょう。

公正性

産婦を尊重したケアが公正性に及ぼす効果について，直接的なエビデンスは見つかりませんでした。しかし，施設分娩の促進因子と阻害因子を調べた質的研究[8]により得られた間接的なエビデンスによると，低・中所得国では，医療者による不当な対応や虐待があると，女性は施設分娩のサービスを利用しなくなるという重大な阻害因子が示されています(確実性が高いエビデンス)。これ

は，不当な対応があると，施設分娩サービスの利用に関連した健康格差を助長してしまうことを示唆しています。

産婦を尊重したケアについての質的研究の系統的レビューによる間接的なエビデンスは他にもあり，個々の産婦や地域の文化・価値観・信念を尊重することが，女性にとって重要であることがわかっています(確実性が高いエビデンス)[28]。また，年齢，民族，人種，性別，宗教，社会的・経済的な状況，HIV 感染状態，言語，その他の特性にかかわらず，全ての妊産婦に同じ基準のケアを提供することが女性にとって重要だ，ということがエビデンスにより示されています(確実性が中程度のエビデンス)。

医療者が妊産婦をジャッジするようなケアが行われると，不公正が生まれることがあります。女性をジャッジしないケアを徹底することが，公正性を改善するために重要かもしれません(確実性が低いエビデンス)。

備考

産婦を尊重したケアの指針は，2012 年の国連人権理事会による，「予防可能な妊産婦罹患・死亡率低減のための指針とプログラムの実施に対する人権に基づくアプローチの適応に関する技術指導」[39]に準拠しています。この声明についてはColumn 3.1 をご参照ください。

受け入れやすさ

質的研究のレビューから得られた知見によると，どの国や地域でも，女性は産婦を尊重したケアを歓迎しています(確実性が高いエビデンス)[28]。女性，医療者，管理者を含む関係者は，全ての妊産婦を尊重したケアの確実な提供は，理論的に重要であると強調しています。また，このレビューの知見によれば，産婦を尊重したケアに取り組んだり，改善への努力を行ったりすることは，医療者にとって受け入れやすいかもしれません(確実性が高いエビデンス)。しかし，資源が限られている環境の医療者は，産婦を尊重したケアは自分たちの業務を増やしたり，全ての女性に良

質なケアを提供することをできなくする可能性があると考えています。例えば，産婦を尊重したケアを行おうとすれば，個々の産婦により多くの時間を費やすことが要求される可能性があり，それによって付き添われず放置される他の産婦のケアに手が回らなくなるかもしれないと感じています。このように，医療者の時間にどのくらい余裕があるかや，産婦を尊重するケアの介入内容によって，医療者の受け入れやすさには幅があるかもしれません。このレビューでは，産婦を尊重したケアのうち，特定の介入方法を実施した際の受け入れやすさに関するエビデンスは，ほとんど見つかりませんでした。

備考

産婦に対する出産中の不当な対応や虐待は，その社会にもともとある社会的規範が原因で起こることが多いです。場合によっては，産婦への不当な対応は許容されると医療者や他の関係者が考えていることもあるかもしれません[40-42]。

実行可能性

質的研究のレビューから得られたエビデンスによると，医療者の多くは，産婦を尊重し，尊厳を守り，産婦中心のケアを提供したいと考えているのですが[28]，資源が足りないためにそれができないと感じているかもしれません（確実性が高いエビデンス）。物的な環境の改善や，訓練を受けたスタッフの十分な確保など，産婦を尊重したケアの側面によっては，改善に多くの資源が必要となる傾向があります。したがって，資源が少ない環境では，それらの側面の実行可能性と持続可能性は低いかもしれません。つまり，産婦を尊重したケアの指針の導入は，資源に恵まれた場所ほど，実行可能性が最も高くなります。とはいえ，産婦を尊重したケアの指針の効果を示した 5 件の研究全てが資源の少ない環境で行われたものであったという事実は[38]，産婦を尊重したケアを医療ケアの優先課題として掲げるような保健システムの環境であれば，実行可能であるということを示唆しています。

Column 3.1

国連人権理事会が産婦を尊重したケアを支持する声明の例

- 人権に基づくアプローチとは健康に関することであり，病気 1 つひとつを取り上げることではありません。女性が権利を主張できるようにエンパワーすることが前提であり，妊産婦死亡や健康障害を回避するだけではありません。

- 市民的・政治的・経済的・社会的・文化的な権利の享受に影響を及ぼす，女性の健康の社会的決定要因を改善するための対応が求められています（その要因とは，性役割差別，民族・人種・カースト・国籍・その他の理由による疎外などの問題を含みます）。

- 人権を守るには，「不利な立場に陥りやすい，あるいは社会的に疎外された集団への特別な配慮」が求められます。

- 妊産婦死亡率や健康障害の発生率の低減を目指した人権に基づくアプローチの適応は，保健システムが効果的であるかだけでなく，公正であるかにも左右されます。

- 保健システムの構成要素の考案・組織化・調整は，非差別・平等，透明性，参加型，説明責任などの基本的人権原則に則るべきです。

- 女性の性および生殖の権利を守るには，医療施設，物品およびサービスが基準を満たす必要があります。

- 国連加盟国は，経済的・社会的・文化的な権利の認識をさらに高めるため，「利用可能な資源を最大限に」活用するべきです。もし，国の資源不足が原因で女性の性および生殖の権利を即時に満たせない場合には，その国は，最優先問題として持てる資源は全て費やして解決の努力をしたが，それでも不可能だったと示さなければいけません。

出典：文献 39（2012 年）

備考

産婦を尊重したケアは，一般的には関係者に肯定的に受け止められるかもしれませんが，医療施設にある文化規範や，既に確立したスタッフの行動を変えさせるのは難しいことが多いです。とりわけ，出産中の産婦に対する不当な扱いが社会的に容認されているような環境では厳しいでしょう[40-42]。

■表3.2　判断のまとめ：産婦を尊重したケアの介入と非介入（対照群）との比較

望ましい効果が得られるかどうか	不明	多岐		些少	小さい	中程度	大きい（○）
望ましくない効果が起こるかどうか	不明	多岐		大きい	中程度	小さい	些少（○）
エビデンスの確実性	該当する研究なし			とても低い	低い（○）	中程度	高い
価値				重大な不確実性やばらつきがある	重大な不確実性やばらつきが恐らくある	重大な不確実性やばらつきが恐らくない	重大な不確実性やばらつきがない
効果のバランス	不明	多岐	通常のケアの方がよい	通常のケアの方が恐らくよい	尊重したケアも通常のケアもどちらも変わらない	尊重したケアの方が恐らくよい	尊重したケアの方がよい（○）
必要な資源（リソース）	不明（○）	多岐	多大なコスト	中等度のコスト	コストも費用削減も無視できる程度	中等度の費用削減	相当の費用削減
必要な資源（リソース）についてのエビデンスの確実性	該当する研究なし（○）			とても低い	低い	中程度	高い
費用対効果	不明（○）	多岐	通常のケアの方が優れている	通常のケアの方が恐らく優れている	尊重したケアも通常のケアもどちらも変わらない	尊重したケアの方が恐らく優れている	尊重したケアの方が優れている
公正性	不明	多岐	低下する	恐らく低下する	恐らく変化しない	恐らく向上する（○）	向上する
受け入れやすさ	不明	多岐（○）		なし	恐らくなし	恐らくあり	あり
実行可能性	不明	多岐（○）		なし	恐らくなし	恐らくあり	あり

3.1.2　効果的なコミュニケーション

RECOMMENDATION 推奨項目 2

> 推奨　産婦にとってわかりやすく文化的に受け入れやすい方法を用いた効果的なコミュニケーションが，産科医療者と産婦の間で行われることを推奨する。

Remarks 注釈

- ■ 「効果的なコミュニケーション」の標準的な定義はありませんが，ガイドライン作成グループは，産科スタッフと産婦の間で行われる効果的なコミュニケーションとは，最低限以下の内容を含むべきであると同意しました。
  - 産婦と産婦の付き添い者に対して自己紹介し，産婦を名前で呼ぶ。
  - 産婦とその家族に対し，（相手が話す言葉で）彼らが必要としている情報をわかりやすく簡潔に提供する。経過や処置について話し合うときには，医学的な専門用語は避け，絵や図の資料を適宜使う。
  - 産婦のニーズ・希望・疑問を尊重し，肯定的な態度で対応する。
  - 産婦の情緒的なニーズに対し，励ます，賞賛する，安心感を与える，積極的に傾聴することを通じて，共感と思いやりを持って支援する。
  - 産婦が自分に選択権があることを理解できるよう支援し，本人の選択が確実に支持されるようにする。
  - 内診や他の処置について，産婦に確実に説明されるようにし，口頭や，適宜書面により，インフォームド・コンセント[*1]を本人から確実に得られるようにする。
  - 産婦に自分のニーズや希望を表現するよう勧め，何が起きているかについて，最新情報を本人とその家族に定期的に伝え，質問があるかどうか尋ねる。
  - プライバシーと個人情報が常に確実に守られるようにする。
  - 苦情を申し立てるための方法を産婦が認識していることを確認する。
  - どのようにすれば出産中の産婦をうまく支援できるかをわかりやすく説明するために，産婦本人が選んだ付き添い者と交流する。
- ■ 産科スタッフが，対人コミュニケーションとカウンセリングスキルの全国基準のコンピテンシーを得られるような，保健システムが必要です。

エビデンスの要約と考察

介入の効果（ウェブ上の EB 表 3.1.2 参照）[*2]

　効果的なコミュニケーションが出産アウトカムに与える影響についてのエビデンスは，混合研究法の系統的レビューから得られました[43]。このレビューの著者らは，この推奨項目に関する問いに対しあらかじめ設定した出産アウトカムに及ぼす効果という観点で，産科スタッフと産婦の間のコミュニケーションを改善するための介入に注目しました。その介入には，健康教育の教材の利用，業務遂行支援，対人コミュニケーションとカウンセリングについての医療者の研修などを含みました。該当した 2 件の無作為化比較試験のうち 1 件は，シリア・アラブ共和国で行われた対照期から介入期へ移行する（stepped-wedge）クラスター無作為化比較試験（cRCT）[44]で，もう 1 件は英国で

訳者注＊1：説明に基づく同意。
訳者注＊2：https://www.who.int/publications/i/item/9789241550215 の Web annex: Evidence base を参照。

行われた無作為化比較試験のサブ分析[45]でした。シリア・アラブ共和国の研究は，研修医の対人コミュニケーションスキルを改善する介入の効果を評価したもので，出産中の産婦に対する医師の対人スキルとコミュニケーションスキルへの産婦の満足度に対する効果を調べました。英国の研究では，産科救急のシミュレーション場面で医師と助産師から受けるケアについて患者役がどのように感じるか，研修の効果を評価しました。

シリア・アラブ共和国で実施された研究では，4つの病院の研修医全員(137名)に対し，効果的なコミュニケーション方法について特別に設計された研修を行いました。その研修には，効果的なコミュニケーションの特徴と原則，効果的なコミュニケーションの阻害因子を克服する方法，患者とのかかわりを改善する方法が含まれました。研修の有効性の評価は，生産児を出産した2,000名の産婦を対象に行いました。主要アウトカムは，医師の対人スキルおよびコミュニケーションスキルに対する産婦の満足度で，産後2週間の時点で，改訂版 MISS-21(Medical Interview Satisfaction Scale)を使用して評価しました。医師のコミュニケーション行動を副次的アウトカムとし，研修実施後2〜3週間の時点で観察チェックリストを用いて評価しました。

英国の研究では，140名の助産師と医師を，4つの産科救急研修プログラム(地域の病院での1日コース，シミュレーションセンターでの1日コース，地域の病院でのチームワーク研修2日コース，地域のシミュレーションセンターでのチームワーク研修2日コース)の中から1つ，無作為に割り付けました。研修の内容には，講義，ビデオ教材，チームワーク要素を実演する活動が含まれました。参加者は，研修前と研修後に，自分の病院の分娩室で，標準化された産科救急場面の模擬事例(子癇，分娩後異常出血，肩甲難産)の演習を行いました。評価項目には，研修3週間後の時点での3つの救急模擬場面におけるコミュニケーション，安全，尊重に関連したケアの質が含まれました。「コミュニケーションがよかったため十分な情報を得られた」などの項目に，5段階リッカート尺度で患者役が回答しました。この研究の患者役はベテラン助産師が演じ，グループ割り付けは盲検化されました。

医療スタッフによる効果的なコミュニケーションが行われる場合と通常の実践の比較

シリア・アラブ共和国で行われた研究では，産婦の満足度スコアに生じる差は些少か皆無でした(確実性が非常に低いエビデンス)[44]。出産中の産婦と研修医のコミュニケーションの特定の側面(例：医師が診察の前に自己紹介をしたか，医師は挨拶をしたか，医師は話しながら産婦を見たか)に対する産婦の見解についての知見は，グループ間で似通っていました。観察チェックリストのスコア(医師のコミュニケーション行動の介入前後の比較)は，研修の前後で同様であり，エビデンスの確実性は非常に低いものでした。

2件目の，英国で行われた研究では，分娩後異常出血の模擬事例に関する以下のアウトカムについて，確実性が非常に低いエビデンスが得られました[45]。患者役が多職種チームによるケアを受けたか医療者個人によるケアを受けたかにかかわらず，3つの産科救急場面の研修後に，患者役のケアの受け止め方は改善しました。また，地域の病院でチームワーク研修を行った場合には，中央のシミュレーションセンターで研修を行った場合よりも，安全性とコミュニケーションに関して，受けたケアに対する患者役の受け止め方は改善するかもしれません。子癇の模擬事例では，確実性が非常に低いエビデンスによると，コミュニケーションに関連したケアについての患者役の受け止め方のスコアの差は些少か皆無かもしれません。肩甲難産の模擬事例では，個々の医師のケアのスコアについての確実性が非常に低いエビデンスによれば，地域の病院で研修を実施した後に，医師のコミュニケーションについての患者役の受け止め方の改善が見られないことも示唆されました。

この研究では，3つの産科救急場面の模擬事例を使った臨床研修にチームワーク研修を追加することで，コミュニケーションに関して(患者役の視点で)ケアの受け止め方に影響があったかどう

■表 3.3　効果的なコミュニケーションの主な資源要件

資源（リソース）	内容
スタッフ	■ 適切な各種スキルを持ち，多職種チームで働く，十分な人数の分娩介助者と，訓練を受けたファシリテーター
研修	■ 出産に関連する，女性の社会的・文化的・言語的ニーズに対応したコミュニケーション研修を含む，卒前教育と卒後教育のコアカリキュラム ■ 産科スタッフの出産ケア提供中のコミュニケーションスキルを向上させ，維持し，評価するための教育指針の開発または適応 ■ 出産中のコミュニケーションについての定期的な卒後教育
消耗品	■ 産婦とその付き添い者に，分娩進行状況を出産中にわかりやすく伝えるための，健康教育の教材や道具（例：子宮口開大 0〜10 cm の図）
機器	■ 特に必要なし ■ 意思決定を支援するための道具が役立つ可能性がある（例：電子画面ツールなど） ■ 研修の種類と内容によりさまざま
設備	■ 効果的なコミュニケーションスキルおよび能力の開発支援のための研修施設
指導とモニタリング	■ 産婦にケアを提供する全ての臨床スタッフがコミュニケーション研修に参加するための支援 ■ 肯定的な臨床現場への支援を伴う，施設主導の定期的な支持的指導と監査 ■ 産婦のためのコミュニケーション方法について話し合い，監査を行うための定期的な多職種間会議

かを評価しました。このチームワーク研修は 1 日コースとして構成され，講義，ビデオ教材，演習を含み，多職種チームのメンバー間の効果的なコミュニケーションの重要性を強調したものでした。確実性が非常に低いエビデンスによると，チームワーク研修が臨床研修に追加された場合，いずれの産科救急場面の模擬事例についても，コミュニケーションに関連したケアの受け止め方に生じる差は些少か皆無かもしれません。

備考

　このレビューでは，この推奨項目に関する問いに対しあらかじめ設定した母親のアウトカムについてのエビデンスはこれ以外には見つからず，児についてのエビデンスも見つかりませんでした。

価値

　分娩期ケアを受けている産婦にとって大切なことは何かを調べた質的研究のレビュー結果によると，産婦の多く，特に初産婦は，出産そのものや，不運な結果に終わる出産，特定の医療介入につい

て心配しており，産婦のニーズを敏感に察知してくれる医療従事者から得られる支援や安心感を重視しています（確実性が高いエビデンス）[23]。介入が必要な場合には，産婦の多くは，技術的に有能な医療者から自分が理解できる方法で関連情報を提供してほしいと望んでいます（確実性が高いエビデンス）。産婦を尊重したケアに焦点を当てた別の質的研究のレビューによると，効果的なコミュニケーションは，産婦を尊重したケアの重要な要素の 1 つとして女性から一貫して歓迎され，評価されています（確実性が高いエビデンス）[28]。

資源（リソース）

　コミュニケーション介入のコストまたは費用対効果について，研究エビデンスは見つかりませんでした。

備考

　コミュニケーション介入が妊産婦ケアの質を改善し，医療介入を減らし，出産アウトカムを改善するとすれば，これらの介入の費用対効果は高い

傾向があります。しかし，効果についての直接的なエビデンスが不足しています。出産中や出産直後の女性へのコミュニケーション介入にかかる主なコストとしては産科スタッフの訓練が挙げられ，卒前教育と卒後教育のどちらのレベルでも可能です。医療者の行動変容を起こし維持するための訓練には，講義，ワークショップ，1対1のトレーニングセッションなど，さまざまなアプローチが必要になるかもしれず，導入には資源を要するでしょう。臨床教育を維持するためには，現行の実践開発のための資源も必要になるでしょう。産婦やその家族の側には，効果的なコミュニケーション介入を実現するための資源要件はほとんどないと考えられます。

公正性

コミュニケーション介入が公正性に及ぼす影響についての直接的なエビデンスは見つかりませんでした。施設分娩サービス利用の阻害因子と促進因子について，質的研究をまとめたレビューから得られた間接的なエビデンスによると，低・中所得国の女性に施設分娩を利用してもらう上で，ケアの質が低いと思われることは，恐らく重大な阻害因子となります（確実性が高いエビデンス）[8]。医療者のコミュニケーションが不十分であったり，虐待的であったりすると，次回の妊娠時に出産場所を決める際に大きく影響する可能性があり[8]，特に低・中所得国では，社会的に疎外された女性に施設分娩を選ぶことを思いとどまらせてしまえば，公正性をさらに悪化させる可能性があります。

医療者が，産婦と家族とのパートナーシップを築いた上で効果的なコミュニケーションを行うと，産婦はきちんと情報提供を受けたと感じられる可能性があります。また，不利な立場の女性が，自分たちが受けるケアについて声を上げられるようになると考えられます。

受け入れやすさ

混合研究法の系統的レビューによると，産婦にコミュニケーション介入を提供することの受け入れやすさについて，直接的なエビデンスは見つかりませんでした[43]。しかし，出産中のケアについての産婦の見解と体験を調べた質的研究の系統的レビューによると，産婦はいろいろな形でのコミュニケーションを歓迎していることがわかっています[26]。例えば不安を和らげるために確実に安心感を与える，産婦の選択肢や心配事に寄り添い積極的に傾聴するスキル，信頼関係と相互理解を築くための共感などを含みます（確実性が高いエビデンス）。

混合研究法の系統的レビューに含まれた研究のうち，シリア・アラブ共和国で行われた1件によると，コミュニケーションのスキルや能力を向上させるための研修への参加は，医療従事者にとって受け入れやすく，そのような研修参加は肯定的に捉えられているかもしれません（確実性が非常に低いエビデンス）[44]。

実行可能性

混合研究法の系統的レビューに含まれた上記の研究[44]の結果によると，トレーニングワークショップに参加した医療従事者がコミュニケーション介入を実施するには，例えば，時間がないこと，仕事量の負担，病院の慣例などの阻害因子があるかもしれません（確実性が非常に低いエビデンス）。女性の社会的地位が低いこと，医療施設の種類，妊産婦に対するスタッフの文化的な態度も，この介入の実行可能性に影響を与えるかもしれません（確実性が非常に低いエビデンス）。医療従事者の見解と体験について調べた質的研究をまとめた系統的レビューによると，時間的制約があったり，仕事量が気がかりであったりする場合，女性が望むような繊細で真摯なコミュニケーションを十分に実行できないことがあることが示唆されています（確実性が高いエビデンス）。

備考

混合研究法の系統的レビューに含まれた2件の研究では，どちらも比較的短い期間（約3週間）に介入の実施と評価が行われました[43]。コミュニケーションを改善させるための研修について，組

織がどのような準備を行い，研修の効果をモニタリングし，その効果を持続させるか，現場で変化を「永続的に定着」させるにはどれくらいの期間が必要かについて，もっと検討する必要があります。研究結果によると，患者数が多く，人手が限られ，チームワークがよくない環境では特に，そのような仕組みを変更しない限り，長期的に見て，出産中のコミュニケーション介入の実行可能性はないかもしれません。

また，女性，特に社会的に疎外された女性に対する文化的な態度も，コミュニケーション介入が支持されるか否かに重要な影響を与える傾向があります。

■表 3.4　判断のまとめ：コミュニケーション介入がある場合とコミュニケーション介入がない場合との比較

望ましい効果が得られるかどうか	不明 ○	多岐		些少	小さい	中程度	大きい
望ましくない効果が起こるかどうか	不明 ○	多岐		大きい	中程度	小さい	些少
エビデンスの確実性	該当する研究なし			とても低い ○	低い	中程度	高い
価値				重大な不確実性やばらつきがある	重大な不確実性やばらつきが恐らくある	重大な不確実性やばらつきが恐らくない	重大な不確実性やばらつきがない
効果のバランス	不明	多岐	コミュニケーション介入なしの方がよい	コミュニケーション介入なしの方が恐らくよい	コミュニケーション介入ありもなしもどちらも変わらない	コミュニケーション介入ありの方が恐らくよい	コミュニケーション介入ありの方がよい
必要な資源（リソース）	不明 ○	多岐	多大なコスト	中等度のコスト	コストも費用削減も無視できる程度	中等度の費用削減	相当の費用削減
必要な資源（リソース）についてのエビデンスの確実性	該当する研究なし ○			とても低い	低い	中程度	高い
費用対効果	不明 ○	多岐	コミュニケーション介入なしの方が優れている	コミュニケーション介入なしの方が恐らく優れている	コミュニケーション介入ありもなしもどちらも変わらない	コミュニケーション介入ありの方が恐らく優れている	コミュニケーション介入ありの方が優れている
公正性	不明	多岐	低下する	恐らく低下する	恐らく変化しない	恐らく向上する ○	向上する
受け入れやすさ	不明	多岐		なし	恐らくなし	恐らくあり ○	あり
実行可能性	不明	多岐 ○		なし	恐らくなし	恐らくあり	あり

3.1.3 出産中の付き添い

推奨 分娩全体にわたって，全ての産婦が自分で選んだ付き添い者を持つことを推奨する。

Remarks 注釈

- ここでいう付き添い者は，出産中の継続的支援の提供者として産婦が選んだ人であれば，誰でもかまいません。産婦の家族や知り合いの誰か，例えば配偶者・パートナー，産婦の友人や親戚，コミュニティの一員（地域のリーダー的存在の女性，保健推進員，伝統的産婆など），ドゥーラ（出産中の付き添いについてトレーニングを受けているが，その医療施設の専門職スタッフではない女性）などかもしれません。

- ガイドライン作成グループは，この介入を実施する際によく阻害因子として挙げられる，プライバシー，文化的な好みや資源利用の問題について話し合いました。そして，親戚の女性による出産中の付き添いを許可するというシンプルな措置が，これらの懸念への対処として費用対効果に優れ，文化的にも受け入れられやすい方法だろうという見解で一致しました。個室ではなく多床の陣痛室で付き添いを実施する場合には，全ての産婦のプライバシーや個人情報が守られるような配慮をすべきです（例：カーテンや仕切りを常に用いるなど）。

- この介入を支持するエビデンスが長年にわたって存在し，私立の医療施設では日常的に導入されているにもかかわらず，臨床の場で実施することをためらう国々や政策決定者が少なくないことをガイドライン作成グループは認識しています。ガイドライン作成グループは，さまざまな施設で働くケア提供者がこの介入を実施するよう，さらなる働きかけが必要である，と合意しました。

- 重要なことは，産婦の希望が尊重されることです。これには，付き添い者を付けないという意向も含まれます。

- 産婦が社会的に疎外され弱い立場であったり，医療施設から遠い場所に住んでいたり，付き添い者への支払いが生じたりする場合には，付き添い者を見つけることは簡単でないかもしれません。医療施設側はこれらのことを考慮し，出産中の全ての産婦に確実に支援を常時提供できるような手順を検討する必要があります。

- WHOはこれまでに出産中の継続的な付き添いについて何度も推奨してきました。例えば，『WHO推奨：母子を対象とした重要な健康介入へのアクセスを改善するための業務改善を通じた医療職種間の役割の最適化』[34]，『WHO推奨：陣痛促進』[46]，『WHO推奨：母子の健康増進介入』[47]などが挙げられます。

エビデンスの要約と考察

介入の効果（ウェブ上のEB表3.1.3参照）[*1]

この推奨項目のエビデンスは，計15,858名の産婦を対象とした26件の研究のデータを統合したコクラン系統的レビューによるものです[22]。研究場所はオーストラリア，ベルギー，ボツワナ，ブラジル，カナダ，チリ，フィンランド，フランス，ギリシャ，グアテマラ，イラン，メキシコ，ナイジェリア，南アフリカ，スウェーデン，タイ，トルコ，および米国でした。大半の研究において，産婦は出産のために病院に入院した時点で研究参加を依頼されました[20]。26件の研究のうち，15件

訳者注＊1：https://www.who.int/publications/i/item/9789241550215 の Web annex: Evidence base を参照。

の研究においては，その施設では通常，産婦が出産中に付き添い者を伴うことは許可されていませんでした。それ以外の 11 件の研究では，産婦のパートナーあるいは家族 1 名による付き添いが許可されていました。出産支援の介入内容については研究間で非常に似通っていました。つまり，心地よいタッチ，褒める，励ます，などの支援が，陣痛が本格的になる時期に継続的に提供されました。硬膜外麻酔は 14 件の研究において利用可能であり，8 件では利用不可能であり，その他の 4 件においては不明でした。

出産中の付き添いがある場合と通常の実践の比較

母親のアウトカム

分娩様式：確実性が低いエビデンスによると，出産中の付き添いにより，自然な経腟分娩が増加し［21 件の研究，14,369 名の産婦，相対リスク 1.08，95％信頼区間 1.04〜1.12；絶対効果：1,000 名あたり 54 名（27〜81 名）の増加］，帝王切開が減少［24 件の研究，15,347 名の産婦，相対リスク 0.75，95％信頼区間 0.64〜0.88；絶対効果：1,000 名あたり 36 名（17〜52 名）の減少］するかもしれません。付き添い者の種類によるサブグループ分析によれば，付き添い者が，病院のスタッフでもなく産婦によって選ばれた人でもない場合に，最も大きな効果が得られる（自然な経腟分娩：相対リスク 1.15，95％信頼区間 1.05〜1.26；および帝王切開：相対リスク 0.61，95％信頼区間 0.45〜0.83）かもしれません。

　さらに，確実性が低いエビデンスによると，出産中の付き添いがある場合には器械分娩*2 が減るかもしれません［19 件の研究，14,118 名の産婦，相対リスク 0.90，95％信頼区間 0.85〜0.96；絶対効果：1,000 名あたり 20 名（8〜30 名）の減少］。器械分娩について，付き添い者の種類によるサブグループ分析は行われませんでした。

会陰の創傷：確実性が中程度のエビデンスによ

ると，出産中の付き添いがある場合に，会陰の創傷率（会陰切開あるいは会陰裂傷）に生じる差は，恐らく些少か皆無です（4 件の研究，8,120 名の産婦，相対リスク 0.97，95％信頼区間 0.92〜1.01）。

分娩時間：確実性が中程度のエビデンスによると，出産中の付き添いがある場合には分娩時間は恐らく短くなります（13 件の研究，5,429 名の産婦，平均短縮時間 0.69 時間，95％信頼区間 0.34〜1.04 時間の短縮）。

鎮痛薬の使用：確実性が低いエビデンスによると，出産中の付き添いがある場合に，鎮痛薬の使用が減るかもしれません［15 件の研究，12,433 名の産婦，相対リスク 0.90，95％信頼区間 0.84〜0.96；絶対効果：1,000 名あたり 75 名（30〜120 名）の減少］。サブグループ分析によると，付き添い者の種類による効果の違いはないかもしれません。さらに，確実性が低いエビデンスによれば，硬膜外麻酔を使用できる環境で，出産中の付き添いがある場合には，硬膜外麻酔（利用可能な場合）の使用率が減るかもしれません［9 件の研究，11,444 名の産婦，相対リスク 0.93，95％信頼区間 0.88〜0.99；絶対効果：1,000 名あたり 48 名（7〜83 名）の減少］。

陣痛促進：確実性が低いエビデンスによると，出産中の付き添いがある場合に，オキシトシンによる陣痛促進に及ぼす影響は些少か皆無かもしれません（17 件の研究，12,833 名の産婦，相対リスク 0.97，95％信頼区間 0.91〜1.03）。サブグループ分析によると，付き添い者の種類による影響の違いはないかもしれません。

出産体験：確実性が中程度のエビデンスによると，出産中の付き添いがある場合には，出産体験を否定的に評価する割合が恐らく減少します［11 件の研究，11,133 名の産婦，相対リスク 0.69，95％信頼区間 0.59〜0.79；絶対効果：1,000 名あたり 55 名（37〜73 名）の減少］。サブグループ分析によると，産婦本人が選んだかどうかにかかわらず，付き添い者が病院のスタッフではない場合に，この効果が最大になります。

訳者注＊2：吸引分娩や鉗子分娩。

確実性が中程度のエビデンスによると，出産中の付き添いの有無が，産後に女性が陣痛を激痛だったと評価するかどうかに与える差は恐らく些少か皆無です(4件の研究，2,456名の産婦，相対リスク1.00，95%信頼区間0.83～1.21)。

確実性が低いエビデンスによると，出産中の付き添い者が病院のスタッフではなく，産婦が選んだ人ではない場合に，産後うつになる割合が減るかもしれません(1件の研究，159名の産婦，相対リスク0.17，95%信頼区間0.09～0.33)。一方で，確実性が中程度のエビデンスによると，付き添い者が病院のスタッフである場合には，このアウトカムに対する効果は恐らく些少か皆無です(1件の研究，5,571名の産婦，相対リスク0.86，95%信頼区間0.73～1.02)。これら2件の研究の産後うつに関するデータは異質性がとても高かったため，統合せずに分析しました。

胎児・新生児のアウトカム

周産期の低酸素・虚血：確実性が中程度のエビデンスによると，出産中の付き添いがある場合に出生5分後のアプガースコア低値が恐らく減少します［14件の研究，12,615名の産婦，相対リスク0.62，95%信頼区間0.46～0.85；絶対効果：1,000名あたり6名(2～9名)のスコア低値の減少］。

長期的な母子のアウトカム：確実性が低いエビデンスによると，出産中の付き添いの有無による，母乳のみ，あるいは何らかの母乳育児を行う割合に関する差は些少か皆無かもしれません(4件の研究，5,584名の産婦，相対リスク1.05，95%信頼区間0.96～1.16)。しかし，サブグループ分析によると，付き添い者が病院スタッフではなく産婦が選んだ人でもない場合には，母乳のみ，あるいは何らかの母乳育児を行う割合が恐らく増加します(3件の研究，1,025名の産婦，相対リスク1.11，95%信頼区間0.98～1.26)。

備考

このレビューの中で行われたサブグループ分析によると，帝王切開の減少や「否定的な出産体験」の減少など，付き添いが出産アウトカムに与える

有益な効果は，高所得国よりも中所得国，硬膜外麻酔が利用できない環境，胎児心拍数陣痛モニタリング(CTG)が慣例的に使用されていない環境，付き添いがもともと許可されていなかった環境で，最大になるかもしれません。

ほとんどの研究においては分娩病棟への入院の時点で出産付き添いが開始されましたが，陣痛の早い時期(例：自宅や分娩病棟へ入院する前)から付き添いを開始すれば，効果がより大きくなる可能性が考えられます。なぜなら産婦の多くはその時期に，どうやって陣痛を乗り切ろうか，いつ病院に行こうか，などのさまざまな不安を感じるからです。

価値

出産中の付き添いを産婦がどのように感じ体験しているかを調べた質的研究のレビューによると，高所得国であっても低・中所得国であっても，産婦は出産付き添い者がいることで取り入れやすくなるような，薬剤を使わない産痛緩和法を評価しています。例えば，手を握る，マッサージや圧迫などの心地よいタッチ，呼吸法やリラックス法などです。また，付き添い者がいると，産婦がスクワットをしたり，ボールに座ったり，歩いたりなどの，痛みを和らげるための体位を取る際にも補助ができます。付き添い者が神聖な文章を読んだり祈ったりすることで精神的に支えられ，安心する産婦もいます(確実性が高いエビデンス)[27]。

このレビューではさらに，高所得国であっても低・中所得国であっても，産婦は出産中にコントロールを保つ感覚を大切に思っていることや，自分の産む力に自信を持っていることがわかりました。付き添い者が産婦の努力を認め強化し，コントロールを保つために励まして方法を指示し，さまざまな選択肢があることを産婦に思い出させることにより，産婦に自信を持たせ，産婦の自尊心を高めることが研究結果により示されています(確実性が中程度のエビデンス)[27]。

資源(リソース)

低・中所得国における出産時付き添い者のコス

トや費用対効果についてのエビデンスは見つかりませんでした。ドゥーラのサービス料金が保険で賄われるような高所得国（米国）では，1件の費用対効果についての研究があり，ドゥーラへの報酬が出産1件あたり平均986米ドルという計算と，ドゥーラのケアにより早産や帝王切開が減ることから，コストを節約できる可能性が報告されました。一方で，英国で社会的に不利な立場にある産婦へのボランティア付き添いについて費用対効果を分析した2015年の報告では，帝王切開や硬膜外麻酔使用があまり減らなかったため，出産1件あたりのコストが大幅に高く（1,862ポンド）報告されました[48]。英国のプログラムにかかったコストは，サービス提供にかかるコスト（給料/賃金，施設，機器，消耗品）の他，ボランティアのリクルートにかかるコスト，研修（教材，食事，託児など）にかかるコスト，交通費などがありました。このレビューの著者らは，ボランティアの付き添い者への支払いは，英国の国内最低賃金である時給8ポンド程度が考えられるのではないかと示唆しました。

米国の看護学生と地域住民のボランティアによる出産付き添いプログラムの設立についての研究によると，プログラムを運営するコストは「最低限」であったと報告されました[49]。2015年には，養成料としてボランティアに1コースあたり35米ドル支払ってもらいましたが，その中には「ドゥーラバッグ」のコストも含まれました。そのバッグには，手引き書，バースボール，ヨガのブロックの他，ローションやチューインガムなどのさまざまな使い捨ての快適グッズが入っていました。

備考

上記のエビデンスから，高所得国においてボランティアの出産付き添いサービスを提供するためのコストと費用対効果には相当な幅があることが示唆されています。そして主なコストはサービス提供にかかるものです。医療者側から見れば，家族や女性の友人などの非専門職者を出産付き添い者として活用すれば，基本的にサービスは無報酬

で交通費も発生しないため，コストを比較的低く抑えられるかもしれません。しかし，サービス利用者側から見たコスト（付き添い者にかかる交通費や他の活動から得られるはずだった収入の損失）は利用の阻害因子になるかもしれません。医療者側には，非専門職の付き添い者やドゥーラに対するオリエンテーションや訓練にはコストがかかり，付き添い者を受け入れるための設備を確保するのにもコストがかかるでしょう（表3.5）。

出産付き添いの効果についての量的なエビデンスによると，出産付き添いによって帝王切開を25%，器械分娩を10%，鎮痛薬の使用を10%減らせることが示唆されています。これらは，相当なコスト削減につながる可能性が考えられます。

公正性

出産付き添いが産婦にどのように認識され体験されたかを調べた質的研究の系統的レビューでは，マイノリティの女性にとって出産に付き添われることがどのような体験だったかが検討されました。高所得国における移民，難民，外国で生まれた女性は，自分たちが文化的に良質なケアを受けるために，自分と同じ民族・宗教・文化のコミュニティ出身の，トレーニングを受けた非医療者による出産付き添いを受けることが，いかに重要な方法であったかを強調しました。これらの非専門職の付き添い者は，産婦に質問をしたり，擁護者として行動したり，自分たちの慣習や伝統を確実に尊重したりすることによって，産婦をエンパワーしました。そのようなタイプのケアを受けると，産婦は出産することに対してより自信を持つことができ，自分の新しいコミュニティにおいて「部外者」だと感じることが少なくなりました（確実性が低いエビデンス）[27]。

施設分娩の阻害因子と促進因子を調べたレビューから得られたエビデンスによれば，施設での支援的な付き添いが不十分であることは，低・中所得国の女性に施設で出産してもらう上で，恐らく重大な阻害因子になります（確実性が中程度のエビデンス）[8]。このレビューによると，家族や伝統的産婆による出産付き添いを制限するような

■表 3.5　出産付き添いの主な資源要件

資源（リソース）	内容
スタッフの給料	■ 出産付き添い者へのオリエンテーション，付き添いサービスの支援あるいは管理
付き添い者の トレーニング	■ 支援的な出産付き添い技術についてのオリエンテーション（例：産婦の家族や友人を対象にした2時間のセッションを2回[50]，または，ボランティアやドゥーラ養成のための1〜2日間，あるいはそれ以上のコース[49]） ■ 付き添い者を再教育するコース ■ その他のトレーニングにかかるコスト（参加者の交通費，会場費など）
消耗品	■ 付き添い支援技術に関する情報，教育，コミュニケーション教材 ■ 謝金 ■ 仕切りやカーテンなど，プライバシーと個人情報を守るための方法
設備	■ 付き添い者のための椅子，更衣の場所，トイレなどの基本的な設備 ■ 出産時にその産婦と付き添い者だけで過ごせる物理的なスペース
時間	■ 付き添い者が研修に出席する時間と，出産付き添いにかかる時間（例：報酬ありあるいはなしで，8〜12時間のシフト[49]）
指導と モニタリング	■ ボランティアおよび報酬ありの付き添い者（家族や友人でない場合）を登録，統合，調整，支援する仕組みの，既存の保健システム内への設置

施設の方針があった場合，多くの女性が不安を感じたことがわかっています。また，低・中所得国において，前回の施設分娩でネガティブな体験をすると，多くの女性は次回の施設出産を思いとどまってしまうことも，明確なエビデンスとして示されています（確実性が高いエビデンス）[8]。

備考

産婦への支援を改善することと，産婦が付き添い者を選ぶよう促すことは，妊産婦を尊重したケアの重要な要素であり，人権に基づくアプローチにもかなっています[28,39]。

出産時の付き添いを産婦がどのように認識し体験したかを調べた質的研究のレビューによると，低所得国において，家族や友人やそのコミュニティのドゥーラによる出産付き添いを保証するような施設は，エンパワーメントやアドボカシーを通して公正性を直接是正し，さらに，施設で出産する女性を増やすことを通して間接的にも公正性を是正する可能性があります[27]。また，資源に恵まれた国々の産婦にとっても，付き添いにより出産の医療化（帝王切開，器械分娩，硬膜外麻酔の使用など）が減れば，公正性が是正される可能性が

あります。

多くの国々，特に高所得国では，女性がドゥーラを希望する場合には自費になります[51]。恵まれない女性にも，本人が選んだ人による付き添いが可能になれば，公正性が是正されるでしょう。

受け入れやすさ

出産付き添いの認識と体験についての質的研究をまとめた系統的レビューでは，産婦がどのような付き添い者を好むかについても検討されました。出産中に付き添われることを希望した産婦によると，付き添い者は面倒見がよく，思いやりがあり，信頼できる擁護者である必要があります。誰に付き添ってほしいかという好みは，夫や男性パートナー，姉妹，実母，義母，ドゥーラ，またはそれらの人々の組み合わせなど，産婦によりさまざまでした。産婦の好みは，高所得国と低・中所得国の間およびその国内でも異なり，このことは産婦本人が付き添い者を選ぶことの重要性を立証しています（確実性が高いエビデンス）[27]。

実行可能性

出産付き添いの認識と体験についての質的研究

の系統的レビューでは，さまざまな環境における出産付き添いを実施する際の阻害因子と成功要因についても検討されました。特に低・中所得国においては，医療者も産婦も男性パートナーも，分娩病棟の物理的なスペース不足を重要な阻害因子として挙げました。というのも，十分なスペースがなければプライバシーが守られなくなる可能性があり，病棟が混雑するだろうと認識されたためです。分娩病棟の構造はオープンフロアであることが多く，1 枚のカーテンだけでベッドの間が仕切られていることもありました。場所によっては，病棟内の他の女性患者のプライバシーを守る目的で，出産付き添い者は女性に限定され，産婦の選択肢が制限されるような状況もありました（確実性が高いエビデンス）[27]。

さらに，出産付き添いが実施されている環境において，付き添い者をどのように産婦の支援チームに組み入れたらよいかについては医療者が訓練されていないことがよくあります。これにより，医療者と，付き添い者や産婦との間で対立が生じたり，医療者が付き添い者やドゥーラを「邪魔」だと感じたりする可能性があります（確実性が中程度のエビデンス）[27]。

■表3.6　判断のまとめ：出産付き添いと通常のケアとの比較

望ましい効果が得られるかどうか	不明	多岐		些少	小さい	中程度	大きい ○
望ましくない効果が起こるかどうか	不明	多岐		大きい	中程度	小さい	些少 ○
エビデンスの確実性	該当する研究なし			とても低い	低い	中程度 ○	高い
価値				重大な不確実性やばらつきがある	重大な不確実性やばらつきが恐らくある	重大な不確実性やばらつきが恐らくない	重大な不確実性やばらつきがない
効果のバランス	不明	多岐	通常のケアの方がよい	通常のケアの方が恐らくよい	出産付き添いも通常のケアもどちらも変わらない	出産付き添いの方が恐らくよい	出産付き添いの方がよい ○
必要な資源（リソース）	不明	多岐 ○	多大なコスト	中等度のコスト	コストも費用削減も無視できる程度	中等度の費用削減	相当の費用削減
必要な資源（リソース）についてのエビデンスの確実性	該当する研究なし			とても低い	低い ○	中程度	高い
費用対効果	不明	多岐 ○	通常のケアの方が優れている	通常のケアの方が恐らく優れている	出産付き添いも通常のケアもどちらも変わらない	出産付き添いの方が恐らく優れている	出産付き添いの方が優れている
公正性	不明	多岐	低下する	恐らく低下する	恐らく変化しない	恐らく向上する	向上する ○
受け入れやすさ	不明	多岐		なし	恐らくなし	恐らくあり ○	あり
実行可能性	不明	多岐 ○		なし	恐らくなし	恐らくあり	あり

3.1.4　継続ケア

> **限定推奨** 助産師制度が十分に機能している環境にある妊婦に，助産師主導の継続ケアモデル（女性が知っている 1 人，または少数の助産師が，一連の産前・分娩・産後を通して 1 人の女性を支援すること）を提供することを推奨する。

Remarks 注釈

- この推奨項目は，『WHO 推奨：ポジティブな妊娠体験のための産前ケア』[35]から統合されました。
- 助産師主導の継続ケア（midwife-led continuity-of-care：MLCC）モデルは，女性が知っていて信頼する 1 人の助産師（受け持ち制助産），または女性が知っている少数の助産師（チーム制助産）が，健全な妊娠・出産，健やかな育児行動を促すために，産前・分娩・産後の期間を通して，女性を支援するケアモデルです。
- MLCC モデルは複雑な介入であり，諸々のポジティブなアウトカムを生み出す影響が，ケアの継続性によるものなのか，助産哲学に基づいたケアによるものなのか，またその両方であるのかは不明です。MLCC モデルに内在する助産哲学は，他のケアモデルの中の標準的な助産実践にも適応されているかもしれないし，されていないかもしれません。助産師制度が十分に機能していない環境にある政策立案者は，ケアを実践する助産師数の増加に成功して（またその質を向上させて）はじめて，この MLCC モデルの導入を検討すべきです。さらに，女性はケアの継続性を重視しているので，関係者は助産師以外が継続ケアを提供する方法を検討してもよいかもしれません。
- ガイドライン作成グループは，このモデルの受け持ち制とチーム制のどちらが個々の状況下でより持続可能か判定するため，資源利用，医療者の心身疲労や労働負荷のモニタリングが重要である，と指摘しています。
- MLCC では，1 人ひとりの女性が妊娠・出産を通して，1 人，または少数の助産師のみからケアを受けるために，十分に訓練された助産師を相当数必要とします。つまりこのモデルは，個々に妥当な数の女性を受け持つ助産師を，十分に確保できる保健システムが前提なので，それに向けた資源の転換が必要になるかもしれません。
- MLCC の導入は，助産師や，これまで産前や産後のケアを担ってきた他の医療者の，役割や責任の移行をもたらすかもしれません。その場合，全ての関係者に意見を求めたり，人材局を巻き込んだりすれば，より効果的に実施できるでしょう。状況によっては，専門機関と政府レベルの協議も，その実施プロセスに役立つかもしれません。
- 単発または継続した研修や教育を追加する必要性がないかを評価すべきですし，必要な研修があれば提供すべきです。
- この推奨項目を裏付けるエビデンスは，下記のウェブサイトにある出典元であるガイドライン文書に掲載されています。
  http://apps.who.int/iris/bitstream/10665/250796/1/9789241549912-eng.pdf

限定推奨 限定された状況下でのみ推奨

3.2　分娩第1期

3.2.1　分娩第1期潜伏期と活動期の定義

RECOMMENDATION 推奨項目5

推奨　実践の場では，分娩第1期の潜伏期と活動期について，下記の定義を使用することを推奨する。

● 分娩第1期潜伏期とは，初産，経産にかかわらず，痛みを伴う子宮収縮と，子宮口が5cmに開くまでの子宮頸管の緩やかな展退[*1]などに特徴付けられる時期を指す。

● 分娩第1期活動期とは，初産，経産にかかわらず，痛みを伴う規則的な子宮収縮と，子宮口が5cmから全開大に急速に開大するまでの子宮頸管の着実な展退に特徴付けられる時期を指す。

Remarks 注釈

■ ガイドライン作成グループは，「分娩第1期潜伏期」(または「潜伏期」)がしばしば「早期」や「消極的」な第1期と表されていることを認識しています。しかしグループは，「分娩第1期潜伏期」(または「潜伏期」)という用語を引き続き使用することを支持します。なぜなら，これは最も古く，最もよくなじんでいる用語であり，そして，新しい用語を導入することで得られる付加価値は些少か皆無にすぎないわりに，導入に伴い追加の研修[*2]が必要になるかもしれないからです。同様に，分娩第1期の加速期を表す際は，「分娩第1期活動期」(または「活動期」)という用語の使用が，「確立した」分娩[*3]といった他の用語よりも望ましいです。

エビデンスの要約と考察

分娩第1期潜伏期と活動期の定義

分娩第1期各期の異なる定義使用に基づいて出産アウトカムを調べた研究は見つかりませんでした。分娩第1期の潜伏期と活動期の開始の定義に関するエビデンスは，3件の系統的レビューより導き出されました。すなわち，①研究的な状況下や臨床実践における，自然に分娩が始まった健康な産婦の，分娩第1期潜伏期と活動期の定義と特徴，およびそのような定義を支える論理的根拠に関する系統的レビュー[14]，②分娩各期の所要時間と定義を評価した系統的レビュー[52]，③急速に子宮口が開大し始める分娩第1期活動期の開始を確認するために用いる基準のエビデンスを提供す

る，子宮口開大パターンに関する系統的レビュー[53]，の3件です。

1件目のレビューは，24の低・中・高所得国で実施された62件の研究を含みました[14]。研究場所はオーストラリア(1件)，オーストリア(1件)，バーレーン(1件)，カナダ(1件)，フランス(1件)，ドイツ(6件)，インド(1件)，イラン(3件)，アイルランド(1件)，イスラエル(2件)，イタリア(4件)，ヨルダン(1件)，クウェート(1件)，ニュージーランド(1件)，ナイジェリア(4件)，ノルウェー(3件)，パキスタン(1件)，フィリピン(1件)，サウジアラビア(1件)，南アフリカ(2件)，韓国(2件)，スウェーデン(1件)および米国(22件)でした。大半の研究は，2005〜2013年の間に発表されました。研究デザインは，後ろ向きコホート研究(29件)，前向きコホート研究(18件)，

訳者注＊1：薄くなる変化。　訳者注＊2：教育の追加。　訳者注＊3：しっかり確実に陣痛が発来した状態。

無作為化比較試験(7件)で，残りの研究(8件)は，質的研究，症例対照研究，混合研究やその他の研究デザインを採用していました。

2件目の系統的レビューは，17の低・中・高所得国で実施された37件の研究を含み，民族的・社会経済的背景が多岐にわたる20万人以上の産婦が参加しました［中国，コロンビア，クロアチア，エジプト，フィンランド，ドイツ，イスラエル，日本，韓国，ミャンマー，ナイジェリア，ノルウェー，台湾(中国)，ウガンダ，英国，米国，ザンビア］[52]。これらの研究の主要な評価項目は，自然に分娩が始まった，合併症のリスクが低いとみなされた産婦における，分娩各期の所要時間でした。副次的な評価項目は，レビューに含まれた研究で適応されていた分娩各期の定義についてでした。

3件目の系統的レビューは，中国(2件)，日本(1件)，ナイジェリアとウガンダ(両国で1件)，米国(3件)で実施された7件の観察研究から成っていました[53]。これらの研究では，自然に分娩が始まり，経腟分娩で周産期の有害なアウトカムがなかった「ローリスク」の99,712名の産婦のデータを，分娩第1期の1cmごとの子宮口開大に要する時間と，あるレベルから次のレベルへ進む子宮口開大速度(傾斜)の観点から評価しました。

結果

潜伏期の開始と特徴：1件目のレビューでは，分娩第1期潜伏期を定義した13件の研究全てが，痛みを伴う規則的な子宮収縮を定義に含み，うち11件が子宮口開大度を定義に含んでいました。3件の研究(23%)が，潜伏期の開始時には8〜10分ごとに少なくとも1回の痛みを伴う子宮収縮があるとし，1件の研究が10分ごとに少なくとも2回の痛みを伴う子宮収縮があるとしていましたが，いずれの研究も，陣痛発作持続時間の長さを定義に含めていませんでした。潜伏期開始を定義する子宮口開大度は4cm未満が最も一般的でしたが(7件)，3件の研究では3cm未満，1件の研究では2cm以下の定義を採用していました。1件の研究では，潜伏期のエンドポイントの定義が分娩歴によって異なり，初産婦の場合は子宮口開大度3cm，経産婦の場合は4cmとしていました。生理学的徴候(例："おしるし"や破水)を定義に含めた研究はほとんどありませんでした。

2件目のレビューでは，6件の研究が潜伏期を定義していましたが，子宮口開大度2.5cm未満，3cm未満，または4cm未満と，その基準は一貫していませんでした。1件の研究は潜伏期を「病院を受診するまでの時間」とし，別の研究では「規則的な子宮収縮が報告されたときから，子宮口開大速度が>1.2cm/時になるまでの時間」と定義していました。

3件目のレビューでは，潜伏期の定義に関する追加の情報は提供されませんでした。

活動期の開始と特徴：1件目のレビューでは，分娩第1期活動期を定義した33件の研究のうち，20件(60%)が痛みを伴う規則的な子宮収縮を定義に含め，27件(82%)が子宮口開大度を定義に含めていました。子宮収縮を定義に含めた研究など多くの研究で，痛みを伴う子宮収縮の頻度については明記していませんでしたが，6件の研究が10分ごとに少なくとも2〜3回の子宮収縮と述べていました。また，1件の研究が，活動期の開始は20〜25秒の陣痛発作によって特徴付けられると示しているのに対し，2件の研究が，活動期の陣痛発作は40秒以上の持続が必要としていました。

活動期の開始時の最も一般的な定義は，子宮口開大度4cm以上でしたが(14件)，2件の研究では2cm以上，10件の研究では3〜4cmと定義していました。4件の研究が，活動期の開始を子宮口が1時間に1cm以上開大し始める時期としていました。6件の研究は，子宮頸管の着実な展退を活動期開始の定義に含めていましたが，その展退度は70〜100%と幅がありました。2件の研究が，生理学的徴候(例："おしるし"や破水)を活動期開始の定義に含めていました。

2件目のレビューでは，11件の研究が活動期の開始を定義しましたが，子宮口開大度1.5cm(1件)，2.5cm(1件)，3cm(1件)，4cm(6件)または5cm(1件)と，その基準値は一貫していません

■表3.7　分娩第1期潜伏期および活動期の新しい定義を採用するための主な資源要件

資源(リソース)	内容
研修	■ 院内および外来で分娩第1期潜伏期にある産婦の支援に関する知識を高める,医療者のための実践的な研修
消耗品	■ 改訂された医療者向け,および学生教育用の研修マニュアルや臨床プロトコル ■ 潜伏期や活動期の開始とは何か,いつ受診すべきかについて,女性を教育するための教材 ■ 活動期の開始時点を示す改訂版パルトグラム用紙
設備	■ 分娩時期にかかわらず,全ての産婦が直接入院するような環境では,子宮口開大度が5cmに達する前の産婦に必要な支援(例:産痛緩和)を提供するための,産科病棟における十分なベッド数
指導とモニタリング	■ 活動期の新しい定義の採用に関する定期的な監査や関連アウトカム評価を伴う,継続的な指導とモニタリング

でした。1件の研究では,活動期は病院に到着してから子宮口全開大までにかかる時間と定義されていました。全ての研究は一貫して,活動期のエンドポイントを子宮口開大度10cmと定義していました。

3件目のレビューでは,初産婦の1cmごとの子宮口開大にかかる時間を統合した中央値は,5cm開大までは1時間以上で,5cmに達したときの開大速度の中央値は1.09cm/時でした(計42,648名の産婦を対象とした6件の研究の統合結果)。より急速な子宮口開大への移行は5〜6cmの間に始まり,それ以降の開大速度の中央値は2倍になりました。同様に,経産婦(1経産以上)の1cmごとの子宮口開大にかかる時間を統合した中央値は,5cm開大までは1時間以上で,5cmに達したときの開大速度の中央値は1.49cm/時でした(計56,823名の産婦を対象とした3件の研究の統合結果)。

備考

潜伏期のいかなる定義についても,その根拠を支持するエビデンスはなく,定義の違いが出産アウトカムに影響を与えることを支持するエビデンスもありません。しかし,最低5cm以上の子宮口開大度という基準で定義される活動期の開始点については,自然に分娩が始まり,周産期アウトカムが正常だった産婦を対象とした研究のレビューが根拠になっています[53]。

価値

分娩期ケアを受けている産婦にとって,大切なことは何かを調べた質的研究のレビュー結果によれば,産婦の多くは母子の良好なアウトカムを伴う正常な出産を望んでいます[23]。

備考

他の複数の研究が示すエビデンスによると,医療者に比べると産婦は,定義どおりに時間枠で示されるような分娩各期をあまり意識しない傾向にあります[54]。そして,痛みの程度,その場の環境やサポートを本人がどのように感じているかなどのさまざまな要因の相互作用の方が,産婦の対処能力に大きな影響を与えていることがエビデンスによって示唆されています[55]。

資源(リソース)

分娩第1期の定義に直接関係する,資源要件に関するエビデンスはありませんでした。

備考

分娩第1期活動期の開始の基準として子宮口開大度5cmを適応することは,分娩の加速を目的とした医療介入(帝王切開,オキシトシンによる陣痛促進)の使用と,それに伴う追加の介入(例:分娩監視装置,産痛緩和,抗生物質)を減らす可能性があることから,費用対効果が高いかもしれません。これは,(開始基準を子宮口開大度4cm以

下とした)活動期に入院した女性は，潜伏期の入院と比較し，母体または児の周産期の健康障害を増加させることなく，医療介入が減少することを示す観察研究のエビデンスに裏付けられています。新しく5cmを活動期開始の基準とすることは，医療介入をさらに減少させるかもしれませんが，それはまた，分娩病棟設備の再編成，分娩病棟の入院方針の見直し，および医療者が実践において新しい定義を使えるような研修の追加の結果として，医療費を増大させるかもしれません。

公正性

公正性への影響に関するエビデンスは見つかりませんでした。

備考

もし，活動期の標準的なケアは子宮口5cmに達した後にしか受けられないということになれば，非常に不公正な介入である不要なオキシトシンによる陣痛促進や帝王切開を減らせる可能性があります。

受け入れやすさ

分娩第1期のいかなる定義についても，女性や医療者などの関係者にとっての受け入れやすさに関する直接的なエビデンスは見つかりませんでした。

備考

他の複数の研究が示すエビデンスによると，医療者に比べると産婦は，定義どおりに時間枠で示されるような分娩各期をあまり意識しない傾向にあります[54]。そして，痛みの程度，その場の環境やサポートを本人がどのように感じているかなどのさまざまな要因の相互作用の方が，産婦の対処能力に大きな影響を与えていることがエビデンスによって示唆されています[55]。分娩第1期潜伏期の上限値は子宮口開大度4cmである，と何十年もの間，実践で広く使われてきたことを考慮すると，臨床現場で新たな基準値を受け入れるには時間がかかると思われます。

実行可能性

これらの定義を分娩病棟のプロトコルで採用または実施することについての，実行可能性に関する直接的なエビデンスはありませんでした。

備考

全ての女性が分娩第1期のどの時期においても入院できるような環境であれば，分娩第1期活動期の開始を認識するための新しい基準を分娩プロトコルに導入することは，比較的容易かもしれません。しかし，活動期に至るまでは入院させない方針を取っているような環境では，ケアの再編成が必要となってくるため，さまざまな課題に直面する可能性が高くなります。

■表3.8　判断のまとめ：分娩第1期の新たな定義と既存の定義との比較

望ましい効果が得られるかどうか	不明	多岐 ○		些少	小さい	中程度	大きい
望ましくない効果が起こるかどうか	不明 ○	多岐		大きい	中程度	小さい	些少
エビデンスの確実性	該当する研究なし			とても低い	低い ○	中程度	高い
価値				重大な不確実性やばらつきがある	重大な不確実性やばらつきが恐らくある	重大な不確実性やばらつきが恐らくない	重大な不確実性やばらつきがない
効果のバランス	不明	多岐	既存の定義の方がよい	既存の定義の方が恐らくよい	新たな定義も既存の定義もどちらも変わらない	新たな定義の方が恐らくよい ○	新たな定義の方がよい
必要な資源（リソース）	不明 ○	多岐	多大なコスト	中等度のコスト	コストも費用削減も無視できる程度	中等度の費用削減	相当の費用削減
必要な資源（リソース）についてのエビデンスの確実性	該当する研究なし ○			とても低い	低い	中程度	高い
費用対効果	不明 ○	多岐	既存の定義を支持する	既存の定義を恐らく支持する	新たな定義も既存の定義もどちらも変わらない	新たな定義を恐らく支持する	新たな定義を支持する
公正性	不明	多岐	低下する	恐らく低下する	恐らく変化しない	恐らく向上する ○	向上する
受け入れやすさ	不明	多岐		なし	恐らくなし	恐らくあり ○	あり
実行可能性	不明	多岐 ○		なし	恐らくなし	恐らくあり	あり

3.2.2　分娩第 1 期の所要時間

RECOMMENDATION 推奨項目 6

> **推奨**　分娩第 1 期潜伏期の標準的な所要時間は確立されておらず，産婦によって個人差が大きいことを，女性は知らされるべきである。しかし，分娩第 1 期活動期（子宮口開大度 5 cm から全開大まで）の所要時間は，初産では 12 時間，経産では 10 時間を超えないのが一般的である。

Remarks 注釈

- ガイドライン作成グループは，分娩第 1 期潜伏期の所要時間に関して，エビデンスの確実性が非常に低いことを認識しました。実際いつ分娩が始まったかの特定が困難であることがその一因です。ガイドライン作成グループは，分娩中の意思決定を目的とした，分娩第 1 期潜伏期における標準所要時間を設定しないことを選択しました。
- 分娩第 1 期活動期の予測所要時間は，その開始基準点をいつにするかで異なってきます。活動期として設定された時間は，子宮口が 5 cm から 10 cm まで開大する所要時間に関するエビデンスから得た，95 パーセンタイル値を四捨五入した時間に相当しています。
- 分娩第 1 期活動期の開始基準点を子宮口開大度 5 cm とした場合，活動期の所要時間の中央値は初産婦で 4 時間，経産婦で 3 時間です。
- ガイドライン作成グループは，分娩第 1 期が遷延しているように見えるとき，分娩所要時間のみを理由に医療介入を行う決定はすべきでないと強調しました。
- 医療従事者は，自然に分娩が開始した産婦が，個々の自然な出産プロセスに従って陣痛と出産を体験できるように支援すべきです。これは，母子の状態が良好で，進行性の子宮口開大があり，予測される分娩所要時間が推奨される範囲内であれば，分娩所要時間を短縮するための介入はしないということです。
- 医療従事者は，健康な産婦に対して，分娩所要時間は非常に幅があり，個々人の生理学的プロセスおよび妊娠の特性によるということを助言すべきです。

エビデンスの要約と考察

分娩第 1 期の所要時間

　この項目のエビデンスは，自然に分娩が始まり合併症のリスクを伴わない女性の分娩所要時間を評価した，37 件の研究の系統的レビューから導き出されました[52]。これらの研究は，1960～2016 年の間に発表され，17 の低・中・高所得国［中国，コロンビア，クロアチア，エジプト，フィンランド，ドイツ，イスラエル，日本，韓国，ミャンマー，ナイジェリア，ノルウェー，台湾(中国)，ウガンダ，英国，米国，ザンビア］で行われ，異なる民族的出身や社会経済的地位にある 20 万人以上の産婦が含まれています。研究のほとんどは（34 件），第三次医療施設で実施されました。初産婦と経産婦の双方に対する人工破膜，オキシトシンによる陣痛促進，硬膜外麻酔，および器械分娩といった分娩時の医療介入は，研究によって大きく異なっていました。分娩第 1 期の帝王切開率が 1% 未満の場合，その研究はレビューに包含されました。集団特性や，分娩時の医療介入および分娩各期の開始の定義が研究ごとに大きく異なっていたため，研究データは統合しませんでした。

結果

初産婦の潜伏期：表 3.9 が示すとおり，2 件の研究から得られた確実性が非常に低いエビデンスによ

■表 3.9　初産婦および経産婦の分娩第 1 期潜伏期の所要時間

初産婦						
研究	参加者数（N）	入院時の子宮口開大度の中央値（cm）	基準点の定義	所要時間の中央値（時間）	5 パーセンタイル値（時間）	95 パーセンタイル値（時間）
Peisner 1985[56]	1,544	0.5	子宮収縮の開始から子宮口開大速度が >1.2 cm/時になるまでの時間	7.5	NR	NR
Ijaiya 2009[57]	75	5.0	病院を受診するまでの時間	6.0	NR	NR
研究	参加者数（N）	入院時の子宮口開大度の中央値（cm）	基準点の定義	所要時間の平均値（時間）	SD（時間）	＋2 SD（時間）
Juntunen 1994[58]	42	NR	定義なし	5.1	3.2	11.5
Velasco 1985[59]	74	NR	入院から子宮口開大度 4 cm になるまでの時間	7.1	1.6	10.3
経産婦						
研究	参加者数（N）	入院時の子宮口開大度の中央値（cm）	基準点の定義	所要時間の中央値（時間）	5 パーセンタイル値（時間）	95 パーセンタイル値（時間）
Peisner 1985[56]（1 経産）	720	4.5	子宮収縮の開始から子宮口開大速度が >1.5 cm/時になるまでの時間	5.5	NR	NR
Peisner 1985[56]（≧1 経産）	581	4.5	子宮収縮の開始から子宮口開大速度が >1.5 cm/時になるまでの時間	4.5	NR	NR
Ijaiya 2009[57]	163	6.0	病院を受診するまでの時間	5.0	NR	NR
研究	参加者数（N）	入院時の子宮口開大度の中央値（cm）	基準点の定義	所要時間の平均値（時間）	SD（時間）	＋2 SD（時間）
Juntunen 1994[58]（2 または 3 経産）	42	NR	定義なし	3.2	2.3	7.8[a]
Juntunen 1994[58]（多経産）	42	NR	定義なし	2.2	1.6	5.4[a]
Velasco 1985[59]	37	NR	入院から子宮口開大度 4 cm になるまでの時間	5.7	1.5	8.7[a]

NR：報告なし，SD：標準偏差，a：系統的レビューによる推定値
出典：Abalos ら，2018[52]

ると，分娩第１期潜伏期の所要時間の中央値は6.0時間および7.5時間と報告され，パーセンタイル値の分布は示されませんでした。これらの研究のうち，１件は規則的な子宮収縮の開始から子宮口開大速度が＞1.2 cm/時になるまでの時間を潜伏期とし，もう１件は（病院を）「受診するまでの時間」と定義しました。

潜伏期の所要時間を平均値と標準偏差を使って報告した２件の研究から得られた確実性が非常に低いエビデンスによると，平均値はそれぞれ5.1時間および7.1時間，統計的に推定した「最長の」限界値はそれぞれ10.3時間および11.5時間[*1]でした。これら２件の研究のうち１件は，潜伏期を入院から子宮口開大度４ cmになるまでの時間としましたが，もう１件の研究は潜伏期の基準点を示しませんでした。

経産婦の潜伏期：２件の研究から得られた確実性が非常に低いエビデンスによると，潜伏期の中央値はそれぞれ4.5時間および5.5時間でしたが（表3.9），パーセンタイル値の分布は示されませんでした。これらの研究のうち１件は，潜伏期を規則的な子宮収縮の開始から子宮口開大速度が＞1.2 cm/時[*2]になるまでの時間とし，もう１件は（病院を）「受診するまでの時間」と定義しました。

２件の研究から得られた確実性が非常に低いエビデンスによると，潜伏期の平均所要時間の幅は2.2～5.7時間，統計的「最長の」限界値の推定は5.4～8.7時間と示唆されました。これらの研究のうち１件は，潜伏期を入院時から子宮口４ cm開大までと定義していました。

初産婦の活動期：表3.10aは，分娩第１期活動期の開始と終了に用いられる基準点ごとの，所要時間の中央値を示しています。２件の研究による確実性が中程度のエビデンスによると，活動期の開始基準点を子宮口開大度４ cmとした場合，活動期の所要時間の中央値は3.7～5.9時間（95パーセンタイル値は14.5～16.7時間）と示唆されまし

た。子宮開大度５ cmを開始基準点とした場合の中央値は3.8～4.3時間（95パーセンタイル値は11.3～12.7時間）でした。子宮口開大度６ cmを開始基準点として報告した研究が１件のみあり，活動期の所要時間の中央値は2.9時間，95パーセンタイル値は9.5時間[*3]でした。

平均所要時間に関する研究では，確実性が中程度のエビデンスによると，子宮口開大度４～10 cmの進行にかかる平均所要時間は3.1～8.1時間[*4]で，その統計的限界値は7.1～19.4時間[*5]と示唆されました。開始基準点を子宮口開大度３ cm[*6]とした１件の研究では，活動期の平均所要時間は4.7時間，統計的限界値は9.9時間でした。しかし，開始基準点を５または６ cmとした場合の活動期の平均所要時間に関する研究は，このレビューに含まれていませんでした。

経産婦の活動期：表3.10bが示すとおり，２件の研究による確実性が中程度のエビデンスによると，分娩第１期活動期の開始を子宮口開大度４ cmと定義した場合，１経産および２経産以上の活動期の所要時間の中央値は2.2～4.7時間で，その95パーセンタイル値の範囲は13.0～14.2時間と示唆されました。１経産と２経産以上のデータを分けた研究では，活動期の開始基準点を子宮口開大度５ cmとした場合，所要時間の中央値は１経産で3.4時間，２経産以上では3.1時間であり，95パーセンタイル値はそれぞれ10.1時間および10.8時間でした。同じ研究で活動期の開始基準点を子宮口開大度６ cmとした場合は，所要時間の中央値は１経産で2.2時間，２経産以上では2.4時間であり，95パーセンタイル値は7.5時間および7.4時間でした。

所要時間の平均値を報告した研究における，確実性が中程度のエビデンスによると，開始基準点を子宮口開大度４ cmとした場合，活動期の平均所要時間は2.1～5.7時間，統計的限界値は4.9～13.8時間と示唆されました。他の２件[*7]の研究で

訳者注[*1]：原著論文では，11.5時間および10.3時間。原文どおり和訳（以下，[*2]～[*7]も同様）。
訳者注[*2]：原著論文では1.5 cm/時。　訳者注[*3]：原著論文では9.3時間。　訳者注[*4]：原著論文では3.1～7.7時間。
訳者注[*5]：原著論文では6.1～19.4時間。　訳者注[*6]：原著論文では4～10 cm。　訳者注[*7]：原著論文では他３件。

■表3.10a　分娩第1期活動期の所要時間：初産婦

研究	参加者数(N)	医療介入			子宮口開大度の基準点(cm)	所要時間の中央値(時間)	5パーセンタイル値(時間)	95パーセンタイル値(時間)
		人工破膜(%)	オキシトシン(%)	硬膜外麻酔(%)				
Zhang 2010[17]	8,690	NR	20	8	4〜10	3.7	NR	16.7
Zhang 2010[16]	5,550	NR	47[a]	8[a]	4(または4.5)〜10	5.3	NR	16.4
Oladapo 2018[62]	715	NR	40[a]	0.0	4〜10	5.9	2.4	14.5
Zhang 2010[16]	2,764	NR	47[a]	84[a]	5(または5.5)〜10	3.8	NR	12.7
Oladapo 2018[62]	316	NR	40[a]	0.0	5〜10	4.3	1.6	11.3
Oladapo 2018[62]	322	NR	40[a]	0.0	6〜10	2.9	0.9	9.3
						所要時間の平均値(時間)	SD(時間)	+2SD(時間)
Albers 1996[63]	347	NR	0.0	NR	4〜10	7.7	5.9	19.4
Albers 1999[64]	806	0.0	0.0	NR	4〜10	7.7	4.9	17.5
Jones 2003[65]	120	NR	0.0	0.0	4〜10	6.2	3.6	13.4
Juntunen 1994[58]	42	57.1	0.0	42.9	4〜10	3.1	1.5	6.1[b]
Velasco 1985[59]	74	0.0	0.0	0.0	4〜10	3.9	1.6	7.1[b]
Schiff 1998[66]	69	NR	NR	NR	4〜10	4.7	2.6	9.9[b]
Kilpatrick 1989[67]	2,032	NR	0.0	0.0	NR	8.1	4.3	16.7[b]
Lee 2007[68]	66	NR	NR	0.0	NR	3.6	1.9	7.4[b]
Schorn 1993[69]	18	NR	18.0	NR	NR	15.4	6.6	28.6

NR：報告なし，SD：標準偏差，a：研究集団全体について報告された値，b：系統的レビューによる推定値
出典：Abalos ら，2018[52]

は，活動期の開始基準点が記載されていませんでした。

　何らかの医療介入（陣痛促進，器械分娩，分娩第2期の帝王切開）を伴う研究を除外した感度分析では，子宮口開大度4cmから始まる活動期の平均所要時間は同じような範囲を示しました。この感度分析には，分娩所要時間の中央値を報告した研究は含まれませんでした。

備考

　分娩第1期潜伏期の所要時間の中央値と平均値を報告する既存の研究において，潜伏期の開始の定義はとても不明瞭なものでした。エビデンスの確実性は非常に低いものでしたが，初産婦と経産婦の潜伏期の所要時間を比較した研究結果は，「正常な」分娩所要時間に関するフリードマンの先駆的な研究[60,61]の結果を支持するものでした。フリードマンの研究は，このレビューの包含基準を満たさなかったため含まれていません。フリードマンの報告では，初産婦の潜伏期の所要時間は，平均値8.6時間，中央値7.5時間，統計的限界値20.6時間であり，経産婦では，平均値5.3時間，中央値4.5時間，統計的限界値13.6時間でした。

　初産婦と経産婦の活動期の開始基準点を，子宮

■表 3.10b　分娩第 1 期活動期の所要時間：経産婦

研究	参加者数(N)	医療介入			子宮口開大度の基準点(cm)	所要時間の中央値(時間)	5 パーセンタイル値(時間)	95 パーセンタイル値(時間)
		人工破膜(%)	オキシトシン(%)	硬膜外麻酔(%)				
Zhang 2010[17]（1 経産）	6,373	NR	20.0	11	4～10	2.4	NR	13.8
Zhang 2010[17]（≧2 経産）	11,765	NR	12.0	8	4～10	2.2	NR	14.2
Oladapo 2018[62]（1 経産）	491	NR	29.8[a]	0.1	4～10	4.6	1.7	13.0
Oladapo 2018[62]（≧2 経産）	626	NR	26.7[a]	0.0	4～10	4.7	1.7	13.0
Oladapo 2018[62]（1 経産）	292	NR	29.8[a]	0.1	5～10	3.4	1.2	10.1
Oladapo 2018[62]（≧2 経産）	385	NR	26.7[a]	0.0	5～10	3.1	0.9	10.8
Oladapo 2018[62]（1 経産）	320	NR	29.8[a]	0.1	6～10	2.2	0.6	7.5
Oladapo 2018[62]（≧2 経産）	414	NR	26.7[a]	0.0	6～10	2.4	0.8	7.4
						所要時間の平均値(時間)	SD(時間)	+2 SD(時間)
Albers 1996[63]	602	NR	NR	NR	4～10	5.7	4.0	13.7
Albers 1999[64]	1,705	0.0	0.0	0.0	4～10	5.6	4.1	13.8
Jones 2003[65]	120	NR	0.0	0.0	4～10	4.4	3.4	11.6
Juntunen 1994[58]（2 または 3 経産）	42	69.0	0.0	2.4	4～10	2.7	1.4	5.5[b]
Juntunen 1994[58]（多経産）	42	71.4	0.0	9.5	4～10	2.8	1.5	5.8[b]
Velasco 1985[59]	37	0.0	0.0	0.0	4～10	2.1	1.4	4.9[b]
Schiff 1998[66]	94	NR	NR	NR	NR	3.3	1.9	7.1[b]
Kilpatrick 1989[67]	3,767	NR	NR	0.0	NR	5.7	3.4	12.5
Schorn 1993[69]	30	NR	18.0	NR	定義なし	13.2	5.3	23.9

NR：報告なし，SD：標準偏差，a：研究集団全体について報告された値，b：系統的レビューによる推定値
出典：Abalos ら，2018[52]

口開大度 4 cm および 5 cm とした場合の活動期所要時間の平均値と中央値は，フリードマンが報告した結果と似通っています。しかし，フリードマンの統計的限界値は，系統的レビューで提示された限界値よりかなり短いものでした[53,60,61]。この，フリードマンの初期の研究で示された統計的限界値と，この系統的レビューの中で示された統計的限界値との間の大きな差は，フリードマンの

研究では活動期の中に「減速期」を含んでいなかったことを踏まえると，説明しきれません。

価値

分娩期ケアを受けている産婦にとって，大切なことは何かを調べた質的研究のレビュー結果によると，ほとんどの産婦は母子の良好なアウトカムを伴う正常な出産を望みながらも，時に医療介入が必要かもしれないと認識しています[23]。

備考

分娩所要時間の長短の相対的な重要性は状況次第かもしれませんが，一般的に，女性は分娩所要時間の全体の長さを重視します。他の複数の研究が示すエビデンスによると，医療者に比べると産婦は，定義どおりに時間枠で示されるような分娩各期をあまり意識しない傾向にあります[54]。そして，本人が感じている痛みの程度，その場の環境やサポートを本人がどのように感じているかなどのさまざまな要因の相互作用の方が，産婦の対処能力に大きな影響を与えていることがエビデンスによって示唆されています[55]。

資源（リソース）

分娩所要時間に関する，資源要件についてのエビデンスはありませんでした。

備考

分娩第1期の過度な遷延を特定するために，95パーセンタイル値に基づく分娩所要時間の上限値を採用すれば，陣痛を促進したり分娩を完了させるための医療介入（帝王切開，オキシトシンによる陣痛促進）を減らせる可能性があるため，費用対効果は高いかもしれません。しかし，産痛緩和や分娩中の付き添いなど，支援的ケアに関連したコストは増大するかもしれません。

医師が全ての産婦の分娩介助を行うような状況では，95パーセンタイル値に基づく分娩所要時間の上限値を分娩管理に採用すると，分娩時間の長い産婦の出産に給料の高い医師が立ち会うことになり，コストの増大をもたらすかもしれません。

分娩所要時間の上限値を用いれば，経腟分娩の産婦は分娩病棟により長時間滞在することになり，ベッド代の増大につながるでしょう。WHO-CHOICE報告書[70],*8の推定費用例（2007-2008）が示すように，1日あたりの施設のベッド代は国や地域によって大きく異なります。分娩所要時間が長くなることによるベッド代の増大は，ベッド代が出産サービスコストの大部分を占める高所得国に比べると，低・中所得国の方が医療費への影響は少ないかもしれません。一方，分娩所要時間の安全な上限値を延長すれば，オキシトシンによる陣痛促進や，帝王切開が少なくなるため，産後の入院期間が短くなり，全体的なベッド代と医療資源の使用は減少する可能性があります。

公正性

公正性への影響に関するエビデンスはありませんでした。

備考

初回帝王切開の一般的な適応の1つは，（伝統的に子宮口開大度4cmから始まるとされる）分娩第1期活動期は12時間以上持続すべきではないという考えに基づく分娩遷延です[71]。しかし帝王切開は，資源が乏しい環境で不利な状況にある女性に速やかに実施できないであろうという点で，非常に不公正な介入です。出産中の全ての女性の分娩管理に安全な分娩所要時間の上限値を適応することは，出産の過度な医療化に関連した不公正を是正する可能性があります。

受け入れやすさ

分娩期ケアを受けている産婦にとって，大切なことは何かを調べた質的研究のレビュー結果によれば，多くの産婦は短時間での出産を望んでいるようです（確実性が低いエビデンス）[23]。しかし，出産後に尋ねた研究では，標準的な時間制限の有

訳者注＊8：CHOosing Interventions that are Cost Effective，費用対効果の高い介入の選択。

■表3.11 新しい分娩所要時間の上限値を採用するための主な資源要件

資源(リソース)	内容
研修	■ 医療者のための実践的な研修
消耗品	■ 改訂された医療者向け，および学生教育用の研修マニュアルや臨床プロトコルの改訂版 ■「正常な」分娩所要時間や分娩時間の要素について，女性を教育するための教材 ■ 改訂版パルトグラム用紙
設備	■ 平均より長い分娩時間の産婦を支援するための分娩病棟の十分なベッド数
指導と モニタリング	■ 産婦と胎児の状態が安定している状況で，分娩遷延を診断するための分娩所要時間の上限値を延ばすことに関する，定期的な監査や関連アウトカム評価を伴う，継続的な指導とモニタリング

無にかかわらず，1人ひとりの産婦に合わせてその産婦の最適な分娩所要時間が設定され，その中で本人が「流れに乗る」ことができた場合には，女性はポジティブな出産体験だったと報告する傾向がより強くなります(確実性が中程度のエビデンス)。

備考

女性は非常に長い分娩と非常に短い分娩の両方を否定的に報告する傾向が強いと示唆するエビデンスがあります[26,72,73]。

実行可能性

分娩期ケア提供に関する医療者の見解と体験を調べた質的研究のエビデンスのレビューによると，スタッフ不足や組織的な時間のプレッシャーがある場合には，医療者が分娩時間の延長に対応する能力が制限されるかもしれません(確実性が高いエビデンス)[26]。現場のしきたりや非公式な決まりごとがある場合も，医療スタッフが個別的なケアを提供するには限界があるかもしれません[26]。

備考

待つお産を受け入れても，特に，(入院期間を延長するような)不要な医療介入が減るならば，入院期間の延長やスタッフの負担増は必ずしも起きないかもしれません。

■表3.12　判断のまとめ：分娩所要時間の新たな上限値と既存の上限値との比較

望ましい効果が得られるかどうか	不明	多岐		些少	小さい	中程度 ○	大きい
望ましくない効果が起こるかどうか	不明	多岐		大きい	中程度	小さい ○	些少
エビデンスの確実性	該当する研究なし			とても低い	低い ○	中程度	高い
価値				重大な不確実性やばらつきがある	重大な不確実性やばらつきが恐らくある	重大な不確実性やばらつきが恐らくない	重大な不確実性やばらつきがない
効果のバランス	不明	多岐	既存の上限値の方がよい	既存の上限値の方が恐らくよい	新たな上限値も既存の上限値もどちらも変わらない	新たな上限値の方が恐らくよい ○	新たな上限値の方がよい
必要な資源（リソース）	不明 ○	多岐	多大なコスト	中等度のコスト	コストも費用削減も無視できる程度	中等度の費用削減	相当の費用削減
必要な資源（リソース）についてのエビデンスの確実性	該当する研究なし			とても低い ○	低い	中程度	高い
費用対効果	不明 ○	多岐	既存の上限値を支持する	既存の上限値を恐らく支持する	新たな上限値も既存の上限値もどちらも変わらない	新たな上限値を恐らく支持する	新たな上限値を支持する
公正性	不明	多岐	低下する	恐らく低下する	恐らく変化しない	恐らく向上する ○	向上する
受け入れやすさ	不明	多岐		なし	恐らくなし	恐らくあり ○	あり
実行可能性	不明	多岐 ○		なし	恐らくなし	恐らくあり	あり

3.2.3　分娩第 1 期の進行

推奨しない　自然に分娩が始まった産婦に対し，分娩第 1 期活動期の子宮口開大速度は 1 cm/時という基準に基づいてパルトグラム上に描かれた警告線は，有害な出産アウトカムのリスクがある産婦を特定するには不正確であるため，この目的のために用いることを推奨しない。

Remarks 注釈

- 有害な出産アウトカムのリスクがある産婦を特定する目的で，パルトグラム上の警告線を使用することを支持するエビデンスは不十分です。
- ガイドライン作成グループは，病院のような場で警告線を使用し，子宮口開大速度を 1 cm/時で維持しようとすると，分娩進行が病的に遅いと判断され，不必要な介入を招くと認識しています。
- ガイドライン作成グループは，子宮口開大速度は 1 cm/時という基準およびその警告線を，子宮口開大が良好な経過かどうかを評価する目的で使用しないよう推奨することで合意しました。その一方で，分娩進行（特に子宮口開大パターン）の経過観察のための適切なツールの開発と選択は，優先的な研究事項であると特定しました[*1]。
- 分娩遷延が疑われる産婦に対しては，合併症（例：児頭骨盤不均衡）が発生していないことと，分娩中の情緒的・心理的・身体的ニーズが満たされていることを慎重に評価すべきです。
- パルトグラム上にあらかじめ引かれている線は，現行の WHO パルトグラムの要素の 1 つに過ぎません。医療従事者は，母子のウェルビーイングの経過観察と有害な出産アウトカムのリスクを特定するために，子宮口開大度−経過時間の関係や，パルトグラムの他の指標（胎児心拍数，産瘤，応形機能，羊水の状態，児の下降度，母体の体温，血圧および排尿を含む）をパルトグラム上に記録し続けるべきです。陣痛促進や帝王切開などの医療介入ができず，高次医療施設への搬送が難しいような施設においては，ケアがさらに必要になる可能性がある産婦のトリアージのために，警告線を利用することがあるかもしれません。この場合，子宮口開大度のプロットは，多くの産婦にとって分娩第 1 期活動期の開始を意味する子宮口開大度 5 cm から開始すべきです。
- この推奨項目は，パルトグラムの分娩活動期の警告線の 4 時間後に介入線を添えることを提言した『WHO 推奨：陣痛促進』[46)]に取って代わるものです。

エビデンスの要約と考察

a. 1 cm/時という子宮口開大速度基準の診断精度（表 3.13）

1 cm/時の基準を用いて有害な出産アウトカムのリスクを判定する診断精度（diagnostic test accuracy：DTA）に関するエビデンスは，17,000 名を超える産婦を対象とした 11 件の観察研究を含む系統的レビューから導き出されました。研究は，ブラジル，エクアドル，インド，インドネシア，イラン，マレーシア，マリ，ナイジェリア，セネガル，南アフリカ，タイ，ウガンダで行われました[74)]。全ての研究は第二次または第三次医療施設で実施されました。

有害な出産アウトカムの基準は，出生 1 分後のアプガースコア 7 点未満，出生 5 分後のアプガースコア 7 点未満，新生児仮死など，各研究の中でさまざまに定義されました。複合的な有害アウトカムの基準も，死産と新生児蘇生，死産と出生 1 分後のアプガースコア 7 点未満，死産と出生 5 分

訳者注 *1：『WHO 出産ケアガイド：ユーザーズマニュアル』（WHO labour care guide：user's manual）が 2020 年 12 月に発表された。これまでのパルトグラムに代わる，子宮口開大度 5 cm からのモニタリングツールで，警告線は描かれていない。

後のアプガースコア7点未満，死産と新生児仮死の組み合わせが含まれました。重篤な有害アウトカムの定義は，死産，早期新生児死亡，新生児への抗けいれん薬の投与，新生児への心肺蘇生，出生5分後のアプガースコア6点未満，難産に伴う母体死亡，臓器機能不全，子宮破裂のうち1つでも当てはまる場合とされていました。リスク因子を持つ産婦は，これらの研究から特に除外されませんでした。アウトカムの定義，ベースラインの有症率および知見が研究間で一貫していなかったため，結果をメタ分析にかけることができず，その結果，エビデンスの確実性は低いと評価されました。

診断精度(DTA)に関する結果：表3.13は，個々の研究の診断精度に関する結果を示しています。適応される基準によりますが，1cm/時の基準(警告線)の感度の範囲は28.8〜100％，特異度の範囲は22.8〜93.1％と示唆されました。有害な出産アウトカムの割合が2.3％，感度と特異度がそれぞれ56.7％(95％信頼区間49.7〜63.5)と51.1％(95％信頼区間50.1〜52.2)だった最大規模の研究結果(8,489名の産婦)は，表3.14において，異なる有害な出産アウトカムの有症率における診断精度を説明するために用いられました。

表3.14は，1cm/時の基準を用いると，有害な出産アウトカムの有症率が1％(出産1,000件あたり10件)の集団の場合，有害な出産アウトカムを伴う産婦10名中6名を正確に特定できる(真陽性)かもしれないと示しています。また有害な出産アウトカムの有症率が5％(出産1,000件あたり50件)の集団の場合，有害な出産アウトカムを伴う産婦50名中28名を正確に識別できるかもしれないと示しています(確実性が低いエビデンス)。また，この表は，有害な出産アウトカムの有症率が1％の集団の場合，有害な出産アウトカムを伴う産婦10名中4名を見過ごし(偽陰性)，有症率が5％の集団の場合は，有害な出産アウトカムを伴う産婦50名中22名を見過ごすかもしれないことも示しています(確実性が低いエビデンス)。

さらに，有害な出産アウトカムの有症率が1％の集団の場合，有害な出産アウトカムを伴わない産婦990名中484名をリスクがあると誤って分類し(偽陽性)，有症率が5％の集団の場合，有害な出産アウトカムを伴わない産婦950名中465名をリスクがあると誤って分類するかもしれないことを示しています(確実性が低いエビデンス)。このような誤分類が起きれば，有害な出産アウトカムのリスクが実際にはない大多数の女性に対して，出産中に，不適切かつ不必要であり有害な可能性のある医療介入が行われる可能性があります。

診断精度(DTA)に関するエビデンスの確実性：これらのエビデンスは観察研究から得られたものであり，また，研究によって有害な出産アウトカムの定義が異なっていたこともあり，結果は研究間で一貫していませんでした。そのため，診断精度に関するエビデンスの確実性は全体的に低いです。

診断法の効果に関するエビデンスの確実性：これに関連した直接的な利益またはリスクに関するエビデンスはありません。診断法自体は，パルトグラムへプロットする子宮口開大度と，パルトグラム上に描かれている警告線とを比較するものであるため，分娩中の産婦に直接害を及ぼすリスクはありません。しかし，ガイドライン作成グループは，この比較を行うことは追加の内診を必要とするかもしれず，それは産婦にとって不快であり，周産期の感染という追加のリスクを伴うと推測しました。

分娩管理の効果に関するエビデンスの確実性：出産アウトカムのリスクを伴う産婦を特定するために，1cm/時の警告線を使用することに関連した，分娩管理の効果に関する直接的なエビデンスは見つかっていません。

人工破膜とオキシトシンによる陣痛促進と，分娩遷延の治療のための慣例的なケアを比較したコクラン系統的レビューから間接的なエビデンスが得られました(3件の研究，280名の産婦)[75]。このレビューでは，人工破膜およびオキシトシンが帝王切開を減少させるかもしれないが，有害な出産アウトカムを減少させる証拠はないという，確実性が非常に低いエビデンスが見つかりました。

診断結果とその後の分娩管理に関するエビデンスの確実性：診断結果とその後の管理上の判断との

■表3.13 1 cm/時の基準を用いて有害な出産アウトカムのリスクを判定した11件の研究による診断の精度

実施国(発表年)[研究が定義した有害な出産アウトカム]	警告線を超えたかどうか	有害な出産アウトカム 有	有害な出産アウトカム 無	警告線超えの割合	有害な出産アウトカムの有症率	感度(95% CI)	特異度(95% CI)	陽性尤度比(95% CI)	陰性尤度比(95% CI)	診断オッズ比(95% CI)	J statistic(95% CI)
セネガル(1992)[78] [死産, 新生児蘇生]	超えた	19	62	8.4%	6.8%	28.8% (19.3~40.6)	93.1% (91.3~94.6)	4.18 (2.67~6.56)	0.76 (0.66~0.89)	5.47 (3.03~9.89)	21.9% (10.9~33.0)
	超えない	47	839								
インドネシア・マレーシア・タイ(1994)[79] [死産, 1分後アプガースコア≦7]	超えた	65	585	16.6%	3.8%	44.2% (36.4~52.3)	84.4% (83.2~85.6)	2.84 (2.34~3.46)	0.66 (0.57~0.76)	4.30 (3.07~6.03)	28.7% (20.5~36.8)
	超えない	82	3,175								
南アフリカ(2006)[80] [死産, 5分後アプガースコア<7]	超えた	30	433	75.9%	8.0%	61.2% (47.3~73.6)	22.8% (19.5~26.5)	0.79 (63.2~99.6)	1.70 (1.16~2.49)	0.47 (0.25~0.86)	−16.0% (−30.0~−1.9)
	超えない	19	128								
エクアドル(2008)[81] [5分後アプガースコア<7]	超えた	3	289	58.4%	0.6%	100.0% (43.9~100.0)	41.9% (37.6~46.2)	1.72 (1.60~1.85)	NA	NA	41.9% (37.6~46.2)
	超えない	0	208								
ナイジェリア(2008)[82] [死産, 新生児[仮死]]	超えた	27	186	46.0%	11.2%	51.9% (38.7~64.9)	54.7% (49.9~59.5)	1.15 (0.87~1.52)	0.88 (0.65~1.18)	1.31 (0.73~2.33)	6.7% (−7.7~21.1)
	超えない	25	225								
ブラジル(2009)[83] [5分後アプガースコア<7]	超えた	441	107	36.0%	90.4%	32.0% (29.64~34.56)	26.7% (20.2~34.42)	0.44 (0.39~0.50)	2.54 (1.94~3.34)	0.17 (0.12~0.25)	−41.2% (−48.8~−33.6)
	超えない	935	39								
マリ(2009)[84] [1分後アプガースコア<7]	超えた	2	98	42.9%	1.3%	66.7% (20.8~93.9)	57.4% (50.9~63.6)	1.56 (0.69~3.53)	0.58 (0.12~2.89)	2.69 (0.24~30.13)	24.1% (−29.7~77.8)
	超えない	1	132								
インド(2014)[85] [5分後アプガースコア<7]	超えた	43	53	19.2%	17.2%	50.0% (39.7~60.3)	87.2% (83.6~90.0)	3.91 (2.81~5.42)	0.57 (0.46~0.71)	6.81 (4.08~11.36)	37.2% (26.2~48.2)
	超えない	43	361								

(つづく)

■ 表3.13（つづき）

実施国（発表年）[研究が定義した有害な出産アウトカム]	警告線を超えたかどうか	有害な出産アウトカム 有	有害な出産アウトカム 無	警告線超えの割合	有害な出産アウトカムの有症率	感度 (95% CI)	特異度 (95% CI)	陽性尤度比 (95% CI)	陰性尤度比 (95% CI)	診断オッズ比 (95% CI)	J statistic (95% CI)
イラン（2006）[86] [1分後アプガースコア<7]	超えた	10	30	29.4%	9.6%	76.9% (49.7~91.8)	75.6% (67.3~82.4)	3.15 (2.05~4.85)	0.31 (0.11~0.83)	10.33 (2.67~40.0)	52.5% (28.4~76.7)
	超えない	3	93								
インド（2016）[87] [新生児仮死]	超えた	7	106	56.5%	4.5%	77.8% (45.3~93.7)	44.5% (37.6~51.6)	1.4 (0.97~2.03)	0.5 (0.15~1.71)	2.8 (0.57~13.86)	22.3% (−5.8~50.3)
	超えない	2	85								
ナイジェリア・ウガンダ（2018）[88] [死産、5分後アプガースコア<7、入院中の新生児死亡]	超えた	152	4,011	49.0%	3.0%	59.8% (53.7~65.7)	51.3% (50.2~52.4)	1.23 (1.11~1.36)	0.78 (0.67~0.91)	1.57 (1.22~2.02)	11.1% (5.0~17.3)
	超えない	102	4,224								
ナイジェリア・ウガンダ（2018）[88] [重篤な有害な出産アウトカム]a	超えた	110	4,053	49.0%	2.3%	56.7% (49.7~63.5)	51.1% (50.1~52.2)	1.16 (1.02~1.32)	0.85 (0.72~100)	1.37 (1.03~1.83)	7.8% (0.80~14.9)
	超えない	84	4,242								

95%CI：95%信頼区間，a：重篤な有害な出産アウトカムは，以下のいずれかの発症として定義された：死産，早期新生児死亡，新生児への抗けいれん薬の使用，新生児への心肺蘇生，出生5分後のアプガースコア6点未満，難産に伴う母体死亡や臓器機能不全，または子宮破裂
出典：Bonet ら，2018[74]

■表 3.14　最大規模研究の診断の精度に基づく，有害な出産アウトカムの異なる有症率ごとの診断結果の実例
　　　　　感度：56.7%（95% 信頼区間 49.7〜63.5），特異度：51.1%（95% 信頼区間 50.1〜52.2）

診断結果 （警告線超え）	有害な出産アウトカムの有症率に従ってテストされた産婦 1,000 名あたりの人数（95% 信頼区間）		
	有害な出産アウトカム 有症率　1%	有害な出産アウトカム 有症率　2.5%	有害な出産アウトカム 有症率　5%
真陽性（有害な出産アウトカムを伴うと正しく特定された産婦）	10 名中 6 名 （5〜6）	25 名中 14 名 （12〜16）	50 名中 28 名 （25〜32）
偽陰性（有害な出産アウトカムを伴わないと誤って分類された産婦）	10 名中 4 名 （4〜5）	25 名中 11 名 （9〜13）	50 名中 22 名 （18〜25）
真陰性（有害な出産アウトカムを伴わないと正しく特定された産婦）	990 名中 506 名 （496〜517）	975 名中 498 名 （488〜509）	950 名中 485 名 （476〜496）
偽陽性（有害な出産アウトカムを伴うと誤って分類された産婦）	990 名中 484 名 （473〜494）	975 名中 477 名 （466〜487）	950 名中 465 名 （454〜474）

出典：Souza ら，2018[88]

関連について，直接的なエビデンスは見つかっていません。例えば，（警告線を超えたかどうかを）診断された産婦が，その診断結果に基づいて管理されるかと，その関連性についての確実性です。

　試験的な状況を除き，産婦が分娩中に 1 cm/時の基準を超えるかどうかに応じて，適時，特定の管理プロトコルを用いるのは最適とは言えません。横断研究および質的研究からのエビデンスによれば，パルトグラムが多くの現場で不正確に適応されていること，そして，正しく使用されているときでさえ，資源（リソース）不足のため，医療者が必要な行動を開始できないという課題を示唆しています[76,77]。

価値

　分娩期ケアを受けている産婦にとって大切なことは何かを調べた質的研究のレビュー結果によれば，産婦の多くは母子の良好なアウトカムを伴う正常な出産を望んでおり，この診断法に必要とされるかもしれない内診などの不必要な医療介入を快く思っていません（確実性が高いエビデンス）[23]。ほとんどの産婦，特に初産婦は，陣痛や出産（確実性が高いエビデンス），および帝王切開などの特定の医療介入（確実性が高いエビデンス）について不安を感じています。

資源（リソース）

　1 cm/時の基準を用いることの，資源の利用や費用対効果に関する直接的なエビデンスはありませんでした。

備考

　1 cm/時の基準を用いると，有害な出産アウトカムのリスクがあると誤って特定される産婦の割合が高くなるため（高い偽陽性率），コストに大きな影響を与える可能性があります（そして費用対効果が低いかもしれません）。そのようなハイリスクと特定された産婦は，モニタリング強化や，分娩を速めるための介入（特に陣痛促進と帝王切開）の対象となり，その結果，医原性の合併症を受けるかもしれないからです。

　出産費用に関するレビューによると，高所得国においては，帝王切開のコストは 3,909〜7,354 ユーロ，経腟分娩のコストは 1,274〜5,343 ユーロでした[89]。レビューに含まれた 1 件の低所得国における研究によると，帝王切開にかかる病院のコスト（162 米ドル）は経腟分娩（40 米ドル）の 4 倍，利用者が帝王切開に支払うコスト（204 米ドル）は

経腟分娩（79米ドル）の3倍でした[90]。

偽陽性率が高いこの診断法によって，低次医療施設から高次医療施設への搬送にかかる負担が増加することで，紹介元と紹介先の両方の医療施設で相当の医療資源が必要になるでしょう。

公正性

この診断法の公正性への影響に関するエビデンスは見つかりませんでした。

備考

オキシトシンによる陣痛促進と初回帝王切開の最も一般的な適応理由は「分娩進行不全」です[71]。しかし，社会的に不利な状況にある女性が遅滞なく速やかに受けることができないという点で，不必要な陣痛促進と帝王切開は非常に不公正な介入です。

受け入れやすさ

医療従事者の分娩期ケアの見解と体験を調べた質的研究のレビューでは，パルトグラムに対するスタッフの態度に関するサブ分析を実施しました[26]。主に低・中所得国で実施されたこれらの研究によると，医療従事者はパルトグラムを分娩経過のモニタリングに有用な方法であるとおおむね同意していました（特に，搬送する場合の指標として）。しかし，パルトグラムの利点を認めてはいても，それが必ずしも実際の使用にはつながっていませんでした。

備考

上記の結果は，低・中所得国のスタッフのパル

トグラム使用に対する阻害因子と動機を調べたレビュー[77]，およびさまざまな状況におけるパルトグラムに関する最近のリアリスト・レビューの結果と一致しています[76]。

実行可能性

医療従事者の分娩期ケアの見解と体験を調べた質的なエビデンスのレビューの中で，パルトグラムに対するスタッフの態度に関するサブ分析から得られた結果によれば，資源が限られた環境では，不十分な研修，誰がパルトグラムに記録するかについての混乱，資源的制約（初期および継続的なコスト）が，実行可能性に関する懸念事項となります[26]。スタッフは十分な研修を受けていないと感じており，そのためパルトグラムの使用に自信がありませんでした。特に，分娩がかなり進んだ状態で産婦が入院した場合には，多忙な業務のせいで，一段落した後に思い出してパルトグラムの記録を完成させたり，一貫性のない記録につながったりすることが多くなりました。訴訟の可能性を軽減するためにパルトグラムを完成させなければいけないと感じるスタッフもいました。

備考

パルトグラムの使用に関するリアリスト・レビューでは，パルトグラムの入手のしにくさ，不十分な人員配置，使用に関する明確な方針の欠如，知識の不足，および不十分な研修が，特に資源が限られた環境におけるパルトグラム使用の潜在的な阻害因子となっていることを浮き彫りにしています[76]。

■表 3.15　判断のまとめ：1 cm/時の子宮口開大速度を基にした診断の精度

診断の精度	不明	多岐		とても不正確	不正確	正確	とても正確
望ましい効果が得られるかどうか	不明	多岐		些少	小さい	中程度	大きい
望ましくない効果が起こるかどうか	不明	多岐		大きい	中程度	小さい	些少
診断の精度に関する確実性	該当する研究なし			とても低い	低い	中程度	高い
診断法の効果に関するエビデンスの確実性	該当する研究なし			とても低い	低い	中程度	高い
管理の効果に関するエビデンスの確実性	該当する研究なし			とても低い	低い	中程度	高い
診断結果と管理に関するエビデンスの確実性	該当する研究なし			とても低い	低い	中程度	高い
全体的な効果の確実性	該当する研究なし			とても低い	低い	中程度	高い
価値				重大な不確実性やばらつきがある	重大な不確実性やばらつきが恐らくある	重大な不確実性やばらつきが恐らくない	重大な不確実性やばらつきがない
効果のバランス	不明	多岐		診断法の方がよくない	診断法の方が恐らくよくない	診断法の方が恐らくよい	診断法の方がよい
必要な資源（リソース）	不明	多岐	多大なコスト	中等度のコスト	コストも費用削減も無視できる程度	中等度の費用削減	相当の費用削減
必要な資源（リソース）についてのエビデンスの確実性	該当する研究なし			とても低い	低い	中程度	高い
費用対効果	不明	多岐		診断法を支持しない	診断法を恐らく支持しない	診断法を恐らく支持する	診断法を支持する
公正性	不明	多岐	低下する	恐らく低下する	恐らく変化しない	恐らく向上する	向上する
受け入れやすさ	不明	多岐		なし	恐らくなし	恐らくあり	あり
実行可能性	不明	多岐		なし	恐らくなし	恐らくあり	あり

RECOMMENDATION　推奨項目 8

推奨しない 分娩第 1 期活動期の子宮口開大速度は 1 cm/時以上という基準は，産婦によっては非現実的に速い進行であるため，正常な分娩進行の識別に用いることは推奨しない。子宮口開大速度が 1 cm/時より遅いという理由だけで，産科的介入を行うべきではない。

RECOMMENDATION　推奨項目 9

推奨しない 子宮口が 5 cm 開大するまでは，自然に分娩が加速しないことがある。したがって，胎児と母体の状態が良好であれば，子宮口開大度が 5 cm に達する前に，分娩を加速する目的で医療介入（オキシトシンによる陣痛促進や帝王切開など）を行うことは，推奨しない。

Remarks　注釈

- これらの推奨項目は，不必要な医療介入を最小限に抑えることにより，母体や周産期の児が医原性の有害なアウトカムを被ることを予防し，産婦の出産体験をよりよいものとすることを目的としています。
- エビデンスによれば，合併症のリスク因子がない産婦の子宮口開大パターンの分布は多様性が大きく，産婦の多くは分娩中のほとんどの時間が 1 cm/時より遅い進行にもかかわらず，正常な出産アウトカムの経腟分娩に至っています。
- このガイダンスでは，分娩中の産婦に照らし合わせて評価するための基準を医療従事者に示しますが，このガイダンスに沿って管理された分娩で有害なアウトカムが起こらないという意味ではありません。他の既知および未知の要素が，有害なアウトカムに影響を及ぼすことがあります。
- 分娩進行の遷延が疑われる産婦への医療介入を考える前に，合併症（例：児頭骨盤不均衡）が起きていないか，また産婦の情緒的・心理的・身体的ニーズが満たされているか，慎重に評価すべきです。

エビデンスの要約と考察

b. 正常な周産期アウトカムを持つ産婦における子宮口開大パターン（ウェブ上の EB 表 3.2.3 参照）＊2

　この項目のエビデンスは，7 件の観察研究を含む系統的レビューから導き出され，その内訳は米国（3 件），中国，日本，ナイジェリア，ウガンダ（各 1 件）でした。全ての研究は 2002〜2017 年に発表されています[53]。これらの研究は，自然に陣痛が始まり，分娩第 1 期を経て，有害な周産期アウトカムのない出産に至った「ローリスク」の 99,971 名の産婦を含み，第二次あるいは第三次医療施設で実施されました。参加者の国籍は，その研究が行われた国に対応していましたが，米国の研究では，白人，黒人，ヒスパニック系，アジア系など，さまざまな人種が混在していました。全ての研究が初産婦（43,148 名）のデータを含んでいましたが，3 件の研究には経産婦（56,823 名）のデータもありました。

　分娩のために入院した時点の観察では，初産婦の子宮口開大度の中央値は 3〜4 cm で，展退度はさまざまでした。経産婦の場合，子宮口開大度の中央値は 3.5〜5 cm であり，ほとんどの経産婦の展退度は良好でした。出産中に受けた介入として，初産婦に対するオキシトシンによる陣痛促進の割合は 0（中国の研究）〜50％（米国の 1 研究），経産婦に対しては 12〜45％（米国の 2 研究）の範囲でした。硬膜外麻酔を使用した研究のほとんどは，初産婦・経産婦共に，米国で行われたものでした。

　初産婦を対象とした 7 件の研究のうち，4 件は

訳者注＊2：https://www.who.int/publications/i/item/9789241550215 の Web annex: Evidence base を参照。

■表3.16　初産婦の子宮口1cm開大に要する時間

子宮口開大度	研究数	統合された通過時間の中央値（時間）	95パーセンタイル値（範囲，時間）	速度の中央値（cm/時）	エビデンスの確実性
2〜3cm	3	5.28	7.20〜15.00	0.19	低
3〜4cm	6	2.00	4.20〜17.70	0.50	高
4〜5cm	6	1.46	4.00〜15.70	0.68	高
5〜6cm	6	0.92	2.50〜10.70	1.09	高
6〜7cm	6	0.70	1.80〜9.30	1.43	高
7〜8cm	6	0.55	1.40〜6.80	1.82	高
8〜9cm	5	0.52	1.30〜4.40	1.92	高
9〜10cm	5	0.49	1.00〜2.60	2.04	高

バイアスのリスクが低く，2件が中程度，1件が高いと見なされました。経産婦を対象とした3件の研究は全て，バイアスのリスクが低いと評価されました。6件の研究では中央値と，5パーセンタイル値および/または95パーセンタイル値に関するデータが報告され，他の研究では平均および標準偏差に関するデータが報告されました。

結果

初産婦の子宮口1cm開大に要する時間［ウェブ上のEB表3.2.3（ⅰ）］：初産婦が子宮口開大度2cmから全開大に至るまでに要した時間を，6つの研究を統合した中央値で示しました（表3.16）。同時に，統合されたそれぞれの中央値の95パーセンタイル値の範囲も示しています。このエビデンスによれば，子宮口が2cmから3cmまで開大するのに要した時間の中央値は5.28時間であり，3cmから4cmは2.00時間，そして4cmから5cmは1.46時間だったことを示しています。その後，あるレベルから次のレベルへ子宮口が開大するのにかかる時間は，9cmから10cmへの0.5時間という速さに至るまで，急速に短くなりました。しかし，これらの研究の95パーセンタイル値の分布の範囲を見ると，産婦によっては分娩第1期を通して全体にゆっくり進行し，それでもなお子宮口全開大に至ったことが示唆されました。報告された通過時間の95パーセンタイル値について個々

の研究を見てみると，産婦によっては子宮口が2cmから3cmへ開大するのに7時間かかったり，3cmから4cmに4時間，4cmから5cmに4時間，そして9cmから10cmに1時間以上かかることも珍しくなかったこともわかりました。子宮口が2cmから3cmへ開大するときを除き，これらの所要時間に関するエビデンスの確実性は，全ての場合において高いと評価されました。

子宮口1cm開大にかかった時間を平均値（中央値ではなく）で報告した1件の研究でも，中央値を報告した研究と同様のパターンが示されました。
初産婦の1cmごとの子宮口開大速度（傾斜）：上記の統合された中央値によれば，子宮口が5cmになるまでは開大速度は1cm/時未満であり，5cm開大時点の開大速度は1.09cm/時でした。開大速度がより急速になり始めるのは5cmから6cmの頃でしたが，速度が2倍になったのは6cm開大してからのみでした。これらの研究における95パーセンタイル値の範囲の最低値を見ると，子宮口が9cm開大に至るまで開大速度が1cm/時未満だった産婦が常に存在しました。これらのデータにより，分娩過程の大半の時間で子宮口開大速度が1cm/時未満であっても子宮口全開大に至ることは珍しくない，ということがわかりました。子宮口2cmから3cmへの開大速度のエビデンスの確実性は低いものでしたが，それ以外のエビデンスの確実性は全体的に高いと評価されました。

■表 3.17　経産婦の子宮口 1 cm 開大に要する時間

子宮口開大度	研究数	統合された通過時間の中央値（時間）	95 パーセンタイル値（範囲，時間）	速度の中央値（cm/時）	エビデンスの確実性
3～4 cm	1	2.38	14.18～17.85	0.42	低
4～5 cm	3	1.17	3.30～8.05	0.85	高
5～6 cm	3	0.67	1.60～6.24	1.49	高
6～7 cm	3	0.44	1.20～3.67	2.27	高
7～8 cm	3	0.35	0.70～2.69	2.86	高
8～9 cm	2	0.28	0.60～1.00	3.57	高
9～10 cm	2	0.27	0.50～0.90	3.70	高

　あるレベルから次のレベルへ，子宮口が 1 cm 開大するのにかかった時間を平均値で報告した唯一の研究は，中央値を報告した研究結果と類似していました。

経産婦の子宮口 1 cm 開大に要する時間（所要時間）（1 経産以上）[ウェブ上の EB 表 3.2.3(ii)]：経産婦が子宮口開大度 3 cm から全開大に至るまでに要した時間を，3 件の研究から統合された中央値で示しています（表 3.17）。このエビデンスによれば，子宮口が 3 cm から 4 cm に開大するのに要した時間の中央値は 2.38 時間，4 cm から 5 cm へは 1.17 時間であり，その後，子宮口が 10 cm まで開大するにつれ，開大にかかる時間の間隔は急速に短くなっていくことが示唆されました。95 パーセンタイル値の分布範囲を見ると，初産婦と同様，産婦によっては分娩第 1 期を通して全体にかなりゆっくりと進行し，それでもなお子宮口全開大に至ることがわかります。報告された通過時間の 95 パーセンタイル値について個々の研究を見てみると，産婦によっては子宮口が 3 cm から 4 cm へ開大するのに 14 時間もかかったり，4 cm から 5 cm に 3 時間，そして子宮口が 8 cm 開大に至るまでずっと開大速度が 1 cm/時未満だったことも珍しくなかったこともわかりました。子宮口 3 cm から 4 cm への開大にかかる時間を除き，これらの通過時間に関するエビデンスの確実性は，全ての場合において高いと評価されました。

経産婦（1 経産以上）の 1 cm ごとの子宮口開大速度

（傾斜）：既述の統合された中央値によれば，子宮口が 5 cm 開大するまでの開大速度は 1 cm/時未満であり，5 cm 時点の開大速度は 1.49 cm/時でした。子宮口 4 cm から 5 cm までと比べると，その後の速度は急激に高まり，5 cm から 6 cm でほぼ 2 倍に，その後 10 cm に向け，開大するにつれ加速度も強まりました。これらの研究における 95 パーセンタイル値の範囲の最低値を見ると，子宮口が 7 cm 開大に至るまで開大速度が 1 cm/時未満だった産婦が常に存在しました。子宮口 3 cm から 4 cm への開大速度のエビデンスの確実性は低いと評価されましたが，それ以外はエビデンスの確実性は全体的に高く評価されました。

備考

　レビューの結果に基づき，分娩が加速し始める変化点（「活動期」の開始に相当する）は，初産婦および経産婦の双方で 5 cm であると思われます。子宮口開大速度が最速になったのは，初産婦および経産婦共に 7～10 cm の間でしたが，経産婦の開大速度の方がより急激に加速しました（より急な傾斜）。変化点より前の子宮口開大パターンは，初産婦と経産婦共に非常に多様で，個別性があるように見えます。分娩進行は直線形ではなく曲線形を示し，従来の活動期の開始時（例：子宮口開大度 4 cm）には進行はよりゆっくりで，分娩第 1 期が進んだ段階でより速くなります。

■表3.18　ゆっくりだが正常な子宮口開大パターンの適応を推進するための主な資源要件

資源（リソース）	内容
研修	■ 医療者を対象とした実践的な研修
消耗品	■ 医療者向け，および卒前教育用の研修マニュアルや臨床プロトコルの改訂版 ■「正常」な出産とは何か，いつ受診すべきかについて，女性を教育するための教材 ■ 改訂版パルトグラム用紙
設備	■ より長い分娩時間の産婦を支援するための分娩病棟の十分なベッド数
指導とモニタリング	■ ゆっくりした子宮口開大パターンの適応に関連する，定期的な監査や関連アウトカム評価を伴う，継続的な指導とモニタリング

価値

　分娩期ケアを受けている産婦にとって大切なことは何かを調べた質的研究のレビュー結果によれば，産婦の多くは母子の良好なアウトカムを伴う正常な出産を望みながらも，時に医療介入が必要かもしれないと認識しています[23]。産婦は，状況によっては，分娩時間を短くするための医療介入を歓迎しますが（確実性が低いエビデンス），ほとんどの産婦，特に初産婦は，出産（確実性が高いエビデンス）や医療介入について不安を感じています。

備考

　他の複数の研究が示すエビデンスによると，医療者に比べると産婦は，定義どおりに時間枠で示されるような分娩各期をあまり意識しない傾向にあります[54]。そして，本人が感じている痛みの程度，その場の環境やサポートを本人がどのように感じているかなどのさまざまな要因の相互作用の方が，産婦の対処能力に大きな影響を与えていることがエビデンスによって示唆されています[55]。

資源（リソース）

　資源要件に関するエビデンスは見つかりませんでした。

備考

　分娩第1期を管理するための基準として，ゆっくりだが正常な子宮口開大パターンを採用すると，分娩を加速するための介入（例：帝王切開，オキシトシンによる陣痛促進）や，その介入に付随する介入（例：分娩監視装置の継続的な使用，鎮痛薬や抗生物質の投与）を減らす可能性があるため，費用対効果が高いかもしれません。

　医師が全ての産婦の分娩介助を行うような特定の中・高所得国では，ゆっくりだが正常な子宮口開大パターンを分娩管理に採用すれば，医療資源の使用は増大するでしょう。

　ゆっくりだが正常に進む分娩を推進すれば，産婦はより長時間分娩病棟に滞在することになり，経腟分娩のベッド代の増加につながるでしょう。WHO-CHOICE[70]の推定費用例が示すように，1日あたりのベッド代は国や地域によって大きく異なります。分娩時間延長によるベッド代の増大は，ベッド代が出産サービスコストの大部分を占める高所得国と比べると，低・中所得国の方が医療費への影響は少ないかもしれません。一方，ゆっくりだが正常な子宮口開大パターンを推進すれば，オキシトシンによる陣痛促進や，帝王切開が少なくなるため，産後の入院期間が短くなり，全体的なベッド代と医療資源の使用は減少する可能性があります。

公正性

　公正性への影響に関するエビデンスは見つかりませんでした。

備考

　オキシトシンによる陣痛促進と帝王切開の最も

一般的な適応理由は「分娩進行不全」です。これは子宮口開大度4cmから始まるとされる従来の分娩第1期活動期では，正常な分娩進行は，子宮口が少なくとも1cm/時の速さで開大するという考えに基づいています[71]。しかし不必要な陣痛促進と帝王切開は，社会的に不利な状況にある女性に，必要な場合にでさえ，速やかに実施できないであろうという点で，非常に不公正な介入です。全ての産婦の分娩管理にゆっくりだが正常な子宮口開大パターンを適応することは，分娩時の過度な医療化に関連した不公正を是正する可能性があります。

受け入れやすさ

分娩期ケアを受けている産婦にとって，大切なことは何かを調べた質的研究のレビュー結果によると，多くの産婦は短時間での出産を望んでいるようです（確実性が低いエビデンス）[23]。しかし，出産後に尋ねた研究では，標準的な時間制限の有無にかかわらず，1人ひとりの産婦に合わせてその産婦の最適な分娩所要時間が設定され，その中で本人が「流れに乗る」ことができた場合には，女性はポジティブな出産体験だったと報告する傾向がより強くなります（確実性が中程度のエビデンス）。

備考

女性は非常に短い分娩と非常に長い分娩の両方を，否定的に報告する傾向が強いと示唆するエビデンスがあります[26,72,73,91]。

実行可能性

分娩期ケア提供に関する医療者の見解と体験を調べた質的研究のエビデンスのレビューによると，スタッフ不足や組織的な時間のプレッシャーがある場合には，医療者が分娩時間の延長に対応する能力が制限されるかもしれません（確実性が高いエビデンス）[26]。現場のしきたりや非公式な決まりごとがある場合も，医療スタッフが個別的なケアを提供するには限界があるかもしれません[26]。

備考

パルトグラムの使用に関するリアリスト・レビューでは，資材（パルトグラム）の入手しにくさ，不十分な人員配置，使用に関する明確な方針の欠如，知識の不足，および不十分な研修が，特に資源が限られた環境におけるパルトグラム使用の潜在的な阻害因子となっていることを浮き彫りにしています[76]。

■表3.19　判断のまとめ：ゆっくりだが正常な子宮口開大パターンの分娩管理への適応

望ましい効果が得られるかどうか	不明	多岐		些少	小さい	中程度 ○	大きい
望ましくない効果が起こるかどうか	不明	多岐		大きい	中程度	小さい ○	些少
エビデンスの確実性	該当する研究なし			とても低い	低い	中程度 ○	高い
価値				重大な不確実性やばらつきがある	重大な不確実性やばらつきが恐らくある	重大な不確実性やばらつきが恐らくない	重大な不確実性やばらつきがない
効果のバランス	不明	多岐	代替オプションの方がよい	代替オプションの方が恐らくよい	ゆっくりだが正常な開大も代替オプションもどちらも変わらない	ゆっくりだが正常な開大の方が恐らくよい ○	ゆっくりだが正常な開大の方がよい
必要な資源（リソース）	不明	多岐 ○	多大なコスト	中等度のコスト	コストも費用削減も無視できる程度	中等度の費用削減	相当の費用削減
必要な資源（リソース）についてのエビデンスの確実性	該当する研究なし			とても低い ○	低い	中程度	高い
費用対効果	不明	多岐	代替オプションの方が優れている ○	代替オプションの方が恐らく優れている	ゆっくりだが正常な開大も代替オプションもどちらも変わらない	ゆっくりだが正常な開大の方が恐らく優れている	ゆっくりだが正常な開大の方が優れている
公正性	不明	多岐	低下する	恐らく低下する	恐らく変化しない	恐らく向上する ○	向上する
受け入れやすさ	不明	多岐		なし	恐らくなし	恐らくあり ○	あり
実行可能性	不明	多岐 ○		なし	恐らくなし	恐らくあり	あり

3.2.4 出産のための入院基準

RECOMMENDATION 推奨項目 10
自然に陣痛が始まった健康な産婦の分娩病棟への入院を，分娩第1期活動期に至るまで遅らせるという方針は，厳密な研究的状況下でのみ推奨する*1。

Remarks 注釈

- さらに研究が進んでエビデンスが出てくるまでは，分娩活動期になるまで自宅で待つことを産婦本人が望まない限り，医療施設に来た産婦はたとえ分娩の早期であっても入院させ，適切に支援すべきです。

- 分娩第1期潜伏期に分娩病棟に入院した産婦については，母子のウェルビーイングが良好である場合は，陣痛を促進するための医療介入は避けるべきです。

- ガイドライン作成グループは，この推奨項目を「研究的状況下」でのみ推奨としました。なぜなら，限られたエビデンスを提供した研究は，分娩第1期活動期の開始を本ガイドラインで推奨する子宮口開大度5cm以上ではなく，4cm以下と定義していたことが懸念されたためです。ガイドライン作成グループは，この項目について優先的に研究するべきだと考えています。

- この推奨項目は分娩病棟（出産する場所）への入院を遅らせることに言及しているのであり，分娩の早期にある産婦が分娩活動期を待つための産科待合室への入室や，医療施設への入院自体を遅らせることを指しているのではありません。さらに，分娩病棟への入院を遅らせるというのは，医療者との最初の接触時期を遅らせることではなく，入院時のアセスメントのタイミングを遅らせるという意味でもありません。既存の合併症の見逃しや新たな合併症の進行がないことを確認するため，医療従事者は必ず，産婦が病院に来た時点で，母子を総合的にアセスメントしなければなりません。

- 分娩病棟への入院を遅らせる方針を既に適応している施設では，分娩第1期活動期の開始時期の新たな定義を参照し，研究的状況下に限定されたこの推奨項目をどのように実施するか検討すべきです。

- 分娩病棟への入院待機中の全ての産婦に対し，適宜，母子のウェルビーイングを評価するための所定の観察を行うべきです。

- 女性のニーズと好みに応じて，バースプランを個別的に立てる必要があります。

- 分娩第1期にある産婦と付き添い者には，産婦が歩き回れるようなスペースがあって，清潔で整備されたトイレに行きやすく，食べ物や飲み水を利用しやすい待合室を用意すべきです。

- 分娩の早期の産婦のニーズを満たすためには，分娩病棟への入院を遅らせる方針の代わりに，院内助産所(on-site midwife-led birthing units：OMBUs)や併設助産院(alongside midwifery units：AMUs)のような施設再編戦略を考慮してもよいかもしれません。

 厳密な研究的状況下でのみ推奨

エビデンスの要約と考察

介入の効果（ウェブ上のEB表3.2.4参照）*2

この推奨項目の効果に関するエビデンスは，リスク因子のない分娩の早期にある産婦を対象としたコクラン系統的レビューから得られました[92]。カナダでの初産婦209名を対象とした研究1件のみが，この問いに直接関連していたため，その研究から得られたエビデンスについて以下に説明し

訳者注*1：この方針に関しては，さらなる研究が必要である。

ます[93]。この研究では，女性が分娩の活動期(本研究では，規則的で痛みを伴う子宮収縮があり，子宮口が 3 cm 以上開大していることと定義)ではないことを確認した上で，介入群の産婦にはサポート，励まし，アドバイスを提供しつつ，陣痛がもっと強くなるまで病院の外で歩き回るか帰宅するよう，いつ病院に戻ってくるかの説明と共に伝えました。介入群の産婦で活動期に入っているかどうかがあいまいだった場合には，数時間後にもう一度評価するまで産婦と付き添い者に肘掛け椅子や雑誌のある産科の待合室で過ごしてもらいました。この介入群を，初期評価後に分娩病棟に直接入院させた対照群の産婦と比較しました。

分娩病棟への入院を遅らせた場合と直接入院させた場合の比較

母親のアウトカム

分娩様式：分娩病棟への入院を遅らせるか直接入院させるかの違いによる，帝王切開や器械分娩に及ぼす影響に関するエビデンスの確実性は，研究のサンプル数もイベント数も少ないため，非常に低いです。

分娩所要時間：確実性が低いエビデンスによると，入院を遅らせた群の方が入院時から分娩までの所要時間が短いかもしれません［1 件の研究，209 名の産婦，平均差 −5.20 時間(短縮)，95％信頼区間 −7.06 〜 −3.34 時間の短縮］。

産痛緩和法の利用：確実性が低いエビデンスによれば，入院を遅らせる方針で硬膜外麻酔の使用が減少するかもしれません(1 件の研究，209 名の産婦，相対リスク 0.87，95％信頼区間 0.78〜0.98)。この研究では，対照群の硬膜外麻酔使用率は約 90％でしたが，入院を遅らせた群では硬膜外麻酔使用の絶対差が 1,000 名あたり 118 名(18〜199 名)の減少と推定されました。

陣痛促進：確実性が低いエビデンスによると，入院を遅らせることで，直接入院させる場合と比較してオキシトシンによる陣痛促進が減少するかも

しれません(1 件の研究，209 名の産婦，相対リスク 0.57，95％信頼区間 0.37〜0.86)。この研究では，対照群のオキシトシンによる陣痛促進は 40％でしたが，入院を遅らせた群ではオキシトシンによる陣痛促進の絶対差が 1,000 名あたり 174 名(57〜271 名)の減少と推定されました。

出産体験：確実性が低いエビデンスによると，直接入院させるよりも入院を遅らせる方針の方が満足度のスコアが高くなるかもしれません(1 件の研究，201 名の産婦，平均差 16 ポイント上昇，95％信頼区間 7.53〜24.47 上昇)。

胎児・新生児のアウトカム

周産期の低酸素・虚血：出生 5 分後のアプガースコア 7 点未満についてのエビデンスの確実性は，主に研究のサンプル数が少なく，イベント数も少ないため，非常に低いです。

施設到着前の出生：この小規模な研究では本イベントが発生しなかったため，エビデンスは非常に不確実です。

周産期死亡：報告なし。

　この研究では，他の周産期アウトカムは報告されませんでした。

備考

　この研究[93]では他の関連するアウトカムについても報告されましたが，このコクラン系統的レビュー[92]の報告には含まれませんでした。

分娩第 2 期の所要時間：直接入院した群よりも，入院を遅らせた群の方が，所要時間が短縮しました(76.8 分 vs. 95 分；p=0.045)。

人工破膜：人工破膜は両群で同様の頻度で行われました(105 名あたり 49 名 vs. 104 名あたり 56 名，p = 0.368)。

　コクラン系統的レビューに示されたような，分娩病棟への入院を遅らせることで得られる効果は，健康な妊産婦に対する分娩期ケアの保健システムモデルによります。一次医療施設［診療所や院内助産所(OMBUs)］で合併症のない分娩をし

訳者注＊2：https://www.who.int/publications/i/item/9789241550215 の Web annex: Evidence base を参照。

ているような国々では，病院よりも医療化されていない分娩期ケアが提供される傾向にあるため[94]，これらの効果は当てはまらないかもしれません。

サンプル数が 120〜6,121 名からなる数件の観察研究では，入院時の子宮口開大度と，その後に行われた帝王切開や陣痛促進などの医療介入の関係が評価されました[95-99]。それらの研究結果は一貫しており，分娩第 1 期潜伏期に入院した女性は帝王切開に至る可能性がより高いことが報告されています［潜伏期 14.2% vs. 活動期 6.2%（6,121 名）[96]，潜伏期 18% vs. 活動期 4%（1,202 名）[97]，潜伏期 34.8% vs. 活動期 18.6%（354 名）[98]，潜伏期 15.8% vs. 活動期 6.9%（216 名）[95]，潜伏期 10.3% vs. 活動期 4.2%（3,220 名）[99]］。また，これらの観察研究では，分娩の早期に分娩病棟に入院した産婦の方が，陣痛の活動期に入院した産婦よりも，オキシトシンによる陣痛促進率や，他のさまざまな医療介入（例：頭皮からの胎児血 pH 測定，胎児の頭皮電極による胎児心拍数のモニタリング，人工破膜，硬膜外麻酔）の実施率が，一貫して高いことも示されました。

このコクラン系統的レビューでは，分娩の早期の産婦に対して「在宅で評価と支援を行う方法」と，電話でのトリアージ（産婦と医療従事者が電話で入院の必要性を決定する方法）の比較も行われました[92]。この比較には英国とカナダで実施された 3 件の研究（6,096 名）から得られた評価データが用いられました。在宅評価群の女性は，自宅で，助産師あるいは他の訓練を受けた医療従事者から，産痛緩和法や病院に行く時期についてのアドバイスや支援を受けました。電話でのトリアージ群の女性は，看護師やその他の医療従事者との電話での会話をもとに，自分で病院に行く判断をしました。このレビューで得られたエビデンスによると（エビデンスの確実性は全体的に低いものですが），これらの介入が帝王切開，器械分娩，オキシトシンによる陣痛促進，硬膜外麻酔，重度の母体の健康障害，出生 5 分後のアプガースコア 7 点未満や周産期死亡などの出産アウトカムに及ぼす影響は，些少か皆無と示唆されています。ただ

し，確実性が低いエビデンスによれば，母親の満足度は在宅評価群の方が高いかもしれません。

価値

分娩期ケアを受けている産婦にとって大切なことは何かを調べた質的研究のレビュー結果によると，ほとんどの産婦が，特に初産婦は，出産や特定の介入に不安を感じています（確実性が高いエビデンス）[23]。

このレビューではまた，ほとんどの産婦が正常な出産を望みながらも，健康な児の出生のためには医療介入が時には必要であると理解していることも示されました（確実性が高いエビデンス）。さらに，状況によっては，産婦は出産を速めたり痛みを緩和するような介入を喜んで受け入れるかもしれません（確実性が低いエビデンス）。

備考

上記を考えると，出産に対して不安を感じている産婦は，入院を遅らせることで分娩病棟での滞在時間を短縮するという効果に価値を感じないかもしれず，特に，陣痛が本格的にならないうちは自宅に戻らせる方針が代案である場合には，直接入院する方を好むかもしれません。一方で，入院を遅らせることで硬膜外麻酔の使用率や陣痛促進剤の使用率が低下することを歓迎する産婦もいるかもしれないと考えられます。

他の複数の研究が示すエビデンスによると，医療者に比べると産婦は，定義どおりに時間枠で示されるような分娩各期をあまり意識しない傾向にあります[54]。そして，本人が感じている痛みの程度，その場の環境やサポートを本人がどのように感じているかなどのさまざまな要因の相互作用の方が，産婦の対処能力に大きな影響を与えていることがエビデンスによって示されています[55]。

資源（リソース）

米国で 2015 年に行われた費用対効果分析によると，分娩第 1 期潜伏期に入院する場合と比較して，入院を遅らせることで，高所得国である米国では年間 6 億 9400 万米ドルのコストを節約でき

■表 3.20　分娩第 1 期活動期になるまで分娩病棟への入院を遅らせるための主な資源要件

資源(リソース)	内容
スタッフ	■「入院待ち」用の待合室に 1 名以上のスタッフを配置することによる，既存スタッフの再編成
研修	■ 入院を遅らせるための必要な支援提供を目指し，組織内での新プロトコル実施を目的とした現任教育の実施
消耗品	■ 内診(手袋)が減り，陣痛促進剤(オキシトシン，点滴セット，静脈輸液)の使用が減るため，入院を遅らせる方針の場合には，直接入院させるよりも必要物品は減少
機器	■ 待合室で産婦が快適に過ごすための肘掛け椅子やその他の資源(ラジオ，音楽，テレビ，雑誌など) ■ 血圧計などの医療機器は同様で可
設備	■ 産婦と付き添い者のための，歩き回れるスペースのある，清潔で快適な待合室 ■ トイレや飲料水への容易なアクセス
指導と モニタリング	■ 医学的な指導が受けやすいこと ■ 分娩病棟に到着する前に出生した児，およびその他の重要なアウトカムについての監査とレビュー

る可能性があります[100]。これらの知見は，活動期になるまで入院を遅らせる方針によって，硬膜外麻酔 672,000 件，帝王切開 67,232 件，妊産婦死亡 9.6 件の減少を見込んだモデルに基づいています。

備考

　低・中所得国については，分娩病棟への入院を遅らせる場合と，直接入院させる場合とを比較した費用対効果に関するエビデンスはありません。費用対効果は，分娩期ケアの保健システムモデルに影響を受けます。低・中所得国では，病院出産モデルよりも費用対効果が高い一次医療モデルが一般的です[94]。一次医療モデルで行われる分娩期ケアは，病院モデルよりも医療化されていない傾向があります(例：硬膜外麻酔を使用しないなど)。

　分娩の早期の産婦を活動期になるまで自宅に戻らせる場合，入院を遅らせる方針は，あらゆる状況の産婦にとって交通費の増加につながる可能性があります。

公正性

　入院を遅らせることが公正性に与える影響についてのエビデンスは見つかりませんでした。

備考

　高所得国および社会的により有利な立場にある産婦においては，帝王切開やオキシトシンによる陣痛促進など，分娩を速めるための不要な産科介入が非常に一般的になっています。そのため，米国の費用対効果分析で示されたように，入院を遅らせることで，これらの不要かつコストのかかる介入を減らすとすれば，公正性が是正されるかもしれないと考えられます[100]。

　低・中所得国では，社会的に不利な立場にある産婦は，交通条件や経済的な理由のために医療施設に来るのが遅れたり，病院到着前に出産したり，計画外の自宅出産になってしまうことがよくあります[101-104]。したがってこれらの環境では，入院を遅らせることによって公正性を悪化させるかもしれません。

　あらゆる環境において，社会的に不利な立場にある産婦にとって，医療施設までの交通費は大きな懸念事項となっています[102,105,106]。活動期になるまで自宅に戻って待たなければいけない場合，この介入[*3]にまつわる公正性を確保するためには，社会的に不利な立場にある産婦に交通費を提供する必要があるでしょう。

訳者注＊3：分娩病棟への入院を遅らせる方針。

受け入れやすさ

　産婦が分娩期ケアをどのように体験しているかを調べた質的研究のレビューでは，産婦から見た入院に関する実態についてサブ分析が行われました[26]。高所得国のみからの調査結果ですが，産婦は，できるだけ長く自宅で過ごすというメッセージを認識し，一般的に受け入れているようでした。しかし早期の陣痛が予想よりも強かったという体験が多く（特に初産婦の場合），現状確認や安心感を求めて医療従事者に電話や訪問のいずれかで速やかに連絡を取っていました（確実性が高いエビデンス）。産婦は，自身の安全のために医療支援が大事であると信じ込まされてきた中で，自宅で過ごすことを最善策として受け入れるのは難しいと感じていました（確実性が高いエビデンス）。女性は病院を安全な場所と見なす傾向があり，「活動期」でない場合には自宅に戻されるかもしれないことを強く意識しています。「タイミングよく」受診しなければならないというプレッシャーは産婦のストレスを増やし，不安感や心細さをあおる可能性があります（確実性が高いエビデンス）。病院または出産施設に行くという決断は通常，臨床的な診断に基づくのではなく，産婦の具体的な分娩体験（たいていは痛みの強さに関連）によって決まります。もし診察の結果，自宅に戻るように指示されれば，落胆や失望をしたり，挫折感や恥ずかしさを覚えたりする可能性があります。

　入院に関する医療者側の体験の実態を調べた同様のサブ分析によれば，医療従事者は，女性がわかりやすさと安心感を求めているというニーズを認識しており，電話あるいは対面で，女性を中心に置いたアプローチを維持しようと試みていることを示唆しています（確実性が中程度のエビデンス）。しかし，組織的なプレッシャーや時間的制約のために，分娩病棟への入院を判断するゲートキーパーの役割を医療者が果たしており，その結果，分娩病棟の入院基準が一貫しなくなる可能性があります（確実性が中程度のエビデンス）。

備考

　上記のエビデンスは全て高所得国で行われた研究から得られたものです。低・中所得国で行われたいくつかの研究によると，これらの国々の女性の方が，陣痛が確立した状態で医療施設に到着する傾向が強いことが示唆されています[107]。

実行可能性

　産婦が分娩期ケアをどのように体験しているかを調べた質的研究のレビューでは，女性から見た入院に関する実態についてサブ分析が行われました[26]。高所得国のみからの調査結果ですが，「自宅で過ごしなさい」というメッセージは一般的によく認識されていました。しかし安全性と安心感を得たいという理由から，多くの女性は，臨床的評価にかかわらず陣痛が具体的に始まると，分娩病棟内あるいはその近くにいることを好むようでした（確実性が高いエビデンス）。医療従事者から帰宅するように指示された場合には，どんな徴候や症状が今後予想されるか，いつ病棟に戻って来るべきかについて，明確なアドバイスと指示が欲しいと思っていました（確実性が高いエビデンス）。

　入院実態に関する医療者の体験を調べた同様のサブ分析によれば，医療スタッフは，ベッドコントロールやスタッフの手配に関連する組織的なプレッシャーに柔軟に対応できるという理由で，分娩病棟への入院を遅らせる方針を支持しやすい傾向があります（確実性が中程度のエビデンス）。しかしこの方針が採用された場合，医療従事者は自らが実践したいと思う（そして女性も価値を感じる）女性中心のケアの提供に苦労するかもしれないとの結果も出ています（確実性が中程度のエビデンス）。

備考

　上記のエビデンスは全て高所得国で行われた研究から得られたものです。

■表 3.21 判断のまとめ：分娩病棟への入院を遅らせた場合と直接入院させた場合との比較

望ましい効果が得られるかどうか	不明	多岐		些少	小さい	中程度 ○	大きい
望ましくない効果が起こるかどうか	不明 ○	多岐		大きい	中程度	小さい	些少
エビデンスの確実性	該当する研究なし			とても低い ○	低い	中程度	高い
価値				重大な不確実性やばらつきがある	重大な不確実性やばらつきが恐らくある	重大な不確実性やばらつきが恐らくない	重大な不確実性やばらつきがない
効果のバランス	不明	多岐	直接入院させた方がよい	直接入院させた方が恐らくよい	直接入院させた場合も入院を遅らせた場合もどちらも変わらない	入院を遅らせた方が恐らくよい ○	入院を遅らせた方がよい
必要な資源（リソース）	不明	多岐	多大なコスト	中等度のコスト	コストも費用削減も無視できる程度	中等度の費用削減 ○	相当の費用削減
必要な資源（リソース）についてのエビデンスの確実性	該当する研究なし			とても低い	低い ○	中程度	高い
費用対効果	不明	多岐	直接入院させた方が優れている	直接入院させた方が恐らく優れている	直接入院させた場合も入院を遅らせた場合もどちらも変わらない	入院を遅らせた方が恐らく優れている	入院を遅らせた方が優れている
公正性	不明	多岐 ○	低下する	恐らく低下する	恐らく変化しない	恐らく向上する	向上する
受け入れやすさ	不明	多岐 ○		なし	恐らくなし	恐らくあり	あり
実行可能性	不明	多岐 ○		なし	恐らくなし	恐らくあり	あり

3.2.5　入院時の骨盤計測

RECOMMENDATION 推奨項目 11

 健康な産婦に対する，入院時の慣例的な骨盤計測は推奨しない。

Remarks 注釈

- X線骨盤計測についての研究から得られた間接的なエビデンスによると，健康な産婦に対して入院時に慣例的な骨盤計測を行うと，出産アウトカムへの明らかに有益な効果がないまま，帝王切開を増加させるかもしれません。
- ここでいう骨盤計測とは，母体の骨盤(入口部，骨盤中央部，出口部)の形状と大きさが経腟分娩に適しているかどうかを内診により評価するものを指します。入院時の子宮頸部の状態，羊水，児の下降度や向きを評価する通常の内診とは異なるものです。
- 骨盤計測は，農村部や遠隔地に住む女性の児頭骨盤不均衡のハイリスクを選別(トリアージ)する際には役立つかもしれません。ただし現状では，それによりアウトカムが改善されるというエビデンスはありません。
- 健康な妊産婦に対して，陣痛があって入院するときに骨盤計測が慣例的に行われているような環境では，医療者は，この慣例を裏付けるエビデンスは不十分であることを認識すべきです。
- 産科の医療者は，陣痛があり来院した妊産婦全員に対して，推奨される臨床実践に基づく医学的評価を行うべきです。これには，本人の同意を得た上で内診を実施し，分娩の状態(陣痛が発来しているか，どのくらい進行しているか)を評価することを含みます。

エビデンスの要約と考察

介入の効果(ウェブ上の EB 表 3.2.5 参照)*1

　このエビデンスは5件の無作為化比較試験を含むコクラン系統的レビュー[108]から得ました。骨盤計測を評価した研究は見つからなかったため，この推奨項目は，X線骨盤計測が出産アウトカムにもたらす効果についての間接的なエビデンスの情報に基づいています。レビューに含まれた研究のうち3件は，南アフリカ，スペイン，米国で実施され，研究参加者は単胎妊娠で正期産に至った769名の産婦でした。3件のうち1件は1962年に報告された研究で，研究参加者は305名の産婦でした。他の2件は，陣痛誘発あるいは陣痛促進を受けた初産婦464名が参加しました。3件の研究は全てにおいて，骨盤計測を行わなかった群と，放射線(具体的にはX線)による骨盤計測を行った群を比較し評価しました。レビューに含まれた5件のうち残りの2件の研究は，帝王切開の既往のある産婦を対象に行われたものだったため，その研究結果はこのガイドラインに含みませんでした。

骨盤計測を行った場合と行わなかった場合の比較

　データはX線骨盤計測の研究から得られたもので間接的なエビデンスにとどまるため，エビデンスの確実性のレベルはランクを下げました。

母親のアウトカム

分娩様式：確実性が低いエビデンスによれば，骨盤計測なしの場合よりも骨盤計測ありの方が，帝王切開率が高くなるかもしれません(3件の試験，769名の産婦，相対リスク1.34，95%信頼区間

訳者注＊1：https://www.who.int/publications/i/item/9789241550215 の Web annex: Evidence base を参照。

■表 3.22　骨盤計測の主な資源要件

資源(リソース)	内容
研修	■ 骨盤計測の実施方法に関する実践的な研修
消耗品	■ 通常の内診に必要な物品
設備	■ なし
スタッフの時間	■ 産婦に説明し，同意を得て処置を実施するためにかかる時間
指導とモニタリング	■ 定期的なケアの質の監査の一部として，分娩病棟・診療所・施設が主導するモニタリング

1.19～1.52)。骨盤計測による帝王切開の絶対効果は 1,000 名あたり 73 名(6～157 名)の増加かもしれません。

母体の健康障害：レビューに含まれた 3 件の研究から，母体の健康障害についてのエビデンスは得られませんでした。

分娩時間：この結果はレビューでは報告されていませんでした。

出産体験：母親の満足度やその他の骨盤計測の経験的側面はレビューでは評価されませんでした。

胎児・新生児のアウトカム

周産期の低酸素・虚血：骨盤計測の「周産期仮死」への効果については，得られた研究が 1 件で発生数もわずかだったこと，研究デザインに制約があり間接的であったことから，エビデンスの確実性は非常に低いものでした。その他の胎児・新生児の健康障害(出生 5 分後のアプガースコアが 7 点未満)については関連する研究では報告されませんでした。

周産期死亡：得られた研究に発生数がほとんどなく，また研究に制約があり間接的であったことから，このアウトカムについてのエビデンスの確実性は非常に低いです。

備考

骨盤計測には，内診による骨盤内腔の計測が必要ですが，これは，特に陣痛の最中である場合，産婦にとって非常に不快であるかもしれません[108]。しかし，このレビューでは，この検査の手技に関連した産婦の体験については評価しませんでした。

他に有益なアウトカムがあるというエビデンスがないのに帝王切開率が上昇するのは，帝王切開術に伴う合併症や医療費増加の可能性に鑑みると，望ましいことではありません。

骨盤計測の診断精度は不確実です。しかしながら，資源が限られていて帝王切開へのアクセスがよくない地域の初産婦において，児頭骨盤不均衡を予測してより高次の医療施設に迅速に搬送する必要性を判断する際に，骨盤計測は役立つかもしれないという知見を示す観察研究もいくつかあります[109,110]。

価値

分娩期ケアを受けている産婦にとって大切なことは何かを調べた質的研究のレビュー結果によれば，産婦の多くは母子の良好なアウトカムを伴う正常な出産を望みながらも，時に医療介入が必要かもしれないと認識しています[23]。ほとんどの女性，特に初産婦は，出産(確実性が高いエビデンス)や特定の介入に不安を感じています。産婦は，介入を受ける場合には，本人のニーズを敏感に察知してくれて技術的に有能な医療者によって，関連情報が提供されることを望んでいます(確実性が高いエビデンス)。

備考

上記のレビュー結果を踏まえると，骨盤計測が出産アウトカムを改善しないのに帝王切開になる可能性を増加させるとすれば，女性は骨盤計測という医療介入に価値を感じにくいかもしれません。

資源（リソース）

資源要件や費用対効果に関するエビデンスを示すレビューは見つかりませんでした。

備考

骨盤計測にかかる主なコストはスタッフの時間です。検査自体はほんの数分で済むかもしれませんが，内診が必要な理由について産婦に説明し，同意を得て，検査後には結果の説明にも時間がかかります。骨盤計測は実質的な周産期アウトカムの改善なしに帝王切開のリスクを高める可能性があるので，この介入の費用対効果は優れているとはいえないでしょう。

公正性

骨盤計測が公正性に与える影響について，直接的なエビデンスは見つかりませんでした。しかし，施設分娩の阻害因子と促進因子を調べたレビューから得られた間接的なエビデンスによれば，産科施設で行われる医療者による内診は，女性にとって不快で非人間的な扱いだと認識されており，低・中所得国で社会的に疎外された妊産婦に施設分娩を勧める際に，重大な阻害因子になっていることがわかっています（確実性が高いエビデンス）[8]。

備考

上記の間接的なエビデンスを踏まえると，骨盤計測は，分娩進行を評価するための通常の内診よりも不快感が強い可能性があり，社会的に不利な立場の妊産婦が施設で出産することを阻害して公正性をさらに悪化させると考えられます。さらに，裕福な産婦が骨盤検査で狭骨盤だと評価されて帝王切開率が高まるかもしれないことを考えると，不利な立場の産婦に同様の所見があった場合，たとえ医学的に必要であっても，裕福な産婦と同等の医療を受けられないかもしれません。

受け入れやすさ

分娩期ケアについての産婦と医療者の体験を調べた質的研究の系統的レビューでは，骨盤計測に関する具体的なエビデンスは見つかりませんでした。

しかし，産婦の体験に関する研究の全体的な結果によると，児が危険な状態でない限り，産婦は医療介入をできるだけ避けたがっています（確実性が高いエビデンス）[26]。さらに，介入が必要な場合には，産婦はその処置について情報提供を受け，産婦のニーズを敏感に察知してくれて親切で技術的に有能なスタッフに担当してほしいと考えています（確実性が高いエビデンス）。

備考

経腟分娩が可能であることを確認して安心感を得るためであれば，産婦は医療者による骨盤計測を歓迎するかもしれません。しかし，骨盤計測の結果によって経腟分娩の適応から除外されてしまう場合，あるいは分娩中の合併症についての恐怖心を高めてしまう場合には，骨盤計測を受け入れる心の準備ができていないかもしれません。

実行可能性

分娩期ケアについての産婦と医療者の体験を調べた質的研究の系統的レビューに，骨盤計測に関する具体的なエビデンスは見つかりませんでした[26]。しかし，医療者の体験に関する全体的な結果によれば，特定の状況（特に低・中所得国）において医療者は，陣痛が開始している産婦全員に対して，慣例的に骨盤計測を行うための時間や研修，資源が足りないかもしれません（確実性が高いエビデンス）。

備考

骨盤計測では，児頭骨盤不均衡の可能性を分娩中に評価するため，胎児の頭の大きさと母体の骨盤内径の関係を正確に測定するための特別な経験と専門知識を必要とします。一般的に，このような専門知識は，高次医療施設やベテランの助産師や産科医だけが有しており，より低次の医療施設や資源の限られた場では，すぐには実施できないかもしれません。

■表3.23 判断のまとめ：入院時骨盤計測を行った場合と行わない場合との比較

望ましい効果が得られるかどうか	不明 ○	多岐		些少	小さい	中程度	大きい
望ましくない効果が起こるかどうか	不明	多岐		大きい	中程度	小さい ○	些少
エビデンスの確実性	該当する研究なし			とても低い ○	低い	中程度	高い
価値				重大な不確実性やばらつきがある	重大な不確実性やばらつきが恐らくある	重大な不確実性やばらつきが恐らくない	重大な不確実性やばらつきがない
効果のバランス	不明	多岐	骨盤計測を行わない方がよい	骨盤計測を行わない方が恐らくよい ○	骨盤計測を行っても行わなくてもどちらも変わらない	骨盤計測を行う方が恐らくよい	骨盤計測を行う方がよい
必要な資源（リソース）	不明	多岐	多大なコスト	中等度のコスト	コストも費用削減も無視できる程度	中等度の費用削減	相当の費用削減
必要な資源（リソース）についてのエビデンスの確実性	該当する研究なし ○			とても低い	低い	中程度	高い
費用対効果	不明	多岐	骨盤計測を行わない方が優れている	骨盤計測を行わない方が恐らく優れている ○	骨盤計測を行っても行わなくてもどちらも変わらない	骨盤計測を行う方が恐らく優れている	骨盤計測を行う方が優れている
公正性	不明	多岐	低下する	恐らく低下する ○	恐らく変化しない	恐らく向上する	向上する
受け入れやすさ	不明	多岐 ○		なし	恐らくなし	恐らくあり	あり
実行可能性	不明	多岐 ○		なし	恐らくなし	恐らくあり	あり

3.2.6 入院時の慣例的な胎児のウェルビーイング評価

RECOMMENDATION 推奨項目 12

推奨しない 自然な陣痛を呈している健康な産婦の入院時に，胎児のウェルビーイングを評価するために，慣例的な胎児心拍数陣痛モニタリング(CTG)*1 を行うことは推奨しない。

RECOMMENDATION 推奨項目 13

推奨 分娩入院時の胎児のウェルビーイングの評価には，ドップラー超音波装置やピナード式胎児聴診器*2 を用いた聴診法を推奨する。

Remarks 注釈

■ エビデンスによると，分娩入院時に CTG を行うことは，恐らく，出産のアウトカムを改善することなく帝王切開のリスクを高めます。さらに，入院時の CTG は，母子が継続的な CTG や胎児の採血など，他の介入を次々と受ける可能性を高めるため，出産費用を増加させたり，女性の出産体験に悪影響を及ぼしたりするかもしれません。

■ 全ての関係者は，胎児心拍数の聴診による，入院時や分娩全体を通した定期的な胎児の状態の評価は，質の高い分娩期ケアを提供する上で，極めて重要かつ不可欠なものであることを認識しなければなりません。分娩第 1 期活動期の聴診は，通常 15〜30 分ごとに行うのに対し，第 2 期では通常 5 分ごとに行います。

■ CTG の方が聴診よりもリスクの高い胎児の特定に優れているので，明らかな分娩時合併症のリスク因子がない産婦への CTG の使用も正当化される，という一部の臨床医の見解があるため，入院時に CTG を行わないことに対して，臨床や法曹界に懸念があることを，ガイドライン作成グループは承知しています。しかし，ガイドライン作成グループは，この見解を裏付けるエビデンスはないと確信しており，臨床行為を弁護するために入院時の CTG 出力記録に頼るよりも，聴診所見を明確に示す良質な診療メモや記録を残す方が，臨床医は訴訟から守られるかもしれない，という見解で一致しました。

エビデンスの要約と考察
介入の効果(ウェブ上の EB 表 3.2.6 参照)*3

このエビデンスは，アイルランド(1 件)と英国(3 件)で実施された 4 件の無作為化比較試験を含むコクラン系統的レビューから導き出されました[111]。出産中の合併症リスクが低いと考えられる産婦 13,000 名以上が，CTG 群[15 分間(1 件)または 20 分間(3 件)]または通常の聴診によるモニタリング群に，無作為に割り付けられました。後者は，1 件の研究では携帯型のドップラー超音波装置，もう 1 件の研究ではトラウベまたはドップラー超音波装置のいずれかを用いて行われ，他の 2 件の研究では聴診に用いられた技術は明確に記載されていませんでした。全ての研究において，バイアスのリスクは低いと考えられました。

訳者注*1：分娩監視装置による検査。以下，CTG と略す。
訳者注*2：トラウベのこと。原文の直訳はピナード式胎児聴診器であるが，以下は，日本でなじみのある「トラウベ」として訳す。
訳者注*3：https://www.who.int/publications/i/item/9789241550215 の Web annex: Evidence base を参照。

分娩入院時の CTG と聴診の比較

母親のアウトカム

分娩様式：4件の研究（11,338名の産婦）から得られた確実性が中程度のエビデンスによると，入院時の CTG は帝王切開の増加（相対リスク1.20，95%信頼区間1.00〜1.44）と恐らく関連しますが，器械分娩の増加（相対リスク1.10，95%信頼区間0.95〜1.27）とは恐らく関連していません。帝王切開の絶対差は，入院時の CTG 1,000名あたり7名（0〜16名）の増加と推定されます。

出産体験：研究では，介入に対する産婦の満足度またはその他の出産体験の評価について報告していませんでした。

胎児・新生児のアウトカム

周産期の低酸素・虚血：確実性が中程度のエビデンスによると，アプガースコアの低値（出生5分後で7点未満）（4件の研究，11,324名の児，相対リスク1.00，95%信頼区間0.54〜1.85）または新生児けいれん（1件の研究，8,056名の児，相対リスク0.72，95%信頼区間0.32〜1.61）の発生率の差は，恐らく些少か皆無です。確実性が低いエビデンスによれば，低酸素虚血性脳症が発生する差は些少か皆無かもしれません（1件の研究，2,367名の児，相対リスク1.19，95%信頼区間0.37〜3.90）。確実性が高いエビデンスによると，入院時の CTG は，聴診と比較して，胎児の採血を増加させます（3件の研究，10,757名の産婦，相対リスク1.28，95%信頼区間1.13〜1.45）。その絶対差は，1,000名あたり21名（10〜34名）の胎児の採血の増加と推定されます。

胎児ジストレス：レビューはこのアウトカムについて報告していません。

周産期死亡：確実性が中程度のエビデンスによると，入院時の CTG によって周産期死亡に生じる差は，恐らく些少か皆無です（4件の研究，11,339名の児，相対リスク1.01，95%信頼区間0.30〜3.47）。

長期的な児のアウトカム：重度の神経発達障害に関するデータを報告した研究はありませんでした。

備考

このレビューでは，入院時の CTG が他の医療介入の割合に与える影響についても報告しています。確実性が高いエビデンスによると，入院時の CTG が与える人工破膜（2件の研究，2,694名の産婦，相対リスク1.04，95%信頼区間0.97〜1.12），オキシトシンによる陣痛促進（2件の研究，11,324名の産婦，相対リスク1.05，95%信頼区間0.95〜1.17），または硬膜外麻酔の使用（3件の研究，10,757名の産婦，相対リスク1.11，95%信頼区間0.87〜1.41）への影響は，些少か皆無です。しかし，確実性が中程度のエビデンスによると，入院時に CTG を行うことで，陣痛中の継続的な CTG が恐らく行われやすくなります（3件の研究，10,753名の産婦，相対リスク1.30，95%信頼区間1.14〜1.48）。その絶対差は，1,000名あたり125名（58〜200名）の，継続的な CTG を受ける産婦の増加と推定されます。

全ての研究は高所得国で実施されたため，このレビューから得られたエビデンスは低・中所得国には当てはまらないかもしれません。

価値

分娩期ケアを受けている産婦にとって大切なことは何かを調べた質的研究のレビュー結果によると，ほとんどの産婦が正常な出産を望みながらも，健康な児の出生を促すために，時に医療介入が必要かもしれないと認識しています（確実性が高いエビデンス）[23]。ほとんどの産婦，特に初産婦は，出産（確実性が高いエビデンス）や特定の介入について不安を抱いていますが，状況によっては，分娩時間を短くしたり痛みを緩和したりする介入を歓迎しています（確実性が低いエビデンス）。介入を受ける場合には，産婦は，自分のニーズを敏感に察知してくれる技術的に有能な医療従事者によって関連情報が提供されることを望んでいます。研究結果によれば，産婦はまた，自分の出産プロセスをコントロールしたいと思っており，介入の適応に関する意思決定に参加したいと

■表 3.24 入院時に胎児のウェルビーイングを評価するための主な資源要件：CTG，ドップラー超音波装置，およびトラウベ

資源（リソース）	内容
スタッフの研修	■ CTG：機器の装着方法とモニタリング結果の解釈に関する実践的な研修[112] ■ ドップラー：追加研修なしでも使用が容易[32] ■ トラウベ：実践的な研修。熟練するには経験が必要[113]
消耗品	■ CTG：超音波ジェル，感熱記録用紙[a]，ヒューズ[112] ■ ドップラー：超音波ジェル，交換式電池（1.5 V 単 3 形）を必要とする場合もある[112] ■ トラウベ：なし
機器	■ CTG：機器のコストは 1,457.16 米ドル[112] ■ ドップラー：機器のコストは 95～350 米ドルの可能性[32,112] ■ CTG とドップラー：維持費 ■ トラウベ：0.94 米ドル[112]
設備	■ CTG：壁に電源用コンセントが必要 ■ ドップラー：電池式（電池は，充電または交換が必要） ■ トラウベ：不要
スタッフの時間	■ CTG：機器を準備する時間と研修を受けたスタッフが CTG を解釈するための時間 ■ ドップラー：最低 60 秒 ■ トラウベ：医療者の経験により異なる
指導と モニタリング	■ CTG：良好でない CTG 記録を正確に識別するための指導が必要

a：心電図用紙のコストは，1 回の使用あたり 0.03 米ドルと見積もられている[112]。CTG の記録用紙のコストはさまざまであるが，長さ 15～30 cm の場合，心電図用紙の見積額に近いと考えられる（用紙速度 1 cm/分と仮定）。

考えています（確実性が高いエビデンス）。

資源（リソース）

CTG の相対費用または費用対効果に関して，聴診と比較した研究エビデンスは見つかりませんでした。

備考

入院時の CTG による追加的な健康上の利点がない場合，CTG は，機器や消耗品のコストがより高く，また，帝王切開の過剰適応や他の介入の連鎖が起こるため，トラウベやドップラー超音波装置による聴診よりも費用対効果が低くなると考えられます。帝王切開などの一部の介入は，施設とそれを受ける産婦の両方に著しい資源の負担をもたらします。分娩入院時に CTG を行わないことを推奨することで，明らかな医療費の節約になります。

公正性

入院時の CTG（または一般的な CTG）の公正性への影響に関する直接的なエビデンスは見つかりませんでした。

備考

入院時の CTG は出産アウトカムを改善しないという確実性が中程度のエビデンスは，高所得国のみから得られており，社会的に疎外された女性が質の低い産前ケアしか受けられず，分娩入院時の胎児死亡のベースラインリスクがより高いかもしれない環境には，当てはまらない可能性があります。

慣例的な入院時の CTG の導入は，それがより有利な立場の女性や資源に恵まれた地域の女性だけがアクセスできるような不要な介入の連鎖を導くとすれば，公正性を悪化させるかもしれませ

ん。周産期死亡率の高い環境では，帝王切開の適切な増加を伴いながら胎児の低酸素状態の検出を向上する目的でのCTG介入は，不利な立場にある産婦に大きな利益をもたらすことによって，公正性を高めるかもしれません。

受け入れやすさ

出産についての産婦および医療者の体験を調べた質的研究のレビューによると，CTGの使用によって安心感を得られる産婦がいる一方で，機器に体の動きを制限されていると感じ，器械任せではない，より女性中心のアプローチを好むかもしれない産婦もいることが示唆されています（確実性が低いエビデンス）[26]。

このレビュー[26]のサブ分析の結果によると，スタッフは，CTGが過剰に用いられ，不要な介入を招き，助産の観点から，伝統的な産婦中心の技術が衰退してしまうと感じていました（確実性が高いエビデンス）。CTGの使用は安心感を与えると信じるスタッフもいますが，多くのスタッフはこのテクノロジーを信頼せず，訴訟に対する組織的な恐怖心を和らげるという防衛的な目的のためにCTGを使用しなくてはいけないというプレッシャーを感じています（確実性が高いエビデンス）。さらに，医療従事者によっては，CTG記録の解釈について十分な訓練を受けていないと感じ，理解と解釈に一貫性がない可能性があると認めています（確実性が高いエビデンス）。

調査結果はまた，医療従事者は（CTGと比べて）間欠的聴診法の方がより柔軟性があり，よりよい結果を導くと信じているため，可能な状況であれば，間欠的聴診法を好むだろうということも示唆しています（確実性が低いエビデンス）。

備考

質的研究のレビュー結果は高所得国のみから得られたものです。

実行可能性

医療従事者の見解を調べた質的研究の系統的レビューの中で[26]，CTGと胎児の状態観察に対する見解をサブ分析したところ，スタッフは，CTGが過剰に用いられ，不要な介入を招いているかもしれないと信じる傾向がありました（確実性が高いエビデンス）。これはコスト面に影響すると考えられ，資源の少ない環境では，CTG所見への対応が難しくなるでしょう。スタッフは（他の医療機器と比べて）CTGは安価だとも信じていますが，財政面での制約は，しばしば不十分なメンテナンスや付属品の入手制限を招きます（確実性が低いエビデンス）。

備考

資源の少ない環境では，より優先度の高い医療資源のニーズがあるので，CTG機器の調達やそれを使用する医療スタッフの研修への投資は，優先度が下がるでしょう。

■表 3.25　判断のまとめ：入院時の慣例的な CTG とドップラー超音波装置またはトラウベによる胎児心拍の聴診との比較

望ましい効果が得られるかどうか	不明	多岐		些少○	小さい	中程度	大きい
望ましくない効果が起こるかどうか	不明	多岐		大きい	中程度	小さい○	些少
エビデンスの確実性	該当する研究なし			とても低い	低い	中程度○	高い
価値				重大な不確実性やばらつきがある	重大な不確実性やばらつきが恐らくある	重大な不確実性やばらつきが恐らくない	重大な不確実性やばらつきがない
効果のバランス	不明	多岐	ドップラーまたはトラウベの方がよい	ドップラーまたはトラウベの方が恐らくよい	CTG もドップラーまたはトラウベもどちらも変わらない	CTG の方が恐らくよい	CTG の方がよい
必要な資源（リソース）	不明	多岐	多大なコスト	中等度のコスト○	コストも費用削減も無視できる程度	中等度の費用削減	相当の費用削減
必要な資源（リソース）についてのエビデンスの確実性	該当する研究なし○			とても低い	低い	中程度	高い
費用対効果	不明	多岐	ドップラーまたはトラウベの方が優れている	ドップラーまたはトラウベの方が恐らく優れている	CTG もドップラーまたはトラウベもどちらも変わらない	CTG の方が恐らく優れている	CTG の方が優れている
公正性	不明	多岐○	低下する	恐らく低下する	恐らく変化しない	恐らく向上する	向上する
受け入れやすさ	不明	多岐○		なし	恐らくなし	恐らくあり	あり
実行可能性	不明	多岐○		なし	恐らくなし	恐らくあり	あり

3.2.7 会陰部または陰部の剃毛

RECOMMENDATION 推奨項目 14

 経腟分娩の前に，慣例的に会陰部または陰部の剃毛を行うことは推奨しない。

Remarks 注釈

- この推奨項目は『WHO 推奨：母体周産期感染症の予防と治療』[114)]から統合されたもので，当時のガイドライン作成グループは，確実性が非常に低いエビデンスに基づく条件付き推奨としました。
- この推奨項目は，経腟分娩で行われる女性外性器周辺のいかなる剃毛についても適応されます。帝王切開の準備中の女性には適応されません。
- 会陰部または陰部の剃毛についての判断は，医療者ではなく女性に委ねられるべきです。女性が出産前に会陰部または陰部を剃毛すると選択した場合は，その女性が最もくつろげる場所で気のおけない人によって剃毛してもらうよう，助言されるべきです（例：出産の直前に自宅で行うなど）。
- この推奨項目を裏付けるエビデンスは，下記のウェブサイトにある出典元であるガイドライン文書に掲載されています。
  http://apps.who.int/iris/bitstream/10665/186171/1/9789241549363_eng.pdf

3.2.8 入院時の浣腸

RECOMMENDATION 推奨項目 15

 陣痛促進の介入を減らす目的で浣腸を実施することは推奨しない。

Remarks 注釈

- この推奨項目は『WHO 推奨：陣痛促進』[46)]から統合されたもので，当時のガイドライン作成グループは，確実性が非常に低いエビデンスに基づく強い推奨[*1]としました。
- ガイドライン作成グループは，浣腸の慣例的な実施は，分娩所要時間を短縮することも，他のどんな臨床的利益を得ることもないということが示されていると指摘しています。浣腸は侵襲性が高く，女性にとっては不快感を伴います。
- このガイドライン作成グループは，この推奨項目の実行可能性，医療資源の使用削減，ケア提供者や女性にとっての受け入れやすさを重視し，この介入を行わないことを強く推奨しました。
- この推奨項目を裏付けるエビデンスは，下記のウェブサイトにある出典元であるガイドライン文書に掲載されています。
  http://apps.who.int/iris/bitstream/10665/112825/1/9789241507363_eng.pdf

---

訳者注＊1：浣腸を実施しないことを強く推奨する，という意味。

3.2.9　内診

RECOMMENDATION 推奨項目 16

推奨　ローリスクの産婦に対する分娩第 1 期活動期の慣例的な評価として，4 時間ごとの内診を推奨する。

Remarks 注釈

- この推奨項目は『WHO 推奨：母体周産期感染症の予防と治療』[114]から統合されたもので，当時のガイドライン作成グループは，確実性が非常に低いエビデンスに基づく強い推奨としました。

- 現在のところ，母子の感染症を予防するための最適な内診頻度に関する直接的なエビデンスはないため，これはガイドライン作成グループの合意に基づいた推奨であり，2014 年に出された『WHO 推奨：陣痛促進』[46]内の推奨と一致しています。

- 内診の頻度と総数を制限することが優先されなければなりません。これは，感染症に対する他のリスク因子(例：破水してから長時間経っていたり長時間の分娩だったりなど)がある場合には特に重要になります。

- ガイドライン作成グループは，内診の頻度はケアの状況や分娩の進行に左右されると認識しています。ガイドライン作成グループは，母子の状態によって，この推奨項目に規定されるよりも頻繁な内診が正当化されるかもしれないという見解で一致しました。

- 同時期，または異なる時期の，複数のケア提供者による同一産婦への内診は避けるべきです。ガイドライン作成グループは，複数のスタッフ(または学生)が学習目的で内診を行う教育現場では，このような行為が一般的に行われていると指摘しています。

- この推奨項目を裏付けるエビデンスは，下記のウェブサイトにある出典元であるガイドライン文書に掲載されています。

http://apps.who.int/iris/bitstream/10665/186171/1/9789241549363_eng.pdf

3.2.10 出産中の継続的な胎児心拍数陣痛モニタリング(CTG)

RECOMMENDATION 推奨項目 17

推奨しない 自然な陣痛を呈している健康な産婦に対して，胎児のウェルビーイングを評価するために，継続的に CTG を行うことは推奨しない。

Remarks 注釈

■ この推奨項目を作成するにあたり，ガイドライン作成グループは，継続的な CTG は，費用対効果が低く，帝王切開や他の医療介入を増加させ，受け入れやすさや実行可能性もさまざまである，と示唆するエビデンスを重視しました。また，新生児いれんのわずかな絶対リスク減少(1,000 件あたり 1 件の減少)については，将来的な健康への影響がはっきりしないとして，あまり重視しませんでした。

■ 継続的な CTG は，支援的な産婦中心の分娩期ケアの代用として使用すべきではありません。

■ 継続的な CTG は，出産中の姿勢の選択や自由な歩行といった有益な介入を制限する可能性があり，産婦にストレスを与える可能性があります。ガイドライン作成グループは，ワイヤレス式の継続的 CTG という選択肢があることは認識していますが，この新技術の効果についてのエビデンスは不明であると合意しました。

■ 周産期死亡率の高い国の関係者は，間欠的聴診の普及率や記録方法をどうすれば改善できるかを検討すべきです。

■ 訴訟対策として CTG を継続的に行っているような国や環境では，それがエビデンスに基づく実践ではなく，出産アウトカムも改善しないということを，全ての関係者に認識させるべきです。臨床実践の防衛手段として継続的 CTG の記録に頼るよりも，間欠的聴診の結果を明確に示した診療メモやカルテをきちんと残す方が，臨床医は訴訟からより身を守れるかもしれません。

エビデンスの要約と考察

介入の効果(ウェブ上の EB 表 3.2.10 参照)[*1]

　このエビデンスは，出産中の胎児のウェルビーイングの評価のために CTG を継続的に行った場合と聴診を間欠的に行った場合を比較した 1 件のコクラン系統的レビューから得られました[115]。本ガイドラインの目的に従い，このレビューのうちローリスク群から得られたエビデンスのみを分析に含みました。これらのローリスク群のデータは，オーストラリア(989 名の産婦)，アイルランド(10,053 名の産婦)，英国(504 名の産婦)，および米国(14,618 名の産婦)で実施された 4 件の研究によるもので，調査結果は 1978〜1986 年に報告されました。アイルランドで実施された研究には，ハイリスク妊娠の産婦も含まれていましたが，そのデータはこの分析から除外しました。3 件の研究は無作為化比較試験でした。もう 1 件は準無作為化比較試験(米国の研究)で，毎月交互に介入を行ったデザインでしたが，バイアスのリスクが高いと評価されました。間欠的聴診の方法は，トラウベやドップラー超音波装置を使用した聴診を含み，研究間でさまざまでした。

継続的な CTG と間欠的聴診の比較

母親のアウトカム

分娩様式：2 件の研究(1,431 名の産婦)から得られた確実性が低いエビデンスによると，間欠的聴診

訳者注＊1：https://www.who.int/publications/i/item/9789241550215 の Web annex: Evidence base を参照。

と比較して，継続的な CTG の方が，帝王切開が増加するかもしれません（相対リスク 2.06，95%信頼区間 1.24〜3.45）。その絶対差は，産婦 1,000名あたり 30 名（7〜70 名）の帝王切開の増加と推定されました。これらの研究から得られた器械分娩に関するエビデンスは，確実性が非常に低いです。

痛みの緩和の必要性：確実性が中程度のエビデンスによれば，それぞれの胎児モニタリング方法で産婦が鎮痛薬を要する割合の差は，恐らく些少か皆無です（1 件の研究，504 名の産婦，相対リスク 0.92，95%信頼区間 0.79〜1.07）。

出産体験：本人が好む分娩体位を取れないこと，ケアへの不満，および出産を自分でコントロールできなかったという気持ちなどを含む出産体験に関するエビデンスは，このレビューでは報告されませんでした。

胎児・新生児のアウトカム

周産期低酸素・虚血：確実性が中程度のエビデンスによれば，間欠的聴診と比較して，継続的な CTG は，新生児けいれんを恐らく減少させます（3 件の研究，25,175 名の児，相対リスク 0.36，95%信頼区間 0.16〜0.79）。その絶対差は，新生児 1,000 名あたり 1 名（0〜2 名）の発生数の減少と推定されています。ローリスク群では，臍帯血アシドーシスまたは脳性麻痺に関するデータはありませんでした。

周産期死亡：研究デザインに制約があり，児の死亡例もほぼなかったため，このエビデンスの確実性は非常に低いです。

長期的な児のアウトカム：ローリスク群では，脳性麻痺やその他の長期的な児のアウトカムは報告されませんでした。

備考

ローリスク群の産婦に関するエビデンスは，ハイリスク群およびリスク混合群*2の産婦に関するエビデンスと一貫性がありました。ハイリスク群，ローリスク群，およびリスク混合群を含む全体的なレビューの分析結果によると，以下のアウトカムに対する効果について，介入間で推定値に差があることが示唆されています。

- 新生児けいれん：継続的な CTG で減少（9 件の研究，32,386 名の児，相対リスク 0.50，95%信頼区間 0.31〜0.80）。
- 帝王切開：継続的な CTG で増加（11 件の研究，18,861 名の産婦，相対リスク 1.63，95%信頼区間 1.29〜2.07）。
- 器械分娩：継続的な CTG で増加（10 件の研究，18,615 名の産婦，相対リスク 1.15，95%信頼区間 1.01〜1.33）。
- 胎児採血：継続的な CTG で増加（2 件の研究，13,929 名の児，相対リスク 1.24，95%信頼区間 1.05〜1.47）。

一方で，児の周産期死亡，脳性麻痺，臍帯血アシドーシス，低酸素性虚血性脳症，オキシトシンによる陣痛促進，硬膜外麻酔などに対する効果については，推定値の差は些少か皆無であると示唆されています。

これらの研究において，臨床的に重要な新生児のアウトカムは，一貫してほとんど報告されませんでした[115]。また，長期的な追跡調査は行われなかったため，報告された新生児けいれんの長期的な影響は不明です。

これらの研究では，初産婦と経産婦，または自然な陣痛発来と誘発分娩の産婦を区別しませんでした。さらに，これらの研究は比較的古く，研究内で行われた臨床実践は現在の実践とは異なるかもしれません。例えば，ある研究では，全ての産婦に対して入院後 1 時間以内に，慣例的に人工破膜が行われていました。

スウェーデンで実施された無作為化比較試験では，合併症のリスクが低い 4,044 名の産婦に対し，継続的な CTG と間欠的な CTG を比較して評価しました[116]。間欠的な CTG の群では，分娩第 1 期に，CTG を 2.0〜2.5 時間ごとに 10〜30 分間行いました。CTG を実施していない時間帯は，聴診器

訳者注*2：ハイリスク産婦とローリスク産婦の両方が含まれたグループ。

■表 3.26 　出産中に胎児のウェルビーイングを評価するための主な資源要件：CTG，ドップラー超音波装置，トラウベ

資源（リソース）	内容
スタッフの研修	■ CTG：機器の装着方法と波形の解釈に関する実践的な研修[112] ■ ドップラー：追加研修がなくても使用が容易[32] ■ トラウベ：実践的な研修。熟練には経験が必要[113]
消耗品	■ CTG：超音波ジェル，感熱記録用紙[a]，ヒューズ[112] ■ ドップラー：超音波ジェル，交換式の電池（1.5 V単3形）が必要なことも[112] ■ トラウベ：なし
機器	■ CTG：機器1台のコストは1,457.16米ドル[112]。モニタリング中は，産婦1名につき1台の機器と1台のベッドが必要 ■ ドップラー：機器のコストは95〜350米ドル程度[32,112] ■ トラウベ：0.94米ドル[112] ■ 維持費：CTGが最も高価。トラウベは不要
設備	■ CTG：壁の電源コンセントと安定した電力供給が必要 ■ ドップラー：電池式（電池は，充電または交換が必要） ■ トラウベ：不要
スタッフの時間	■ CTG：研修を受けたスタッフが定期的に波形を監視し解釈する時間 ■ ドップラー：15分ごとに60秒以上 ■ トラウベ：医療者の経験により異なる

a：心電図用紙のコストは，1回の使用あたり0.03米ドルと見積もられている[112]。CTGの記録用紙のコストはさまざまであるが，長さ15〜30 cmの場合，心電図用紙の見積額に近いと考えられる（用紙速度1 cm/分と仮定）。この見積もりに基づくと，用紙のコストは分娩時間8時間に対して0.48米ドル（0.03米ドル×16）かかるかもしれない。

による聴診を15〜20分ごとに行いました。分娩第2期には，全ての産婦を継続的にCTGでモニタリングしました。このレビューの著者らは，胎児ジストレスに対する帝王切開や他の出産アウトカムに有意な差がなかったことから（継続的使用群1.2% vs. 間欠的使用群1.0%），ローリスク分娩のモニタリングにおいては，間欠的なCTGは継続的なCTGと同じくらい安全であると結論付けました。

価値

分娩期ケアを受けている産婦にとって大切なことは何かを調べた質的研究のレビュー結果によれば，ほとんどの産婦が母子の良好なアウトカムを伴う正常な出産を望みながらも，時に医療介入が必要かもしれないと認識しています（確実性が高いエビデンス）[23]。

介入を受ける場合には，産婦は，自分のニーズを敏感に察知してくれる技術的に有能な医療従事者によって，関連情報が提供されることを望んでいます。

産婦はまた，自分の出産プロセスをコントロールしたいと思っており，介入の適応に関する意思決定に参加したいと考えています（確実性が高いエビデンス）。

備考

同じ質的研究のレビューによると，自分で出産プロセスがコントロールできない異常分娩になり，しかも母子のアウトカムが必ずしも改善されるわけでもない医療介入（例：帝王切開，器械分娩，胎児採血）が加わるリスクを避けることを，産婦は高く評価するかもしれません[23]。

さらに，出産中の継続的なCTGは，産婦を不快にさせ，体の動きや産痛緩和に関する選択肢を減らすため，出産プロセスを自分でコントロール

しているという産婦の感覚に悪影響を及ぼす可能性があります。

資源（リソース）

間欠的聴診と比較した CTG の相対費用または費用対効果に関するエビデンスは，見つかりませんでした。

備考

トラウベによる聴診は，胎児モニタリングの最も安価な方法です。

継続的な CTG の有益性についてのエビデンスによると，間欠的聴診と比べたときの明らかな有益性は，新生児けいれんのわずかな絶対的減少（1,000 名あたり 1 名）だけで，その長期的な影響も不明であるため，その[*3]費用対効果は低いかもしれません。CTG はまた，帝王切開，器械分娩，胎児採血などの高価な分娩介入を中程度に増加させる可能性があり，それが母子の健康障害リスク増加に関連することを考えると，CTG の使用を避けることは，大幅なコスト削減につながる可能性があります。分娩病棟に CTG を整備するコストやその維持費，あるいは pH モニタリングなど付随する資源の使用をやめれば，それで浮いたコストを他の基本的な設備へのアクセス確保のために使えるでしょう。例えば，オランダの研究では内側式 CTG モニタリングにかかるコストは，出産 1 件あたり 1,316 ユーロと推定されました[117]。

公正性

CTG が公正性に与える影響についてのエビデンスは見つかりませんでした。

備考

継続的な CTG の使用と間欠的聴診の効果を比較した研究は，高所得国で実施されました。よって，これらの効果推定値を周産期死亡率の高い低・中所得国に直接当てはめることはできないかもしれません。しかし，継続的な CTG がもたらす影響を見ると，それで不要な介入の連鎖を導くとすれば，公正性を悪化させる可能性があります。

『WHO の不平等に関する報告 2015』では，貧しく，教育水準がとても低く，農村部や遠隔地に居住する産婦は，より有利な立場の産婦よりも，健康改善を目的とした介入を受ける機会が少ないことを示しています[33]。このような環境では，ケアの質が定まらず基本的な資源も不足しているため，どのような電動胎児心拍数モニタリングであっても，恐らく非常に不公正といえます。このような環境では，分娩進行のモニタリングが適切に行われていないことが多く，胎児心拍数を聴診するのも非常にまれかもしれないことが複数の研究により報告されています[118-120]。このような状況で継続的な CTG を導入しても，公正性をさらに悪化させるだけになる可能性があります。

受け入れやすさ

出産についての産婦と医療者の体験を調べた質的研究のレビューによると，CTG の使用によって安心感を得られる産婦がいる一方で，機器に体の動きを制限されていると感じ，器械任せではない，より女性中心のアプローチを好むかもしれない産婦もいることが示唆されています（確実性が低いエビデンス）[26]。さらに，分娩期ケアを受けている産婦にとって大切なことは何かを調べた質的研究のレビューによれば，産婦は分娩中に 1 人にされることを好まず，よく気が付く有能な医療従事者がそばにいることを望んでいる可能性があります（確実性が高いエビデンス）[23]。

出産の体験に関する質的研究のレビューの結果によると，医療従事者によっては，CTG が過剰に使用され，不要な介入を招き，助産の観点から，伝統的な産婦中心の技術が衰退してしまうと感じています（確実性が高いエビデンス）[26]。CTG の使用は安心感をもたらすと信じるスタッフもいますが，多くのスタッフはこの技術を信頼しておらず，訴訟に対する組織的な恐怖心を和らげるという防衛的な目的のために CTG を使わなければい

訳者注[*3]：継続的な CTG の。

けないというプレッシャーを感じています(確実
性が高いエビデンス)。さらに,医療従事者によっ
ては,CTG 記録の解釈について十分な訓練を受
けていないと感じ,理解と解釈に一貫性がない可
能性があると認めています(確実性が高いエビデ
ンス)。調査結果はまた,医療従事者は(CTG と比
べて)間欠的な聴診の方がより柔軟性があり,より
よい結果を導くと信じているため,可能な状況で
あれば,間欠的聴診を好むだろうということも示
しています(確実性が低いエビデンス)。

備考

　質的研究の結果は,高所得国のみから得られた
ものです[26]。間欠的な胎児モニタリングの使用に
対する助産師の態度を調査した米国での研究結果
によれば,145 名の助産師のうち,72.4%が間欠
的なモニタリングを標準ケアとすべきであること
に同意し,87.0%がそれを喜んで提供する意思が
あると述べました。しかし,助産師の 53.9%は,
このサービスを提供するには,1 人あたりの受け
持ち患者数が課題だと指摘しました[121]。

　明確な臨床的有益性がないとエビデンスが示し
ているにもかかわらず,CTG は間欠的聴診より
もリスクのある児を特定するのに優れているた
め,たとえ明らかな分娩合併症のリスク因子がな
い産婦であっても,CTG による介入のリスク増
を正当化できると考える臨床医もいます。ただ
し,出産とは自然で医療化されていない体験であ
るべきだと考えている産婦や他の医療従事者に

とっては,CTG は特に受け入れがたいものであ
る可能性があります。

実行可能性

　出産についての産婦と医療者の体験に関する質
的研究の系統的レビューによると,産婦は CTG
は動きを制限するため煩わしいと感じるかもしれ
ません(確実性が低いエビデンス)[26]。

　また,そのレビューによれば,スタッフは,
CTG が過剰に行われる傾向があり,不必要な介
入につながるかもしれないと考えています(確実
性が高いエビデンス)。スタッフはまた,(胎児の
モニタリング技術と比較して)CTG の方が安価だ
と信じていますが,財政面での制約が,不十分な
メンテナンスや付属品の入手制限を招くかもしれ
ないと考えています。さらに,過大な仕事量と人
員不足が重なっていることで,CTG が「ベビー
シッター」として,また産婦中心のケアの不適切
な代わりとして,(継続的に)使用されていると考
える医療従事者もいます。

備考

　質的な調査結果は,高所得国のみから得られた
ものです。しかしそこには,産婦の見方が出産ケ
アの場での CTG の使用を妨げるかもしれないこ
と,他方,医療従事者の一律でない見方のために,
状況によって CTG の使用が変わってくるかもし
れないことが示されています[26]。

■表 3.27　判断のまとめ：出産中の継続的な CTG の使用と間欠的聴診との比較

望ましい効果が得られるかどうか	不明	多岐		些少	小さい (○)	中程度	大きい
望ましくない効果が起こるかどうか	不明 (○)	多岐		大きい	中程度	小さい	些少
エビデンスの確実性	該当する研究なし			とても低い	低い (○)	中程度	高い
価値				重大な不確実性やばらつきがある	重大な不確実性やばらつきが恐らくある	重大な不確実性やばらつきが恐らくない	重大な不確実性やばらつきがない
効果のバランス	不明	多岐	間欠的聴診の方がよい	間欠的聴診の方が恐らくよい (○)	継続的CTGも間欠的聴診もどちらも変わらない	継続的CTGの方が恐らくよい	継続的CTGの方がよい
必要な資源（リソース）	不明	多岐	多大なコスト (○)	中等度のコスト	コストも費用削減も無視できる程度	中等度の費用削減	相当の費用削減
必要な資源（リソース）についてのエビデンスの確実性	該当する研究なし (○)			とても低い	低い	中程度	高い
費用対効果	不明	多岐	間欠的聴診の方が優れている	間欠的聴診の方が恐らく優れている (○)	継続的CTGも間欠的聴診もどちらも変わらない	継続的CTGの方が恐らく優れている	継続的CTGの方が優れている
公正性	不明	多岐	低下する	恐らく低下する (○)	恐らく変化しない	恐らく向上する	向上する
受け入れやすさ	不明	多岐 (○)		なし	恐らくなし	恐らくあり	あり
実行可能性	不明	多岐 (○)		なし	恐らくなし	恐らくあり	あり

3.2.11 出産中の胎児心拍数の間欠的聴診

推奨 健康な産婦においては，出産中にドップラー超音波装置またはトラウベを用い，胎児心拍数を間欠的に聴診することを推奨する。

Remarks 注釈

- ドップラー超音波装置，CTG，あるいはトラウベを用いた厳密なモニタリングによる間欠的聴診は，異常な胎児心拍数の検出を増やすことで低酸素症のアウトカムを減少させるかもしれないという，いくつかのエビデンスがあります。しかしながら児に対する，それ以外の実質的な短期的・長期的効果は明らかではありません。
- ガイドライン作成グループは，使用する機器にかかわらず，臨床プロトコルを厳格に遵守して，出産中に胎児心拍数を間欠的に聴診することは，分娩期ケアにおいて不可欠であると強調しました。ガイドライン作成グループは，多くの低・中所得国において出産中の胎児心拍数モニタリングが不十分であり，この問題はそのような環境における質改善の取り組みを通してしっかりと対処される必要があると指摘しました。
- ガイドライン作成グループは，間欠的聴診のプロトコルにいろいろな種類があり，また医療環境によってもプロトコルに幅がある中で，どのプロトコルが相対的に有益かを判断するエビデンスがないことを認めています。しかしグループは，プロトコルの標準化はケアの計画づくりや医療訴訟目的において重要であると合意し，下記のプロトコルを承認しました[113]。
  - 間隔：分娩第 1 期には 15〜30 分ごとに，分娩第 2 期には 5 分ごとに聴診を行う。
  - 聴診時間：各聴診は，少なくとも 1 分間は継続すべきである。胎児心拍数が正常範囲（110〜160 拍/分）にないことがあったら，少なくとも子宮収縮（陣痛）3 回分を確認するまで聴診時間を延長すべきである。
  - タイミング：子宮収縮の最中と，収縮後も続けて 30 秒間以上は聴診する。
  - 記録：胎児心拍数のベースライン（1 分間の心拍回数），および頻脈と徐脈の有無を記録する。
- 聴診に使う機器にかかわらず，聴診の技法と目的は，産婦にわかりやすく説明されるべきです。聴診の所見を産婦にわかりやすく説明し，これから何をするかを明確にして，産婦が一緒に意思決定できるようにしなければいけません。
- ガイドライン作成グループは，資源の少ない環境では，機器に欠陥があったり，（さまざまな開発パートナーからの寄付や近隣諸国からの調達のため）機器の型が複数あったり，電池やその他の消耗品が不足していることが多いと指摘しています。電気を必要とする機器の使用は，低所得国の環境では停電による悪影響を受ける可能性があります。そのためトラウベからドップラー超音波装置に変更する前に，適切な資源が存在しており持続可能性が高いことを確認する必要があります。

エビデンスの要約と考察

介入の効果（ウェブ上の EB 表 3.2.11 参照）[*1]

このエビデンスを提供したコクラン系統的レビューには，6,241 名の産婦が参加した。ウガンダ，タンザニア，ジンバブエで実施された 3 件の無作為化比較試験が含まれましたが，メタ分析にはうち 2 件の研究（タンザニアの研究を除く）のみが使われました[122]。

訳者注＊1：https://www.who.int/publications/i/item/9789241550215 の Web annex: Evidence base を参照。

ウガンダの研究(リスク因子のない 1,987 名の産婦)では,ドップラー超音波装置*2 の間欠的な使用と,トラウベを使った間欠的なモニタリングを比較しました。どちらの方法も,聴診は子宮収縮直後に 1 分間行われ,分娩第 1 期では 30 分ごとに,分娩第 2 期で努責を開始する前は 15 分ごとに,第 2 期で努責開始以降は 5 分ごとに行いました。

ジンバブエの研究(633 名の産婦)は,CTG 群,ドップラー群,2 種類のトラウベ群(厳密な方法と慣例的な方法)を比較した 4 群間比較試験でした。CTG 群では,胎児心拍数をモニタリングするために,外側心拍計を 30 分ごとに 10 分間装着しました。陣痛計について,どの程度一貫して装着されたかは不明です。ドップラー群と「厳密な」トラウベ群では,研究チームの助産師が,陣痛(子宮収縮)中および陣痛直後と,30 分ごとに最後の 10 分間の中で 1 分間,胎児心拍数を聴診しました。一方,「慣例的な」トラウベ群では,勤務中の助産師が聴診を行いました。この研究の産婦には,産科的または医学的なリスク因子(胎盤剥離または子癇の産婦は除く)があり,出産のために高次医療施設へ紹介や搬送されて来ていました。この研究のデータがメタ分析に含まれていた場合には,エビデンスの間接性により,エビデンスの確実性のレベルはランクを下げました。

両方の研究の参加者は,正期産の頭位単胎妊娠で,入院時の子宮口開大度は 7 cm 以下であり,胎児心拍数は 120～160 拍/分でした。

比較 1:ドップラーによる間欠的モニタリングと慣例的なトラウベの比較

この比較に用いたデータは,2 件の研究(ウガンダとジンバブエ)から得られました。

母親のアウトカム

分娩様式:これらの聴取方法における,全体的な帝王切開率(帝王切開の理由を問わず)への影響に関するエビデンスの確実性は非常に低いです。合併症のリスク因子を有する産婦を含む研究から得られた,確実性が中程度のエビデンスによると,ドップラーを間欠的に使用する方法は,胎児ジストレスを理由とした帝王切開を恐らく増加させます(1 件の研究,627 名の産婦,相対リスク 2.71,95%信頼区間 1.64～4.48)が,器械分娩に対する有意差は恐らくありません(1 件の研究,627 名の産婦,相対リスク 1.35,95%信頼区間 0.78～2.32)。

出産体験:これらの研究では,満足度,出産中に好きな体位を取れないこと,または出産を自分でコントロールできなかったという気持ちを含む,産婦の出産体験に関するエビデンスは見つかりませんでした。

胎児・新生児のアウトカム

周産期の低酸素・虚血:確実性が低いエビデンスによると,ドップラーによる間欠的聴診は,児の低酸素性虚血性脳症(1 件の研究,627 名の児,相対リスク 0.10,95%信頼区間 0.01～0.78)および新生児けいれん(相対リスク 0.05,95%信頼区間 0.00～0.91)を減らすかもしれません。低酸素性虚血性脳症の絶対差は,1,000 名あたり 29 名(7～31 名)の減少と推定されました。アプガースコアに関するエビデンスは確実性が非常に低いものです。

胎児ジストレス:確実性が低いエビデンスによると,胎児心拍数の異常は,トラウベよりもドップラーの方が検出されやすいかもしれません(2 件の研究,2,598 名の児,相対リスク 2.40,95%信頼区間 1.09～5.29)。早発一過性徐脈および遅発一過性徐脈は,恐らくドップラーの方がより頻繁に特定されます(1 件の研究,627 名の児,相対リスク 2.72,95%信頼区間 1.73～4.28)(確実性が中程度のエビデンス)。

周産期死亡:このアウトカムのエビデンスは確実性が非常に低いものです。

長期的な児のアウトカム:報告なし。

訳者注*2:以下,ドップラーとする。

■表 3.28　間欠的聴診の主な資源要件：ドップラー超音波装置とトラウベ(比較 1)

資源(リソース)	内容
スタッフの研修	■ ドップラー：追加の研修がなくてもかなり容易[32] ■ トラウベ：実践的な研修。熟練にはある程度の経験が必要[113]
消耗品	■ ドップラー：超音波ジェル，機種によっては交換式の電池(1.5 V 単 3 形)(適宜)[112] ■ トラウベ：なし
機器	■ ドップラー：機器のコストは 95〜350 米ドル[32,112] ■ トラウベ：0.94 米ドル[112]
設備	■ ドップラー：電池式(電池は，充電または交換が必要) ■ トラウベ：不要
スタッフの時間	■ ドップラー：医療者の経験により異なる(数分) ■ トラウベ：医療者の経験により異なる(数分)

備考

　ほとんどのアウトカムについてのエビデンスは，「ハイリスク」妊娠の産婦を対象とした研究のデータに基づいていました。それらのエビデンスからは，早発および遅発一過性徐脈の検出の増加や，胎児ジストレスを理由とした帝王切開の増加が，児の早期および長期のアウトカムの改善につながるかどうかは判断できません。

価値

　分娩期ケアを受けている産婦にとって大切なことは何かを調べた質的研究のレビュー結果によると，ほとんどの産婦が母子の良好なアウトカムを伴う正常な出産を望みながらも，医療介入が時には必要かもしれないと認識しています[23]。介入が検討されている場合，産婦は，その介入の特徴について知らされ，可能であれば自分で選びたいと思っています(確実性が高いエビデンス)。産婦はまた，技術的に有能で産婦のニーズを敏感に察知してくれる医療者からケアを受け，気にかけてもらえることを重視しています(確実性が高いエビデンス)。

備考

　効果に関するエビデンスによると，低・中所得国において，ドップラーによって胎児心拍数異常

の検出が増えるかもしれず，それにより，胎児ジストレスを理由とした帝王切開は恐らく増加し，児の周産期の低酸素・虚血は減るかもしれません。世界中で，産婦は児の周産期の低酸素・虚血や新生児けいれんなどの重篤な新生児疾患を避けることに高い価値を置いており，自分が帝王切開のリスクを負ってでも健康な児を産みたいと望むかもしれません。

資源(リソース)

　ドップラーをトラウベと比較した場合の相対費用，または費用対効果に関する研究のエビデンスは見つかりませんでした。

備考

　トラウベは，利用可能な間欠的聴診法の中で最も安価な方法です。

公正性

　さまざまな胎児モニタリングの方法が公正性に与える影響に関するエビデンスは見つかりませんでした。

備考

　『WHO の不平等に関する報告 2015』では，貧しく，教育水準がとても低く，農村部や遠隔地に住む産婦は，社会的により有利な立場にある産婦

よりも，医療へのアクセスがなく，健康改善を目的とした介入を受ける機会が少ないことを示しています[33]。このような環境では，分娩進行のモニタリングが適切に行われていないことが多く，胎児心拍数を聴診するのも非常にまれかもしれないことが複数の研究により報告されています[118-120]。ドップラーによる胎児モニタリングは比較的簡単ですが，他の医療資源に対するニーズと競合するために，地方や遠隔地の医療施設では不足しています。ドップラーによるモニタリングが臨床実践に導入されると追加費用が発生するかもしれないため，社会的により有利な立場の産婦にケアを提供する施設で使用されやすいでしょう。

受け入れやすさ

女性の出産体験を調査した質的研究のレビューの結果によると，産婦は，器械任せではない，より女性中心のケアのアプローチの方を好み，そのような技法であれば支持する傾向があるようです（確実性が高いエビデンス）[26]。

出産についての医療従事者の体験を調べた同じレビューの結果によると，スタッフは，（CTGと比較して）ドップラーは産婦に安心感をもたらし，よりよいアウトカムにつながる可能性があるという理由で，ドップラーの使用を好みます（確実性が低いエビデンス）[26]。環境によっては，より女性中心のケアのアプローチを促進するという理由で，医療従事者がトラウベの方を好むこともあります（確実性が低いエビデンス）。

備考

医療従事者を対象とした質的研究の結果は，高所得国のみから得られたものです。

ドップラーだと産婦も胎児心音を聴くことができます。このことは，産婦に安心感を与え，トラウベによる聴診よりも魅力的に映るかもしれません。

実行可能性

産婦の出産体験に関する質的研究の系統的レビューでは，ドップラー使用に関する実行可能性についての懸念は見つかりませんでした[26]。

医療従事者の見解も調べた同レビューによると，スタッフは，他の類似のモニタリング機器と比べて，ドップラーは胎児モニタリングのより柔軟なアプローチを可能にし，必要経費がより少ないと考えているようです（確実性が低いエビデンス）[26]。しかしながら，このレビュー結果によれば低所得国によっては，ドップラーの使用に関連する資源（初期購入経費，研修費，維持費）が厳しいかもしれません（確実性が低いエビデンス）。

備考

トラウベは最も安価な選択肢です。しかしながら，ドップラーの方が恐らく使いやすいため，機器が入手でき，メンテナンスと電池の継続供給が保証されていれば，助産師がほとんどいない環境では，より実行可能性が高いかもしれません。

■表3.29　判断のまとめ：ドップラー超音波装置またはトラウベを使用しての間欠的聴診の比較（比較1）

望ましい効果が得られるかどうか	不明	多岐		些少	小さい ○	中程度	大きい
望ましくない効果が起こるかどうか	不明	多岐		大きい	中程度	小さい	些少 ○
エビデンスの確実性	該当する研究なし			とても低い	低い ○	中程度	高い
価値				重大な不確実性やばらつきがある	重大な不確実性やばらつきが恐らくある	重大な不確実性やばらつきが恐らくない	重大な不確実性やばらつきがない
効果のバランス	不明	多岐	トラウベの方がよい	トラウベの方が恐らくよい	ドップラーもトラウベもどちらも変わらない	ドップラーの方が恐らくよい ○	ドップラーの方がよい
必要な資源（リソース）	不明	多岐	多大なコスト	中等度のコスト ○	コストも費用削減も無視できる程度	中等度の費用削減	相当の費用削減
必要な資源（リソース）についてのエビデンスの確実性	該当する研究なし ○			とても低い	低い	中程度	高い
費用対効果	不明	多岐	トラウベの方が優れている	トラウベの方が恐らく優れている	ドップラーもトラウベもどちらも変わらない	ドップラーの方が恐らく優れている	ドップラーの方が優れている
公正性	不明	多岐	低下する	恐らく低下する ○	恐らく変化しない	恐らく向上する	向上する
受け入れやすさ	不明	多岐 ○		なし	恐らくなし	恐らくあり	あり
実行可能性	不明	多岐 ○		なし	恐らくなし	恐らくあり	あり

比較 2：CTG による間欠的モニタリングと慣例的なトラウベの比較

エビデンスは，ジンバブエで行われた 633 名の産婦を対象とした，4 群間の比較研究から得られました。「慣例的な」トラウベ群は，勤務中の助産師から「通常のケア」を受けました。前述したように，この研究の参加者は合併症のリスク因子を持つ産婦であったため，エビデンスの確実性のレベルは下がりました。

母親のアウトカム

分娩様式：確実性が中程度のエビデンスによると，間欠的な CTG は，慣例的なトラウベと比較して，帝王切開を恐らく増加させます（相対リスク 1.92，95％信頼区間 1.39〜2.64）。特に胎児ジストレスによる帝王切開が増加します（相対リスク 2.92，95％信頼区間 1.78〜4.80）。確実性が低いエビデンスによると，器械分娩に与える差は恐らく些少か皆無です（相対リスク 1.46，95％信頼区間 0.86〜2.49）。

出産体験：この研究では，満足度，分娩中に好きな体位を取れないこと，出産を自分でコントロールできなかったという気持ちを含む，産婦の出産体験の要素に関するエビデンスは何も見つかりませんでした。

胎児・新生児のアウトカム

周産期の低酸素・虚血：確実性が低いエビデンスによると，間欠的な CTG の方が，児の低酸素性虚血性脳症（相対リスク 0.20，95％信頼区間 0.04〜0.90）および新生児けいれん（相対リスク 0.05，95％信頼区間 0.00〜0.89）を減少させるかもしれません。この限定的なデータに基づく低酸素性虚血性脳症の絶対差は，1,000 名あたり 25 名（3〜30 名）の減少と推定されます。出生 5 分後のアプガースコア 7 点未満についてのエビデンスは，確実性が非常に低いものです。この研究では，臍帯血アシドーシスに関しては報告されませんでした。

胎児ジストレス：確実性が中程度のエビデンスによると，間欠的な CTG の方が，早発および遅発一過性徐脈（相対リスク 2.84，95％信頼区間 1.82〜4.45）を含む胎児心拍数の異常（相対リスク 6.08，95％信頼区間 4.21〜8.79）の検出数が恐らく多くなります。この限定的なデータに基づく絶対差は，1,000 名あたり 134 名（60〜252 名）の，早発・遅発一過性徐脈の検出の増加と推定されます。

周産期死亡：このアウトカムに関するエビデンスは，確実性が非常に低いものです。

長期的な児のアウトカム：報告なし。

備考

この比較のエビデンスは，「ハイリスク」妊娠の産婦を対象とした 1 件の研究から得られたデータに基づいています。したがって，有益な効果が過大評価されている可能性があります。エビデンスからは，早発および遅発一過性徐脈の検出増加や，胎児ジストレスを理由とした帝王切開の増加が，児の早期および長期のアウトカムの改善につながるかどうかは判断できません。

価値

分娩期ケアを受けている産婦にとって大切なことは何かを調べた質的研究のレビュー結果によると，ほとんどの産婦が母子の良好なアウトカムを伴う正常な出産を望みながらも，医療介入が時には必要かもしれないと認識しています[23]。介入が検討されている場合，産婦は，その介入の特徴について知らされ，可能であれば自分で選びたいと思っています（確実性が高いエビデンス）。

備考

効果に関するエビデンスによると，低・中所得国において，間欠的な CTG によって胎児心拍数異常の検出が増えるかもしれず，それにより胎児ジストレスを理由とした帝王切開が実施されることで，児の周産期の低酸素・虚血が減少するかもしれません。世界中で，産婦は児の周産期の低酸素・虚血のような重篤な新生児疾患を避けることに高い価値を置いており，自分が帝王切開による

■表 3.30　間欠的聴診の主な資源要件：CTG とトラウベ(比較 2)

資源(リソース)	内容
スタッフの研修	■ CTG：機器の装着方法と波形の解釈に関する実践的な研修[112] ■ トラウベ：実践的な研修。熟練にあまり経験を必要としない[113]
消耗品	■ CTG：超音波ジェル，感熱記録用紙[a]，ヒューズ[112] ■ トラウベ：なし
機器	■ CTG：機器のコストは 1,457.16 米ドル[112]。モニタリング中は，産婦 1 名につき 1 台の機器と 1 台のベッドが必要 ■ トラウベ：0.94 米ドル[112] ■ 維持費：CTG には必要(トラウベには不要)
設備	■ CTG：壁の電源コンセントと安定した電力供給が必要 ■ トラウベ：不要
スタッフの時間	■ CTG：研修を受けたスタッフが定期的に波形を監視し解釈する時間 ■ トラウベ：医療者の経験により異なる

a：心電図用紙のコストは，1 回の使用あたり 0.03 米ドルと見積もられている[112]。CTG の記録用紙のコストはさまざまであるが，長さ 15〜30 cm の場合，心電図用紙の見積額に近いと考えられる(用紙速度 1 cm/分と仮定)。この見積もりに基づくと，用紙のコストは分娩時間 8 時間に対して 0.48 米ドル(0.03 米ドル×16)かかるかもしれない。

リスクを負ってでも健康な児を産みたいと望むかもしれません。

資源(リソース)

異なるタイプの間欠的聴診法の，相対費用または費用対効果に関するエビデンスはありませんでした。

公正性

公正性への影響に関するエビデンスはありませんでした。

備考

『WHO の不平等に関する報告 2015』では，貧しく，教育水準がとても低く，農村部や遠隔地に住む産婦は，社会的により有利な立場の産婦よりも，医療へのアクセスがなく，健康改善を目的とした介入を受ける機会が少ないことを示しています[33]。そのような環境では分娩進行のモニタリングが適切に行われていないことが多く，胎児心拍数を聴取するのも非常にまれかもしれないことが，複数の研究により報告されています[118-120]。電気を使った胎児モニタリングは，他の医療資源に対するニーズと競合するために，地方や遠隔地の医療施設では不足しています。CTG に投資をすると，産婦と施設に追加費用が発生しやすいため，社会的に有利な立場の産婦にケアを提供する施設でより使用されやすくなります。さらに，もし CTG が，より有利な立場の産婦や資源に恵まれた環境の産婦だけ利用できるような介入の連鎖を招くとすれば，公正性を悪化させるかもしれません。

受け入れやすさ

出産についての産婦と医療者の体験を調べた質的研究のレビューによると，CTG によって安心感を得られる産婦がいる一方で，機器に体の動きが制限されると感じ，器械任せではない，より女性中心のアプローチを好むかもしれない産婦もいることが示唆されています(確実性が低いエビデンス)[26]。

同じレビューによると，スタッフは，CTG が過剰に使用され，不要な介入を招くかもしれないと感じています(確実性が中程度のエビデンス)[26]。スタッフは，助産の観点から，CTG によって伝統的な産婦中心の技術が衰退してしまうと考えてお

り(確実性が中程度のエビデンス)，人員不足の際にCTGが「ベビーシッター」として使用されるかもしれないと感じています(確実性が低いエビデンス)。CTGは安心感をもたらすと信じるスタッフもいますが，多くのスタッフはこの技術を信頼せず，訴訟に対する組織的な恐怖心を和らげるという防衛的な目的のためにCTGを使わなければいけないというプレッシャーを感じています(確実性が高いエビデンス)。さらに，医療従事者によっては，CTGの記録の解釈について十分な訓練を受けていないと感じ，理解と解釈に一貫性がない可能性があると認めています(確実性が高いエビデンス)。

備考

質的研究の結果は，高所得国のみから得られました。新たなワイヤレス式のCTGは出産中に自由に動けるので，従来のCTGよりも産婦に受け入れられやすいかもしれません。低・中所得国で，これらの評価が進行中です[123]。

実行可能性

出産に関する産婦の見解と体験を調べた質的研究の系統的レビューによると，CTGは産婦の動きを制限するかもしれません(確実性が低いエビデンス)[26]。

この同じレビューでは，出産に関する医療従事者の見解と体験も調べました。その結果によると，多くの医療従事者はCTGが過剰に使用される傾向があり，不必要な介入につながるかもしれないと考えています(確実性が中程度のエビデンス)。このことは，コストに影響を与える可能性があります。医療従事者はドップラーの方が柔軟性が高く，アウトカムもよいと信じているため，可能であればドップラーを使いたいと示唆する研究結果も出ています(CTGとの比較)。さらに，(他のハイテクな医療機器と比較して)CTGの方が安価であると医療従事者は考えていますが，状況によっては財政面の制約のため，不十分なメンテナンスや，付属品の入手制限を招くかもしれないと認識しています。

備考

これらの質的研究の結果は，高所得国のみから得られたものでした。トラウベは，資源の少ない環境では最も安価な選択肢になるでしょう。CTGには継続的なメンテナンスと消耗品が必要なため，そのことが低・中所得国における実行可能性を低下させています。

■表 3.31　判断のまとめ：CTG またはトラウベを使用しての間欠的聴診の比較（比較 2）

望ましい効果が得られるかどうか	不明	多岐		些少	小さい ○	中程度	大きい
望ましくない効果が起こるかどうか	不明	多岐		大きい	中程度	小さい ○	些少
エビデンスの確実性	該当する研究なし			とても低い	低い ○	中程度	高い
価値				重大な不確実性やばらつきがある	重大な不確実性やばらつきが恐らくある	重大な不確実性やばらつきが恐らくない ○	重大な不確実性やばらつきがない
効果のバランス	不明	多岐	トラウベの方がよい	トラウベの方が恐らくよい	CTG もトラウベもどちらも変わらない	CTG の方が恐らくよい	CTG の方がよい
必要な資源（リソース）	不明	多岐	多大なコスト ○	中等度のコスト	コストも費用削減も無視できる程度	中等度の費用削減	相当の費用削減
必要な資源（リソース）についてのエビデンスの確実性	該当する研究なし ○			とても低い	低い	中程度	高い
費用対効果	不明	多岐	トラウベの方が優れている	トラウベの方が恐らく優れている ○	CTG もトラウベもどちらも変わらない	CTG の方が恐らく優れている	CTG の方が優れている
公正性	不明	多岐	低下する ○	恐らく低下する	恐らく変化しない	恐らく向上する	向上する
受け入れやすさ	不明	多岐 ○		なし	恐らくなし	恐らくあり	あり
実行可能性	不明	多岐 ○		なし	恐らくなし	恐らくあり	あり

比較3：トラウベによる「厳密な」(あるいは集中的な)モニタリングと「慣例的な」モニタリングの比較

この比較に関するエビデンスは，合併症のリスク因子を有する産婦を対象に行われたジンバブエでの研究から得られました(1件の研究，625組の母子)。したがって，エビデンスの間接性のために，エビデンスの確実性のレベルはランクを下げました。

母親のアウトカム

分娩様式：確実性が低いエビデンスによると，トラウベによる厳密なモニタリングと慣例的なモニタリングの間で，帝王切開全般(相対リスク0.71，95％信頼区間0.46〜1.08)，胎児ジストレスによる帝王切開(相対リスク0.70，95％信頼区間0.35〜1.38)，器械分娩(相対リスク1.21，95％信頼区間0.69〜2.11)に関して生じる差は，些少か皆無かもしれません。

出産体験：この研究では，満足度，出産中に好きな体位を取れないこと，または出産を自分でコントロールできなかったという気持ちを含む，産婦の出産体験に関するエビデンスは見つかりませんでした。

胎児・新生児のアウトカム

周産期の低酸素・虚血：出生5分後のアプガースコア7点未満，新生児けいれん，児の低酸素性虚血性脳症に関するエビデンスは，確実性が非常に低いです。

胎児ジストレス：確実性が中程度のエビデンスによると，トラウベによる厳密なモニタリングを行うと，胎児心拍数異常の検出(相対リスク1.71，95％信頼区間1.10〜2.65)は恐らく増加しますが，早発および遅発一過性徐脈の検出は増加しないかもしれません(相対リスク1.33，95％信頼区間0.79〜2.23)(確実性が低いエビデンス)。

周産期死亡：このアウトカムに関するエビデンスの確実性は非常に低いものでした。

長期的な児のアウトカム：報告なし。

備考

エビデンスによると，胎児心拍数異常の検出の増加が，児の出産時および長期的なアウトカムの改善につながるかどうかは判断できません。

価値

分娩期ケアを受けている産婦にとって大切なことは何かを調べた質的研究のレビュー結果によると，ほとんどの産婦は母子の良好なアウトカムを伴う正常な出産を望みながらも，医療介入が時には必要かもしれないと認識しています[23]。そのような場合には，産婦は，自分のニーズを敏感に察知してくれる技術的に有能な医療者によって関連情報が提供されることを望んでいます(確実性が高いエビデンス)。

資源(リソース)

資源に関するエビデンスは見つかりませんでした。

備考

ジンバブエで2群間比較をした研究は，研究的状況下での(厳密な)実践と，典型的な日常の(あまり厳密ではない)実践の対比を反映しているように見えます。胎児のモニタリングをより厳密に行えば，それにとられるスタッフの時間もより長くなることが十分に考えられます。

主な資源要件：比較2の資源要件を参照(表3.30)。

公正性

『WHOの不平等に関する報告2015』によると，貧しく，教育水準がとても低い農村部や遠隔地に住む産婦は，社会的により有利な立場にある産婦よりも，健康改善を目的とした介入を受ける機会が少ないことを示しています[33]。このような環境では，資源が不足しケアの質が低いため，胎児心拍数のモニタリングがあまり厳密に行われない傾向があります。またそのような状況では，分娩進行のモニタリングが適切に行われていないことが多く，胎児心拍数を聴診するのも非常にまれかも

しれないことが複数の研究により報告されています[118-120]。適切な研修, 指導, およびモニタリングによって, この基本的なケアの質の問題に取り組むことは, どの間欠的聴診法を使うかに関係なく, 公正性を是正する可能性があります。

受け入れやすさ

出産についての産婦および医療者の体験に関する質的研究の系統的レビューによると, 産婦のニーズに敏感な, 親切で有能なスタッフによって提供されるならば, この厳密で集中的なモニタリングアプローチによって築かれる医療従事者とのより親密な関係を, 産婦は高く評価する傾向があります(確実性が高いエビデンス)[26]。

またこのレビューによると, 医療従事者はこの, より手間のかかる性質を持つアプローチをカバーできるだけの十分な資源(スタッフ数)があれば, このような産婦中心のケアを行うことを好むことが示唆されています(確実性が高いエビデンス)。

備考

上記の質的研究からのエビデンスによると, 胎

児モニタリングを実施する場合には, 産婦は有能なスタッフが胎児の低酸素状態を適時に発見し, 悪いアウトカムを回避してくれる方法を望むでしょう[26]。産婦は, 担当の医療者が児のウェルビーイングを厳密にモニタリングしている場合に, よりよいケアを受けていると感じるかもしれません。

実行可能性

産婦の出産体験に関する質的研究の系統的レビューによれば, トラウベの厳密な使用に関する実行可能性についての懸念は見つかりませんでした。

分娩期ケアを提供する医療従事者の体験についても調べたこの同じレビュー結果によると, スタッフは, この方法[*3]を実施するには時間がないことがあり, また, 正確なモニタリングには技術と経験が必要で, 時間的制約のある中で実施するのは難しいと感じています(確実性が低いエビデンス)[26]。

訳者注*3：トラウベによる厳密なモニタリング。

■表 3.32　判断のまとめ：トラウベを使用した厳密なモニタリングと慣例的なモニタリングとの比較（比較 3）

望ましい効果が得られるかどうか	不明	多岐		些少 ○	小さい	中程度	大きい
望ましくない効果が起こるかどうか	不明	多岐		大きい	中程度	小さい	些少 ○
エビデンスの確実性	該当する研究なし			とても低い ○	低い	中程度	高い
価値				重大な不確実性やばらつきがある	重大な不確実性やばらつきが恐らくある ○	重大な不確実性やばらつきが恐らくない	重大な不確実性やばらつきがない
効果のバランス	不明	多岐	慣例的使用の方がよい	慣例的使用の方が恐らくよい	厳密も慣例的使用もどちらも変わらない ○	厳密の方が恐らくよい	厳密の方がよい
必要な資源（リソース）	不明	多岐	多大なコスト	中等度のコスト	コストも費用削減も無視できる程度 ○	中等度の費用削減	相当の費用削減
必要な資源（リソース）についてのエビデンスの確実性	該当する研究なし ○			とても低い	低い	中程度	高い
費用対効果	不明	多岐	慣例的使用の方が優れている	慣例的使用の方が恐らく優れている	厳密も慣例的使用もどちらも変わらない	厳密の方が恐らく優れている	厳密の方が優れている
公正性	不明	多岐	低下する	恐らく低下する	恐らく変化しない	恐らく向上する ○	向上する
受け入れやすさ	不明	多岐		なし	恐らくなし	恐らくあり ○	あり
実行可能性	不明	多岐		なし	恐らくなし	恐らくあり ○	あり

3.2.12　痛みの緩和を目的とした硬膜外麻酔の使用

RECOMMENDATION　推奨項目 19

推奨　産痛緩和を求める健康な産婦には，産婦の好みに合わせて，硬膜外麻酔の使用を推奨する。

Remarks　注釈

- ■ ガイドライン作成グループは，産痛緩和における硬膜外麻酔の影響を，不使用時と比較したエビデンスは限られているものの，硬膜外麻酔は開腹手術などの手術に関連する疼痛緩和法として確立されているという見解で一致し，産痛緩和の選択肢の 1 つとして硬膜外麻酔を推奨することを選択しました。
- ■ 医療従事者は，硬膜外麻酔を使用したいという産婦の願望は，臨床状況によって産婦が産前や出産中に受けるケア，例えば陣痛が自然に始まっているか否か，他のさまざまな産痛緩和法が利用できるか，それらの方法について知識がどのくらいあるかによって左右されるかもしれないということを認識すべきです。
- ■ ケアが行われる状況，ケアの提供方法やケア提供者の違いが，産婦の産痛緩和のニーズや，そのニーズに対し産婦がどんな選択をするかに大きな影響を与えると思われます。
- ■ 産痛緩和のために通常使用されている薬理学的な選択肢，つまり硬膜外麻酔とオピオイド系鎮痛薬（以下，オピオイド）には，それぞれ長所と短所があります。硬膜外麻酔の方が，より効果的な産痛緩和の選択肢に見えますが，その実施や，よくある副作用の管理には，オピオイドよりも多くの資源を必要とします。
- ■ 硬膜外麻酔を使用する際には，合併症を防ぎ，できるだけ運動機能を保持するために，局所麻酔薬は最低限の効果濃度で使用すべきです[124]。
- ■ 分娩第 2 期の硬膜外麻酔中の産婦には，上体を起こすなど，産婦本人が選んだ分娩体位を促すことを推奨します。分娩第 2 期の硬膜外麻酔中の産婦には，努責の開始は，子宮口全開大後 1〜2 時間，あるいは産婦が努責感を取り戻すまで遅らせることが推奨されます。

エビデンスの要約と考察

介入の効果（ウェブ上の EB 表 3.2.12 参照）[*1]

このエビデンスは，43 件の研究のデータからなるコクラン系統的レビューから得られました[125]。

比較 1：あらゆる様式の硬膜外麻酔とプラセボあるいは硬膜外麻酔不使用の比較

計 897 名の産婦を対象にした 7 件の研究を用いて，硬膜外麻酔使用と不使用の比較が行われました。これらの研究は，中国（3 件），ブラジル，インド，メキシコ，トルコ（各 1 件）の病院で実施さ

れました。各研究のサンプル数は，100 名未満から 300 名強の幅がありました。1 件の研究は 1990〜2000 年の間に実施され，3 件は 2010 年以降に実施され，他の 3 件は実施時期が示されていませんでした。

全ての研究で，硬膜外麻酔にブピバカインあるいはロピバカインが使用されました。ロピバカインを補うためにスフェンタニルを使用した研究が 1 件，ブピバカインを補うためにフェンタニルを使用した研究，トラマドールを使用した研究が各 1 件ありました。2 件の研究で，自己調節硬膜外麻酔が用いられました。3 件の研究で，脊髄くも膜下−硬膜外併用麻酔法が用いられました。対照

訳者注＊1：https://www.who.int/publications/i/item/9789241550215 の Web annex: Evidence base を参照。

群の内容は，鎮痛法不使用（4件の研究，637名の産婦），硬膜外麻酔不使用であるが他の鎮痛法（詳細は不明）を使用（2件の研究，190名の産婦），硬膜外麻酔使用群と不使用群両方への薬剤を使わない産痛緩和法による継続的支援（1件の研究，70名の産婦）でした。

母親のアウトカム

産痛緩和：鎮痛法不使用の場合と比較して，硬膜外麻酔の使用が，分娩期の痛みのスコアや痛みの強さ，または鎮痛法追加のニーズを減少させるかどうかは，これらのアウトカム全てのエビデンスの確実性が非常に低いため，明らかではありません。

分娩様式：確実性が中程度のエビデンスによると，硬膜外麻酔の使用は，鎮痛法不使用の場合と比べ，帝王切開となる産婦の数を恐らく減らします（5件の研究，578名の産婦，相対リスク0.46，95%信頼区間0.23〜0.90）。エビデンスの確実性が非常に低いため，硬膜外麻酔が器械分娩に影響を及ぼすかどうかは明らかではありません。

分娩所要時間：硬膜外麻酔の使用がプラセボの場合と比べて，分娩第1期あるいは第2期の所要時間に差を生じるかどうかは，エビデンスの確実性が非常に低いため，明らかではありません。

陣痛促進：確実性が低いエビデンスによると，産婦が陣痛促進剤の投与を受けるかどうかに対して硬膜外麻酔が与える差は，些少か皆無かもしれません（3件の研究，415名の産婦，相対リスク0.89，95%信頼区間0.63〜1.24）。

出産体験：1件の研究から得られた確実性が低いエビデンスによると，硬膜外麻酔は，産痛緩和について「満足した」，あるいは「とても満足した」と回答する産婦の割合を増やすかもしれません（70名の産婦，相対リスク1.32，95%信頼区間1.05〜1.65）。不使用時と比べて，硬膜外麻酔使用が産婦の出産時のコントロール不全感に影響を及ぼすかどうかは，エビデンスの確実性が非常に低いため，明らかではありません。

副作用：プラセボあるいは硬膜外麻酔不使用の場合と比べて，硬膜外麻酔が低血圧，嘔吐，発熱，眠気，尿閉に影響を及ぼすかどうかについてのレビューのエビデンスは，非常に不確実です。

胎児・新生児のアウトカム

周産期の低酸素・虚血：硬膜外麻酔が，出生5分後のアプガースコア7点未満の児の数に影響を及ぼすかどうかは，エビデンスの確実性が非常に低いため，明らかではありません。

長期的なアウトカム：報告なし。

母子の相互作用と母乳育児：報告なし。

価値

　分娩期ケアを受けている産婦にとって大切なことは何かを調べた質的研究のレビュー結果によると，ほとんどの産婦，特に初産婦は，出産に対して不安を抱いており（確実性が高いエビデンス），背景や状況によっては，痛みを緩和する介入を喜んで受け入れるかもしれません（確実性が低いエビデンス）[23]。介入が検討されている場合，産婦はその介入の特徴について知らされることを望み，可能であれば自分で選びたいと思っています（確実性が高いエビデンス）。

　産痛緩和のために硬膜外麻酔をリクエストした産婦の体験に関する質的研究（高所得国で実施された研究のみ）のレビューでは，その使用により産痛が効果的に緩和される場合に，産婦は硬膜外麻酔を希望または評価し，硬膜外麻酔のおかげで出産をコントロールし続けることができたと評価することが強調されています（確実性が中程度のエビデンス）[126]。しかし，硬膜外に注射する際の痛みや合併症の可能性を恐れる女性もいます。また，提供された産痛緩和法が実際に効果があったかどうかは，意見が分かれていました（確実性が低いエビデンス）。硬膜外麻酔のおかげで，ポジティブな出産体験ができたと感じている産婦もいます（確実性が中程度のエビデンス）。産婦は，産痛緩和法として硬膜外麻酔を選択できる機会があることが大切だと考え，また，産痛緩和についての本人の決断を専門家や家族が支持してくれることが大切だと考えています（確実性が低いエビデンス）。

■表 3.33　硬膜外麻酔に必要な主な資源要件

資源（リソース）	内容
スタッフ	■ 麻酔科医，あるいは硬膜外麻酔の挿入と管理について訓練を受けた専門性の高い医療従事者 ■ 産科医，あるいは器械分娩について訓練を受けた専門性の高い医療従事者
研修	■ 専門的な医療研修が必要
消耗品	■ 輸液，滅菌パック（手袋，ガウン，帽子，マスク，滅菌ドレープを含む），硬膜外麻酔の挿入キット，末梢静脈カテーテル，蘇生に必要な薬剤，酸素
機器と設備	■ 点滴スタンド，輸液ポンプ，蘇生装置一式
時間	■ 硬膜外麻酔を投与するのに要する時間 ■ 出産中と産後の母子の副作用のモニタリングに必要な時間
指導と モニタリング	■ 専門的な指導とモニタリング ■ 硬膜外麻酔に関連する合併症には，麻酔科医や産科医（器械分娩が必要な場合）による専門的な指導と管理が必要

備考

レビューに含まれた硬膜外麻酔の使用に関する質的研究は全て，高所得国で実施されました。6 件の研究は米国で実施されました。それらの研究では，この産痛緩和法に関連するアウトカムへの産婦の評価に影響するかもしれない介入（陣痛促進，陣痛誘発，その他）を産婦が受けたかどうかは確認することができませんでした。

文化によっては，産婦が，産痛は出産に不可欠なものと認識し，痛みや不快感を表出することは弱さの表れだと捉えているかもしれません。さらに，硬膜外麻酔の使用を，出産中のコントロール感覚に悪影響を及ぼす介入と見なす産婦もいるかもしれません。

資源（リソース）

最近行われたレビューの中には，コストや費用対効果に関するものはありませんでした。しかし，硬膜外麻酔の費用対効果をオピオイドと比較した 2002 年の米国でのレビューでは，産痛緩和のために硬膜外麻酔を使用するコストの方がオピオイドよりも高いと示唆しています[127]。そのレビューでは，病院での経腟分娩の平均コストが 3,117 米ドルで，硬膜外麻酔を提供した場合の増加コストは 338 米ドルと推定されました（1998 年当時の価格）。その増加分は主に医療従事者のコストによるもので（推定 238 米ドル），合併症があるとその分のコストが増加しました（推定 120 米ドル）。硬膜外麻酔のコストとして，オピオイドと比べた場合，以下の増加が推定されました。器械分娩（14％ vs. 10％），発熱（24％ vs. 6％），オキシトシンによる陣痛促進（45％ vs. 35％），尿閉（2.7％ vs. 0.13％），硬膜穿刺後頭痛（1.5％ vs. 0％），治療を必要とする低血圧症（30％ vs. 0％），分娩所要時間の延長（分娩第 1 期で 7 時間 vs. 6 時間，分娩第 2 期で 1.75 時間 vs. 1.5 時間）。この他に，発症頻度の低い合併症の増加も推定されました。オピオイドによる鎮痛のコストとして，オピオイドを投与された産婦の呼吸抑制の発生率（14％ vs. 2％），呼吸抑制による新生児蘇生の実施率（4.5％ vs. 0.5％），瘙痒症の発生率（14％ vs. 12％）の上昇が推定されました。帝王切開率は，硬膜外麻酔を使用した場合とオピオイドを使用した場合とで同率であると推定されました（20％）。

備考

他の研究の結果が示唆するところによると，出産 1 件あたりのコストは，硬膜外麻酔を使用した場合，かなり上昇します[128,129]。例えばオーストラリアのある研究では，硬膜外麻酔を使用しただけで，医療施設の種類によっては出産の平均コス

トが最大36%増加することが示されました[129]。公立の医療施設で初産婦が出産する場合，硬膜外麻酔の使用によって出産のコストは20%増加し，陣痛促進が併用された場合のコストは，さらに24%増加しました（すなわち，合計で44%増加）。オランダの研究では，硬膜外麻酔を慣例的に全例に行った場合と，リクエストがあった場合のみに行った場合を比較しました。その研究結果によると，硬膜外麻酔の慣例的使用では，投薬コストの増加，入院の長期化，帝王切開と器械分娩の増加により，出産費用が322ユーロ（60～355ユーロ）増加しました[130]。

硬膜外麻酔の投与とモニタリングや，器械分娩の実施ができる医療従事者が必要になることが，恐らく硬膜外麻酔の主なコスト要素です。このオランダの研究では，処置そのものにかかるコストは，硬膜外麻酔（122ユーロ）の方が，オピオイド（15ユーロ）よりもずっと高いことが示されました。

多くの状況において，硬膜外麻酔を使用した産婦は助産師主導の出産ユニットでは管理ができず，より高次の医療レベル（病院の産科ユニットなど）で管理されるので，ベッド代もより高額になるでしょう。硬膜外麻酔を使用すると，分娩所要時間と産後の経過観察時間が長くなる可能性があるため，分娩病棟での滞在時間も長くなる恐れがあります。

公正性

硬膜外麻酔による産痛緩和が公正性に及ぼす影響について，直接的なエビデンスは見つかりませんでした。施設出産の促進因子と阻害因子のレビューから得られた間接的なエビデンスによると，「ネグレクトやケア提供の遅れ」[*2]は，恐らく施設出産の阻害因子として作用します（確実性が中程度のエビデンス）[8]。そのようなネグレクトや遅れは，産痛管理にも当てはまるかもしれません。

さらに，このレビューが強調するのは，低・中所得国では多くの産婦が「なじみがなく，不快な」出産ケア[*3]を恐れ，それが施設出産の阻害因子となることです（確実性が高いエビデンス）[8]。硬膜外への注射や他のタイプの注射を，なじみがなく，不快なことと見なす産婦もいるかもしれません。

備考

『WHOの不平等に関する報告2015』は，専門技能を持つ分娩介助者の普及には，依然として大きな格差があると結論付けました[33]。産痛緩和を目的とした硬膜外麻酔は一般に高所得国と，低・中所得国の社会的に有利な立場の産婦に利用されています。硬膜外麻酔の実施には多くの資源が必要なため，国内での利用可能性は，多くの場合，施設間でばらつきがあります。例えば農村部では，産婦が費用を負担できず，また施設に専門性もないので，多くの場合，利用することができません[127]。米国で実施された1件の研究の限定的な結果が示唆するところによると，産婦の社会人口学的特性によって，硬膜外麻酔にどのくらいアクセスできるか，硬膜外麻酔についての意思決定にどのくらい参加できるかが異なるかもしれません[131]。

社会的に不利な立場の産婦に効果的で適時な産痛緩和を提供すれば，分娩期ケアにおける不平等を直接的に是正することに役立つかもしれません。また，上述したエビデンスに基づけば，社会的により不利な立場の産婦に施設で出産するよう奨励することで，公正性を間接的にも是正するかもしれません。しかし，特に低・中所得国では，硬膜外麻酔をなじみがなく，不快な実践と見なす女性がいるかもしれません。特に，陣痛や出産は自然なプロセスであり，介入を要さないものだと考える女性や，伝統的な産痛管理のアプローチを好むような女性にとっては，硬膜外麻酔が施設分

訳者注＊2：女性が医療施設に到着後，ケアを受けられるまでに時間がかかったり，医療従事者が，女性のニーズにすぐ対応しなかったり，分娩進行に関して女性や家族ときちんとコミュニケーションをとらなかったりすること。
訳者注＊3：砕石位での出産や，頻回あるいは強い内診など。

娩の阻害因子となるかもしれません。

　産痛に対する医療従事者と産婦の考え方が変わり，陣痛に対する医療行為が減ることで，女性は自分にもともと備わっている出産能力を再発見するようエンパワーされる可能性があり[132]，それによって資源の豊富な環境における硬膜外麻酔の使用が減るので，公正性にプラスの影響があるかもしれない，という議論もあります。

受け入れやすさ

　硬膜外麻酔を使用した産婦の体験について調べた質的研究の系統的レビューによると，その見解にはばらつきがありました[126]。硬膜外麻酔の利用可能性や，女性のもともとの受け止め方が見解に影響を与えました（確実性が中程度のエビデンス）。硬膜外麻酔によって，分娩を無痛なものにしたい，分娩中の痛みへの恐怖を軽減したい，分娩をコントロールし続けたい，という望みを前もって表明した産婦もいました（確実性が中程度のエビデンス）。一方，痛みの強さに圧倒されたり，出産中のコントロール感覚を失いそうになったとき，最終手段として硬膜外麻酔を求めた産婦もいました（確実性が低いエビデンス）。

　エビデンスが示すところによると，硬膜外麻酔によって産婦がリラックスしたり，活力を回復・一新したり，コントロール感覚を持ったりすることで，ポジティブな出産を体験しやすくなる可能性があります（確実性が中程度のエビデンス）。しかし，硬膜外麻酔の使用を決める際に医療従事者のサポートを受けたと感じた産婦もいれば，（医療従事者によって，あるいは産前教育や家族のメッセージを通じて）硬膜外麻酔を使用するよう圧力をかけられた，あるいは説得されたと感じた産婦もいました（確実性が低いエビデンス）。

　硬膜外麻酔を使用すると決めた産婦の中には，その処置や，自分自身や児への潜在的なリスクに対して恐れを抱いた産婦もいました（確実性が低いエビデンス）。彼女たちは，注射針の穿刺による痛みやその他の合併症など，負の生理的作用を体験していました（確実性が低いエビデンス）。また，児から切り離されたように感じ，葛藤，自責の念，失望，挫折感などのさまざまなネガティブな感情を体験した産婦もいました（確実性が低いエビデンス）。硬膜外麻酔の開始後に動きを制限されたと報告した女性もいました（確実性が低いエビデンス）。

　硬膜外麻酔によってもたらされた痛みの緩和が効果的だったと考える産婦もいましたが，全ての産婦がそうではありませんでした（確実性が低いエビデンス）。効果がなかったと感じた原因は，麻酔をしていても痛みが続いたり，突然痛みが起こったり，硬膜外麻酔を行うタイミングのため（例：開始が遅すぎて麻酔が効かなかった）でした。

　上記とは別の，出産についての産婦と医療従事者の体験を調べた質的系統的レビューでは，硬膜外麻酔についての医療従事者の見解も取り上げていました[26]。しかし，エビデンスの確実性は非常に低いものでした。そのエビデンスによると，硬膜外麻酔は助産哲学と矛盾すると感じ，副作用や児との分離やさらなる介入の可能性と結び付けて考えている助産師もいると示唆しています。さらにエビデンスによると，もし硬膜外麻酔を行うなら，初産婦あるいは異常な陣痛を経験している産婦に行うのがより適しているだろうと信じている医療従事者もいることが示唆されています。

備考

　硬膜外麻酔に関する質的研究のレビュー結果は全て，硬膜外麻酔が一般的である高所得国で実施された研究によるものです[26,126]。

実行可能性

　出産についての産婦と医療者の体験を調べた質的研究の系統的レビューの結果によると，高所得国の医療従事者の中には，業務量の多さと産婦に支援的なケアの選択肢を提供する時間のなさを理由に，産婦に硬膜外麻酔の使用を勧める者もいるかもしれません（確実性が非常に低いエビデンス）[26]。

　別の質的研究の系統的レビューの中には，硬膜外麻酔の効果を感じられなかったという産婦の報告がいくつかありましたが[126]，硬膜外麻酔を開始するタイミングが遅かったことがその一因であ

り（確実性が低いエビデンス），硬膜外麻酔の実施にかかる資源の確保や管理に課題がある可能性を示唆しています。

備考

　質的レビューでの硬膜外麻酔に関する結果は全て，硬膜外麻酔が普及している高所得国で得られたものでした[26,126]。硬膜外麻酔がそれほど普及していない，資源の少ない環境では，財政面の影響や研修の追加を考慮しなければならない可能性があるため，硬膜外麻酔の実行可能性に負の影響を及ぼすかもしれません。

■表 3.34　判断のまとめ：硬膜外麻酔使用の場合とプラセボ使用あるいは硬膜外麻酔不使用の場合との比較

望ましい効果が得られるかどうか	不明	多岐		些少	小さい(○)	中程度	大きい
望ましくない効果が起こるかどうか	不明(○)	多岐		大きい	中程度	小さい	些少
エビデンスの確実性	該当する研究なし			とても低い(○)	低い	中程度	高い
価値				重大な不確実性やばらつきがある	重大な不確実性やばらつきが恐らくある	重大な不確実性やばらつきが恐らくない	重大な不確実性やばらつきがない
効果のバランス	不明	多岐	オピオイド使用か硬膜外麻酔不使用の方がよい	オピオイド使用か硬膜外麻酔不使用の方が恐らくよい	硬膜外麻酔使用も不使用もどちらも変わらない	硬膜外麻酔使用の方が恐らくよい(○)	硬膜外麻酔使用の方がよい
必要な資源（リソース）	不明	多岐	多大なコスト(○)	中等度のコスト	コストも費用削減も無視できる程度	中等度の費用削減	相当の費用削減
必要な資源（リソース）についてのエビデンスの確実性	該当する研究なし			とても低い	低い(○)	中程度	高い
費用対効果	不明	多岐	硬膜外麻酔不使用の方が優れている	硬膜外麻酔不使用の方が恐らく優れている(○)	硬膜外麻酔使用も不使用もどちらも変わらない	硬膜外麻酔使用の方が恐らく優れている	硬膜外麻酔使用の方が優れている
公正性	不明	多岐	低下する	恐らく低下する(○)	恐らく変化しない	恐らく向上する	向上する
受け入れやすさ	不明	多岐(○)		なし	恐らくあり	恐らくあり	あり
実行可能性	不明	多岐(○)		なし	恐らくあり	恐らくあり	あり

比較 2：硬膜外麻酔と非経口オピオイドの比較

計 10,835 名の産婦を対象にした 35 件の研究を用いて，硬膜外麻酔使用とオピオイド使用の場合とを比較しました[125]。これらの研究は，カナダ（3 件），中国（2 件），エジプト（2 件），フィンランド（2 件），インド（2 件），イスラエル（2 件），オランダ（3 件），英国（2 件），米国（10 件），デンマーク，フランス，イラン，クウェート，マレーシア，ノルウェー，スウェーデン（各 1 件）の病院で実施されました。各研究のサンプル数は，50 名未満から 1,000 名以上とかなりの幅がありました。1990～2000 年の間に 11 件，2000～2010 年の間に 6 件，2010～2013 年の間に 3 件の研究が実施され，14 件は実施時期が示されていませんでした。

ほとんどの研究において，報告のある場合には，硬膜外麻酔にブピバカインあるいはレボブピバカインを使用していました。ブピバカインを補うために，10 件の研究でフェンタニル，1 件の研究でトラマドールを使用していました。レボブピバカインを補うためにフェンタニルを使用した研究が 1 件ありました。脊髄くも膜下-硬膜外併用麻酔法を用いた研究は 4 件のみでした。3 件の研究では，分娩第 2 期に硬膜外麻酔の使用を中止しました。比較に用いられたオピオイドには，ペチジン（17 件の研究，6,889 名の産婦），ブトルファノール（1 件の研究，100 名の産婦），フェンタニル（3 件の研究，447 名の産婦），レミフェンタニル（9 件の研究，3,462 名の産婦）が含まれており，それ以外の研究では他のオピオイドが用いられました。オピオイドの投与経路は，19 件の研究が自己調節静脈内麻酔，10 件の研究が静脈内注射，5 件の研究が筋肉内注射でした（1 件の研究が投与経路不明）。

母親のアウトカム

産痛緩和：確実性が低いエビデンスによると，オピオイドと比べて硬膜外麻酔の方が痛みのスコアを下げるかもしれません（5 件の研究，1,133 名の産婦，標準化平均差 −2.64，95% 信頼区間 −4.56～

−0.73。硬膜外麻酔の方がオピオイドの場合より，10 点満点で平均約 3 点低かった）。確実性が低いエビデンスによると，硬膜外麻酔を使用した産婦の方がオピオイドを使用した産婦よりも，産痛緩和の程度を「素晴らしい」あるいは「とてもよい」と評価する人が多くなるかもしれません（7 件の研究，1,911 名の産婦，相対リスク 1.47，95% 信頼区間 1.03～2.08）。確実性が低いエビデンスによると，硬膜外麻酔は追加の鎮痛の必要性を減らすかもしれません（16 件の研究，5,099 名の産婦，相対リスク 0.10，95% 信頼区間 0.04～0.25）。

分娩様式：確実性が低いエビデンスによると，硬膜外麻酔は器械分娩の割合を増加させるかもしれません。オピオイド使用群での器械分娩は 9.6% でしたが，硬膜外麻酔使用群では 13.2% でした（31 件の研究，10,343 名の産婦，相対リスク 1.43，95% 信頼区間 1.29～1.59）。確実性が中程度のエビデンスによると，硬膜外麻酔によって帝王切開となる女性の数に生じる差は，恐らく些少か皆無です（34 件の研究，10,745 名の産婦，相対リスク 1.07，95% 信頼区間 0.97～1.19）。

分娩所要時間：確実性が中程度のエビデンスによると，オピオイドを使用した場合と比較して，硬膜外麻酔を使用した産婦は，分娩第 1 期の長さが恐らく約 30 分長くなります（10 件の研究，2,654 名の産婦，平均差 29.79 分，95% 信頼区間 12.79～46.79）。確実性が低いエビデンスによると，分娩第 2 期の長さは，約 15 分長くなるかもしれません（平均差 14.96，95% 信頼区間 8.96～20.96）。

陣痛促進：確実性の低いエビデンスによると，オピオイドと比較して，硬膜外麻酔の使用で，オキシトシンによる陣痛促進が増加するかもしれません（20 件の研究，8,746 名の産婦，相対リスク 1.11，95% 信頼区間 1.01～1.22）。

出産体験：1 件の研究から得られた確実性が低いエビデンスによると，出産時における産婦のコントロール不全感（334 名の産婦，相対リスク 1.17，95% 信頼区間 0.62～2.21）や，出産体験について「満足している」「とても満足している」と答える女性の数において，硬膜外麻酔によって生じる差は，些少か皆無かもしれません（332 名の産婦，相

対リスク 0.95，95％信頼区間 0.87～1.03）。

副作用：確実性が低いエビデンスによると，低血圧を報告した女性の数には研究間でかなりの幅がありましたが，硬膜外麻酔の方が低血圧を生じる可能性を高めるかもしれません（10件の研究，4,212名の産婦，相対リスク 11.34，95％信頼区間 1.89～67.95）。確実性が中程度のエビデンスによると，オピオイドと比較して硬膜外麻酔は，酸素投与を必要とする呼吸抑制のリスク減少に，恐らく関係しています（5件の研究，2,031名の産婦，相対リスク 0.23，95％信頼区間 0.05～0.97）。オピオイドと比較して，硬膜外麻酔が吐き気，嘔吐や母親の眠気を減らすかどうかは，エビデンスの確実性が非常に低いため明らかではありません。確実性が低いエビデンスによると，硬膜外麻酔の方が発熱（38℃より高い熱）を増やすかもしれません（10件の研究，4,671名の産婦，相対リスク 2.60，95％信頼区間 1.82～3.73）。確実性が中程度のエビデンスによると，オピオイドと比較して，硬膜外麻酔の方が，恐らく尿閉のリスクを高めます（4件の研究，343名の産婦，相対リスク 9.20，95％信頼区間 2.28～37.11）。

胎児・新生児のアウトカム

周産期の低酸素・虚血：確実性が低いエビデンスによると，出生5分後のアプガースコア7点未満に対して生じる影響の差は些少か皆無かもしれません（23件の研究，9,147名の児，相対リスク 0.80，95％信頼区間 0.58～1.10）。確実性が中程度のエビデンスによると，オピオイドと比較して，硬膜外麻酔を使用した場合の方が，臍帯動脈血 pH が 7.2 未満の新生児の数は恐らく少ないといえます（8件の研究，4,783名の児，相対リスク 0.81，95％信頼区間 0.69～0.94）。しかし，確実性が低いエビデンスが示唆するところによると，臍帯動脈血 pH が 7.15 未満で比較したときは，両群[*4]の差は些少か皆無でした（3件の研究，480名の児，相対リスク 1.17，95％信頼区間 0.64～

2.14）。確実性が中程度のエビデンスによると，硬膜外麻酔を使用した母親の児は，オピオイドを使用した母親の児よりも，ナロキソン[*5]を投与する可能性が恐らく低くなります（10件の研究，2,645名の児，相対リスク 0.15，95％信頼区間 0.10～0.23）。

長期的な児のアウトカム：報告なし。

母子の相互作用と母乳育児：報告なし。

価値

分娩期ケアを受けている産婦にとって大切なことは何かを調べた質的研究のレビュー結果によると，ほとんどの産婦，特に初産婦は，出産に対して不安を抱いており（確実性が高いエビデンス），背景や状況によっては，痛みを緩和する介入を喜んで受け入れるかもしれません（確実性が低いエビデンス）[23]。介入が検討されている場合，産婦はその介入の特徴について知らされることを望み，可能であれば自分で選びたいと思っています（確実性が高いエビデンス）。

出産中の産婦の体験に関する質的研究のレビュー（高所得国でのエビデンスのみ）では，硬膜外麻酔の使用により産痛が有効に緩和される場合に，産婦は硬膜外麻酔を希望または評価し，硬膜外麻酔のおかげで出産をコントロールし続けることができたと評価することが強調されています（確実性が中程度のエビデンス）[26]。しかし，硬膜外に注射する際の痛みや合併症の可能性を恐れる女性もいます。また，提供された産痛緩和法が実際に効果があったかどうかは，見解が分かれていました（確実性が低いエビデンス）。硬膜外麻酔のおかげで，ポジティブな出産体験ができたと感じている産婦もいます（確実性が中程度のエビデンス）。

産婦は，産痛緩和法として硬膜外麻酔を選択できる機会があることが大切だと考え，また，産痛緩和についての本人の決断を専門家や家族が支持してくれることが大切だと考えています（確実性が低いエビデンス）。

訳者注＊4：オピオイド群と硬膜外麻酔群。
訳者注＊5：呼吸抑制を回復させる薬剤。

■表 3.35　硬膜外麻酔とオピオイドの使用に必要な主な資源要件

資源（リソース）	内容
スタッフ	■ 硬膜外麻酔：麻酔科医，あるいは硬膜外麻酔の挿入と管理について訓練を受けた専門性の高い医療従事者と，訓練を受けたスタッフ，例えば，硬膜外麻酔を使用している女性のモニタリングについて訓練を受けた看護師 ■ オピオイド：通常，オピオイドの処方には医師が必要（国や状況によって異なる）。しかし，助産師あるいは看護師のようなスタッフによるオピオイドの投与は可能
研修	■ 硬膜外麻酔：専門的な医療研修が必要 ■ オピオイド：投与はかなり容易
消耗品	■ 硬膜外麻酔：輸液，減菌パック（手袋，ガウン，帽子，マスク，減菌ドレープを含む），硬膜外麻酔の挿入キット，皮膚用消毒薬，（末梢）静脈カテーテル，蘇生に必要な薬剤，酸素 ■ オピオイド：薬剤（例：ペチジン），注射針，注射器，（末梢）静脈カテーテル（任意），皮膚用消毒薬，酸素，蘇生に必要な薬剤
機器と設備	■ 硬膜外麻酔：点滴スタンド，輸液ポンプ，酸素，蘇生装置一式 ■ オピオイド：酸素，蘇生装置一式
時間	■ 硬膜外麻酔の投与・モニタリングにスタッフが要する時間は，オピオイドの場合よりもかなり長い
指導とモニタリング	■ 硬膜外麻酔とオピオイドはどちらも指導とモニタリングが必要 ■ 硬膜外麻酔に関連する合併症には通常，麻酔科医や産科医（器械分娩が必要な場合）のような専門家による指導と管理が必要

備考

　レビューに含まれた硬膜外麻酔の使用に関する質的研究は全て，高所得国で実施されました。6 件の研究は米国で実施されました。それらの研究では，この産痛緩和法に関連するアウトカムへの産婦の評価に影響するかもしれない介入（陣痛促進，陣痛誘発，その他）を産婦が受けたかどうかは確認することができませんでした。

　文化によっては，産婦が，産痛は出産に不可欠なものと認識し，痛みや不快感を表出することは弱さの表れだと捉えているかもしれません。さらに，硬膜外麻酔の使用を，出産中のコントロール感覚に悪影響を及ぼす介入と見なす産婦もいるかもしれません。

資源（リソース）

　最近行われたレビューの中には，コストや費用対効果に関するものはありませんでした。しかし，硬膜外麻酔の費用対効果をオピオイドと比較した 2002 年の米国のレビューでは，産痛緩和の

ために硬膜外麻酔を使用するコストの方がオピオイドよりも高いと示唆しています[127]。そのレビューでは，病院での経腟分娩の平均コストが 3,117 米ドルで，硬膜外麻酔を提供した場合の増加コストは 338 米ドルと推定されました（1998 年当時の価格）。その増加分は主に医療従事者のコストによるもので（推定 238 米ドル），合併症があるとその分のコストが増加しました（推定 120 米ドル）。硬膜外麻酔のコストとして，オピオイドと比べた場合，以下の増加が推定されました。器械分娩（14% vs. 10%），発熱（24% vs. 6%），オキシトシンによる陣痛促進（45% vs. 35%），尿閉（2.7% vs. 0.13%），硬膜穿刺後頭痛（1.5% vs. 0%），治療を必要とする低血圧症（30% vs. 0%），分娩所要時間の延長（分娩第 1 期で 7 時間 vs. 6 時間，分娩第 2 期で 1.75 時間 vs. 1.5 時間）。この他に，発症頻度の低い合併症の増加も推定されました。オピオイドによる鎮痛のコストとして，オピオイドを投与された産婦の呼吸抑制の発生率（14% vs. 2%），呼吸抑制による新生児蘇生の実施率（4.5% vs. 0.5%），瘙痒症の発生率（14% vs.

12％）の上昇が推定されました。帝王切開率は，硬膜外麻酔を使用した場合とオピオイドを使用した場合とで同率であると推定されました（20％）。

備考

他の研究の結果が示唆するところによると，出産1件あたりのコストは，硬膜外麻酔を使用した場合，かなり上昇します[128,129]。例えばオーストラリアのある研究では，硬膜外麻酔を使用しただけで，医療施設の種類によっては出産の平均コストが最大36％増加することが示されました[129]。公立の医療施設で初産婦が出産する場合，硬膜外麻酔の使用によって出産のコストは20％増加し，陣痛促進が併用された場合のコストは，さらに24％増加しました（すなわち，合計で44％増加）。オランダの研究では，硬膜外麻酔を慣例的に全例に行った場合と，リクエストがあった場合のみに行った場合を比較しました。その研究結果によると，硬膜外麻酔の慣例的使用では，投薬コストの増加，入院の長期化，帝王切開と器械分娩の増加により，出産費用が322ユーロ（60〜355ユーロ）増加しました[130]。

硬膜外麻酔の投与とモニタリングや，器械分娩の実施ができる医療従事者が必要になることが，恐らく硬膜外麻酔の主なコスト要素です。このオランダの研究では，処置そのものにかかるコストは，硬膜外麻酔（122ユーロ）の方が，オピオイド（15ユーロ）よりもずっと高いことが示されました。

多くの状況において，硬膜外麻酔を使用した産婦は助産師主導の出産ユニットでは管理ができず，より高次の医療レベル（病院の産科ユニットなど）で管理されるので，ベッド代もより高額になるでしょう。硬膜外麻酔を使用すると，分娩所要時間と産後の経過観察時間が長くなる可能性があるため，分娩病棟での滞在時間も長くなる傾向があります。

公正性

硬膜外麻酔による産痛緩和が公正性に及ぼす影響について，直接的なエビデンスは見つかりませんでした。

施設出産の促進因子と阻害因子のレビューから得られた間接的なエビデンスによると，「ネグレクトやケア提供の遅れ」は，恐らく施設出産の阻害因子として作用します（確実性が中程度のエビデンス）[8]。そのようなネグレクトや遅れは，産痛管理にも当てはまるかもしれません。

さらに，このレビューが強調するのは，低・中所得国では多くの産婦が「なじみがなく，不快な」出産ケアを恐れ，それが施設出産の阻害因子となることです（確実性が高いエビデンス）[8]。硬膜外への注射や他のタイプの注射をなじみがなく，不快なことと見なす産婦もいるかもしれません。

備考

『WHOの不平等に関する報告2015』は，専門技能を持つ分娩介助者の普及には，依然として大きな格差があると結論付けました[33]。産痛緩和を目的とした硬膜外麻酔は一般に高所得国と，低・中所得国の社会的に有利な立場の産婦に利用されています。硬膜外麻酔の実施には多くの資源が必要なため，国内での利用可能性は，多くの場合，施設間でばらつきがあります。例えば農村部では，産婦が費用を負担できず，また施設に専門性もないので，多くの場合，利用することができません[127]。米国で実施された1件の研究の限定的な結果が示唆するところによると，産婦の社会人口学的特性によって，硬膜外麻酔にどのくらいアクセスできるか，硬膜外麻酔についての意思決定にどのくらい参加できるかが異なるかもしれません[131]。

社会的に不利な立場の産婦に効果的で適時な産痛緩和を提供すれば，分娩期ケアにおける不平等を直接的に是正できるかもしれません。また，上述したエビデンスに基づけば，社会的により不利な立場の産婦に施設で出産するよう奨励することで，公正性を間接的にも是正するかもしれません。しかし，低・中所得国では，硬膜外麻酔をなじみがなく，不快な実践と見なす女性がいるかもしれません。特に陣痛や出産は自然なプロセスであり，介入を要さないものだと考える女性や，伝統的な産痛管理のアプローチを好むような女性に

とっては，硬膜外麻酔が施設分娩の阻害因子となるかもしれません。

産痛に対する医療従事者と産婦の考え方が変わり，陣痛に対する医療行為が減れば，女性は自分にもともと備わっている出産能力を再発見するようエンパワーされる可能性があり[132]，それによって資源の豊富な環境における硬膜外麻酔の使用が減るので，公正性にプラスの影響があるかもしれない，という議論もあります。

受け入れやすさ

硬膜外麻酔を使用した産婦の体験について調べた質的研究の系統的レビューによると，その見解にはばらつきがありました[126]。硬膜外麻酔の利用可能性や，女性のもともとの受け止め方が見解に影響を与えました（確実性が中程度のエビデンス）。硬膜外麻酔によって，分娩を無痛なものにしたい，分娩中の痛みへの恐怖を軽減したい，分娩をコントロールし続けたい，という望みを前もって表明した産婦もいました（確実性が中程度のエビデンス）。一方，痛みの強さに圧倒されたり，出産中のコントロール感覚を失いそうになったとき，最終手段として硬膜外麻酔を求めた産婦もいました（確実性が低いエビデンス）。

エビデンスが示すところによると，硬膜外麻酔によって産婦がリラックスしたり，活力を回復・一新したり，コントロール感覚を持ったりすることで，ポジティブな出産を体験しやすくなる可能性があります（確実性が中程度のエビデンス）。しかし，硬膜外麻酔の使用を決める際に医療従事者のサポートを受けたと感じた産婦もいれば，（医療従事者によって，あるいは産前教育や家族のメッセージを通じて）硬膜外麻酔を使用するよう圧力をかけられた，あるいは説得されたと感じた産婦もいました（確実性が低いエビデンス）。

硬膜外麻酔を使用すると決めた産婦の中には，その処置や，自分自身や児への潜在的なリスクに対して恐れを抱いた産婦もいました（確実性が低いエビデンス）。彼女たちは，注射針の穿刺による痛みやその他の合併症など，負の生理的作用を体験していました（確実性が低いエビデンス）。また，児から切り離されたように感じ，葛藤，自責の念，失望，挫折感などのさまざまなネガティブな感情を体験した産婦もいました（確実性が低いエビデンス）。硬膜外麻酔の開始後に動きを制限されたと報告した産婦もいました（確実性が低いエビデンス）。

硬膜外麻酔によってもたらされた痛みの緩和が効果的だったと考える産婦もいましたが，全ての産婦がそうではありませんでした（確実性が低いエビデンス）。効果がなかったと感じた原因は，麻酔をしていても痛みが続いたり，突然痛みが起こったり，硬膜外麻酔を行うタイミングのため（例：開始が遅すぎて麻酔が効かなかった）でした。

上記とは別の，出産についての産婦と医療従事者の体験を調べた質的系統的レビューでは，硬膜外麻酔についての医療従事者の見解も取り上げていました[26]。しかし，エビデンスの確実性は非常に低いものでした。そのエビデンスによると，硬膜外麻酔は助産哲学と矛盾すると感じ，副作用や児との分離やさらなる介入の可能性と結び付けて考えている助産師もいると示唆しています。さらにエビデンスによると，もし硬膜外麻酔を行うなら，初産婦あるいは異常な陣痛を経験している産婦に行うのがより適しているだろうと信じている医療従事者もいることが示唆されています。

備考

硬膜外麻酔に関する質的研究のレビュー結果は全て，硬膜外麻酔が一般的である高所得国で実施された研究によるものです[26,126]。

実行可能性

分娩期ケアの体験に関する質的研究の系統的レビューによると，高所得国の医療従事者の中には，業務量の多さと産婦に支援的なケアの選択肢を提供する時間のなさを理由に，産婦に硬膜外麻酔の使用を勧める者もいるかもしれません（確実性が非常に低いエビデンス）[26]。

別の系統的レビューの中には，硬膜外麻酔の効果を感じられなかったという産婦の報告がいくつかありましたが[126]，硬膜外麻酔を開始するタイ

ミングが遅かったことがその一因であり（確実性が低いエビデンス），硬膜外麻酔の実施にかかる資源の確保や管理に課題がある可能性を示唆しています。

備考

　質的レビューでの硬膜外麻酔に関する結果は全て，硬膜外麻酔が普及している高所得国で得られたものでした[26,126]。硬膜外麻酔がそれほど普及していない，資源の少ない環境では，財政面の影響や研修の追加を考慮しなければならない可能性があるため，硬膜外麻酔の実行可能性に負の影響を及ぼすかもしれません。

■表 3.36　判断のまとめ：硬膜外麻酔を使用する場合とオピオイドを使用する場合との比較

望ましい効果が得られるかどうか	不明	多岐		些少	小さい	中程度 ◯	大きい
望ましくない効果が起こるかどうか	不明	多岐		大きい	中程度 ◯	小さい	些少
エビデンスの確実性	該当する研究なし			とても低い	低い ◯	中程度	高い
価値				重大な不確実性やばらつきがある	重大な不確実性やばらつきが恐らくある	重大な不確実性やばらつきが恐らくない	重大な不確実性やばらつきがない
効果のバランス	不明	多岐	オピオイド使用の方がよい	オピオイド使用の方が恐らくよい	硬膜外麻酔使用もオピオイド使用もどちらも変わらない	硬膜外麻酔使用の方が恐らくよい ◯	硬膜外麻酔使用の方がよい
必要な資源（リソース）	不明	多岐	多大なコスト ◯	中等度のコスト	コストも費用削減も無視できる程度	中等度の費用削減	相当の費用削減
必要な資源（リソース）についてのエビデンスの確実性	該当する研究なし			とても低い	低い ◯	中程度	高い
費用対効果	不明	多岐	オピオイド使用の方が優れている	オピオイド使用の方が恐らく優れている ◯	硬膜外麻酔使用もオピオイド使用もどちらも変わらない	硬膜外麻酔使用の方が恐らく優れている	硬膜外麻酔使用の方が優れている
公正性	不明	多岐	低下する	恐らく低下する ◯	恐らく変化しない	恐らく向上する	向上する
受け入れやすさ	不明	多岐 ◯		なし	恐らくなし	恐らくあり	あり
実行可能性	不明	多岐 ◯		なし	恐らくなし	恐らくあり	あり

3.2.13　痛みの緩和を目的としたオピオイド系鎮痛薬の使用

RECOMMENDATION 推奨項目 20

推奨

健康な産婦が産痛緩和を求めた場合には，産婦の好みに合わせて，非経口オピオイド系鎮痛薬（フェンタニル，ジアモルヒネ，ペチジンなど）の使用を推奨する。

Remarks 注釈

- 多くの女性は何らかの方法による産痛緩和を歓迎し，複数の選択肢から選びたいと思っています。エビデンスによると，オピオイドには眠気，吐き気，嘔吐といった望ましくない副作用があるものの，一定の産痛緩和効果が恐らくあると示唆されています。
- ペチジンは，一般に入手しやすく，広く使用されていますが，短時間作用型のオピオイドよりも，望ましくない副作用を起こす傾向があるので，オピオイドの選択肢として好ましいものではありません。
- 使用前に医療者は，使用中の産婦の眠気，吐き気，嘔吐，児の呼吸抑制など，オピオイドに起こり得る副作用や，他の産痛緩和法の選択肢について，女性の相談にのるべきです。
- オピオイドの過剰投与は深刻な帰結をもたらす可能性があるため，医療者は確実に正しい量が投与されるよう注意することが重要です。
- ケアが行われる状況，ケアの提供方法やケア提供者の違いが，産婦の産痛緩和のニーズや，そのニーズに対し産婦がどんな選択をするかに，大きく影響するかもしれないということを，関係者は認識すべきです。
- ガイドライン作成グループは，現在または過去にオピオイド依存症の経験を持つ女性には，オピオイドではない産痛緩和法が望ましい，という合意に達しました。
- 医療者は，副作用が生じても対処できるように訓練される必要があります。また，オピオイドは乱用を防ぐために投与記録をつけて厳重に保管すべきであることを認識しなければいけません。

エビデンスの要約と考察

介入の効果（ウェブ上の EB 表 3.2.13 参照）*1

このエビデンスは，8,000 名以上の産婦を対象とした 61 件の研究データからなる，更新版コクラン系統的レビューによるものです[133]。これらの研究は，アルゼンチン，オーストリア，カナダ，中国，デンマーク，エジプト，ドイツ，香港特別行政区，インド，イラン，オランダ，ナイジェリア，ノルウェー，パキスタン，シンガポール，南アフリカ，スウェーデン，タイ，トルコ，英国および米国という，21 カ国の病院で実施されました。これらの研究は 1958〜2017 年に発表されました。このレビューで，分娩所要時間は報告されませんでした。

比較 1：非経口オピオイドとプラセボまたはオピオイド不使用の比較

無作為化比較試験の中でプラセボあるいは鎮痛薬不使用群と比較されたオピオイドには，ペチジン，ペンタゾシン，トラマドール，フェンタニルが含まれます。

比較 1.a.　ペチジン（筋肉内注射）とプラセボの比較

406 名の産婦を対象とした 4 件の研究で，ペチジン筋肉内注射とプラセボとしての生理食塩水が

訳者注＊1：https://www.who.int/publications/i/item/9789241550215 の Web annex: Evidence base を参照。

比較されました。これらの研究は，香港特別行政区，イラン（2件），南アフリカの病院で実施されました。各研究のサンプル数は 50～150 名の範囲でした。これらの研究は 1970～2014 年に発表されました。ペチジンの筋肉内注射の投与量は，2件の研究で 50 mg，他の 2件で 100 mg でした。追加投与の詳細は記述されていませんでした。全ての研究において，プラセボとして生理食塩水の筋肉内注射が使用されました。

母親のアウトカム

産痛緩和：確実性が低いエビデンスによると，ペチジン筋肉内注射は投与 30 分後の痛みのスコアを低下させるかもしれません（100 mm スケール上 40 mm の低下）（1件の研究，50 名の産婦，相対リスク 25.00，95％信頼区間 1.56～400.54）。同様に，確実性が低いエビデンスによると，ペチジンを投与された産婦はプラセボと比較して投与後 1時間の痛みの緩和について，「よい」または「まずまず」とより評価しやすいかもしれません（1件の研究，116 名の産婦，相対リスク 1.75，95％信頼区間 1.24～2.47）。確実性が低いエビデンスによると，ペチジン筋肉内注射は他の鎮痛薬の使用を減らすかもしれませんが（1件の研究，50 名の産婦，相対リスク 0.71，95％信頼区間 0.54～0.94），ペチジン筋肉内注射が硬膜外麻酔使用に与える効果のエビデンスの確実性は，非常に低いです。ペチジン筋肉内注射によって産痛緩和の満足度が改善するかどうかは，エビデンスの確実性が非常に低いため明らかではありません。

分娩様式：確実性が低いエビデンスによると，ペチジン筋肉内注射によって帝王切開率に生じる差は些少か皆無かもしれません（2件の研究，380 名の産婦，相対リスク 0.79，95％信頼区間 0.50～1.26）。器械分娩への影響のエビデンスの確実性は非常に低いです。

副作用：確実性が低いエビデンスによれば，ペチジン筋肉内注射は，産婦の出産中の眠気を増加させるかもしれません（2件の研究，166 名の産婦，相対リスク 4.67，95％信頼区間 2.43～8.95）。確実性が中程度のエビデンスによると，ペチジン筋

肉内注射はプラセボと比較して，吐き気や嘔吐を増やすと示唆されています（3件，406 名の産婦，相対リスク 1.90，95％信頼区間 1.06～3.40）。

出産体験，母子の相互作用，母乳育児：報告なし。

胎児・新生児のアウトカム

周産期の低酸素・虚血（アプガースコア 7点未満）：このエビデンスの確実性は非常に低いです。

長期的に有害な児のアウトカム：報告なし。

比較 1.b. ペチジン（静脈内注射）とプラセボの比較

240 名の女性を対象にエジプトで実施された 1件の研究では，ペチジン静脈内注射とプラセボが比較されました。

母親のアウトカム

産痛緩和：確実性が低いエビデンスによると，ペチジン静脈内注射は痛みのスコアを低下させるかもしれません（1件の研究，240 名の産婦，平均差 −4.1，95％信頼区間 −3.64～−4.56）。

分娩様式：器械分娩や帝王切開に与えた影響に関するエビデンスの確実性は，非常に低いです。

副作用：確実性が低いエビデンスによると，ペチジン静脈内注射により産婦の吐き気や嘔吐が増加するかもしれません（1件の研究，240 名の産婦，相対リスク 2.43，95％信頼区間 1.05～5.64）。他の副作用は報告されていません。

出産体験，母子の相互作用，母乳育児：報告なし。

胎児・新生児のアウトカム

周産期の低酸素・虚血：報告なし。

長期的な児のアウトカム：報告なし。

比較 1.c. ペンタゾシン（筋肉内注射）とプラセボの比較

150 名の産婦を対象にパキスタンで実施された 1件の 3群間比較研究では，ペンタゾシン（筋肉内注射，30 mg）と生理食塩水のプラセボが比較されました。この研究は 2016 年に発表されました。

母親のアウトカム

産痛緩和：確実性が低いエビデンスによると，ペンタゾシン筋肉内注射とプラセボを比較したとき，痛みのスコアに与える効果の差は些少か皆無かもしれません（1 件の研究，89 名の産婦，平均差 − 3.6，95％信頼区間 − 9.91〜2.71）。

分娩様式：確実性が低いエビデンスによると，ペンタゾシン筋肉内注射が帝王切開や器械分娩の実施率に与える差は，些少か皆無かもしれません（1 件の研究，89 名の産婦，帝王切開の相対リスク 0.89，95％信頼区間 0.24〜3.25，器械分娩の相対リスク 0.60，95％信頼区間 0.10〜3.39）。

副作用：この研究において，産婦の嘔吐の発生は報告されませんでした。その他の副作用は報告されていません。

出産体験，母子の相互作用，母乳育児：報告なし。

胎児・新生児のアウトカム

報告なし。

比較 1.d.　トラマドール（筋肉内注射）と鎮痛薬不使用の比較

60 名の産婦を対象にした 1 件の研究で，トラマドール（筋肉内注射，100 mg）と鎮痛薬不使用が比較されました。この研究は中国の病院で実施され，1994 年に発表されました。トラマドールが産痛緩和に及ぼす影響についてのエビデンスは，非常に不確実です。

比較 1.e.　フェンタニル（静脈内注射）と鎮痛薬不使用の比較

70 名の産婦を対象にした 1 件の研究で，フェンタニル（静脈内注射，25 mcg の 2 用量を 1 時間間隔で投与）と鎮痛薬を使用しない対照群が比較されました。この研究はイランの病院で実施され，2016 年に発表されました。フェンタニルが産痛緩和や他のアウトカムに及ぼす影響についてのエビデンスは，非常に不確実です。

比較 1 の主な結果

エビデンスによると，ペチジンはプラセボと比較し，産痛は緩和するかもしれませんが，より多くの副作用（吐き気，嘔吐，眠気）にも関連するかもしれません。ペンタゾシンによって痛みのスコアに生じる差は些少か皆無かもしれません。トラマドールとフェンタニルが産痛緩和や他のアウトカムに与える効果についてのエビデンスの確実性は，非常に低いです。

備考

このコクラン系統的レビューには，上記以外にも，さまざまなオピオイド間の比較や，オピオイドと他の鎮痛法［吸入麻酔，経皮的末梢神経電気刺激（TENS）[*2]，補完療法］の比較も含まれていますが，本推奨項目の枠組みには示していません[133]。これらの比較に関するエビデンスは，ほとんどが 1 件のみの研究から得られており確実性は低いあるいは非常に低いです。

硬膜外麻酔について調べた別のコクラン系統的レビューのエビデンスには，硬膜外麻酔とオピオイドの比較が含まれていました（35 件の研究，10,835 名の産婦）[125]。その結果によると，オピオイドより硬膜外麻酔の方が，産痛緩和の効果がより高いかもしれないことが示されています。硬膜外麻酔を使うと，オピオイド使用と比べて，産婦の出産中の痛みスコアは低下するかもしれず，産婦は産痛緩和を「素晴らしい」または「とてもよい」とより評価するかもしれず，鎮痛薬の追加が減るかもしれません（確実性が低いエビデンス）。しかしながら，硬膜外麻酔は恐らく分娩所要時間を延ばします（確実性が中程度のエビデンス）。また，分娩中の介入（例：陣痛促進，器械分娩）の必要性を高めるかもしれません（確実性が低いエビデンス）。アプガースコア低値に関するこれら 2 つの鎮痛薬の影響の差は，恐らく些少か皆無です（確実性が低いエビデンス）。

訳者注＊2：transcutaneous electrical nerve stimulation。

■表3.37　オピオイドに必要な主な資源要件

資源（リソース）	内容
スタッフ	■ 通常は，オピオイドは医師による処方が必要（これは国や状況によって異なり，助産師がオピオイドを処方できる国もある） ■ 助産師や看護師など，他のスタッフによるオピオイドの投与は可能
研修	■ 薬剤投与についての通常の医療者研修（オピオイドの静脈内注射や筋肉内注射は，かなり容易） ■ 副作用と合併症のモニタリングと管理についての研修
消耗品	■ オピオイド（例：ペチジン），注射針，注射器，（末梢）静脈カテーテル（任意），皮膚用消毒薬 ■ 関連した吐き気・嘔吐を予防・治療するための制吐薬 ■ 必要に応じ，呼吸抑制を回復させるナロキソン
機器と設備	■ 酸素飽和度モニター
時間	■ 薬剤の入手・準備・投与にかかる時間として2〜10分間程度
指導とモニタリング	■ 投与の指導，および副作用のモニタリング ■ オピオイドの乱用を防ぐため，厳重な保管方法と，使用の記録

オピオイドを繰り返し使用することと，精神的・身体的依存の発症には，関連性があります。薬物依存問題と，それに関連した有害事象が世界的に問題となる中で，急性および慢性疼痛の緩和目的としてのオピオイド処方に対し，近年，懸念が示されています[134]。これらの懸念が，産痛緩和に対するオピオイド使用に当てはまる可能性は低いですが，オピオイドの母子への長期的な影響はわかっていません[135,136]。

価値

分娩期ケアを受けている産婦にとって大切なことは何かを調べた質的研究のレビュー結果によれば，ほとんどの産婦，特に初産婦は，出産に不安を感じていることが示唆されています（確実性が高いエビデンス）[23]。また，状況によっては，産痛緩和のための介入は歓迎されるかもしれません（確実性が低いエビデンス）。介入が検討されている場合，産婦は，その介入の特徴について知らされ，可能であれば自分で選びたいと思っています（確実性が高いエビデンス）。

産婦の出産中のオピオイド使用について調査した質的研究の系統的レビューからは，確実性が非常に低いエビデンスしか得られませんでした[126]。それによると，産婦の中には，とても強くて耐え

がたいほどの産痛に立ち向かうためには，オピオイドが助けになるという価値観を持っている人もいるようです。産痛緩和が効いたか効かなかったか，また，それが出産体験にポジティブな影響を与えたかネガティブな影響を与えたかについての結果には，ばらつきがありました。

この質的レビューのために得られたデータは非常に限定的で，高所得国で実施された2件，高・中所得国で行われた1件の，計3件の研究のみでした。このうちの1件には，このレビューに活かせるデータが最小限しか含まれておらず，他の1件は，さまざまなオピオイド療法の評価を目的とした無作為化比較試験に参加した産婦への質的インタビューでした。それら産婦の全員が，産痛緩和をリクエストしていました。

それらの研究では，この産痛緩和法に関連するアウトカムへの産婦の評価に影響するかもしれない介入（陣痛促進，陣痛誘発，その他）を産婦が受けたかどうかは確認することができませんでした。

資源（リソース）

オピオイド各種の相対費用や費用対効果に関するエビデンスは，見つかりませんでした。しかし，硬膜外麻酔の費用対効果をオピオイドと比較した米国のレビューによれば，硬膜外麻酔では，薬剤

投与にかかわる医療従事者の人件費や合併症への対応にかかるコストがオピオイドより高いため，オピオイドの方が硬膜外麻酔よりも費用対効果が高いことがわかりました[127]。

2016 年に発表されたオピオイド投与に関するオランダの研究では，1 回の処置のコストは(スタッフのコストを含め)，15 ユーロ(約 18 米ドル)と推定されました[130]。

備考

オピオイドが比較的安価と考えられる資源の豊かな国もありますが，このような薬剤は全ての環境でアクセス可能ではないかもしれず，また，一部の低・中所得国では高価すぎるかもしれません[136,137]。1 回量でかかるコストは，ペチジンやフェンタニルで 1 米ドル未満，トラマドールは約 1.3 米ドル，ジアモルヒネとメプタジノールは約 3 米ドル，レミフェンタニルは約 6.5 米ドルでしょう。ナロキソン(呼吸抑制を回復させる)は 1 回量約 6 米ドルのコストがかかります(英国国民医薬品集のウェブサイト https://bnf.nice.org.uk/による)。

公正性

オピオイドによる産痛緩和が公正性に与える影響について，直接的なエビデンスは見つかりませんでした。施設出産の促進因子と阻害因子のレビューから得られた間接的なエビデンスによると，「ネグレクトやケア提供の遅れ」は，恐らく施設出産の阻害因子として作用します(確実性が中程度のエビデンス)[8]。そのようなネグレクトや遅れは産痛管理にも当てはまるかもしれません。

さらにそのレビューが強調するのは，低・中所得国では多くの女性が「なじみがなく，不快な」出産ケアを恐れ，それが施設出産の阻害因子となることです(確実性が高いエビデンス)。注射をなじみがなく，不快なことと見なす産婦もいるかもしれません。

備考

『WHO の不平等に関する報告 2015』は，専門技能を持つ分娩介助者の普及には，依然として大きな格差があると結論付けました[33]。社会的に不利な立場にある産婦への，効果的で適時な産痛緩和の提供は，分娩期ケアにおける不平等を直接的に是正することに役立つかもしれません。また，上述したエビデンスに基づけば，社会的により不利な立場の産婦に，施設で出産するよう奨励することで，公正性を間接的にも是正するかもしれません。しかし，低・中所得国の環境では，各種の医療的な産痛緩和法を，なじみがなく，不快な実践と見なす女性がいるかもしれません。特に陣痛や出産は自然なプロセスであり，介入を要さないものだと考える女性や，伝統的な産痛管理のアプローチを好むような女性にとっては，医療的な産痛緩和法が施設分娩の阻害因子となるかもしれません。

産痛緩和をリクエストした女性が，薬剤を使用する方法としない方法(伝統的，文化的な選択を含む)の両方から選べるようになれば，分娩期ケアの不公正の是正につながるかもしれません。

産痛緩和をリクエストする女性は，それぞれの鎮痛薬の，望ましい効果・望ましくない効果の両方の説明を受け，痛みの管理を含め，出産に関連した意思決定のプロセスに参加するよう，エンパワーされなければいけません。

産痛に対する医療従事者と産婦の考え方が変わり，陣痛に対する医療行為が減れば，女性は自分にもともと備わっている出産能力を再発見するようエンパワーされる可能性があり[132]，それによって資源の豊富な環境における硬膜外麻酔の使用が減るので，公正性にプラスの影響があるかもしれない，という議論もあります。

受け入れやすさ

産痛緩和のためにオピオイドを使用した産婦の体験について調べた質的研究の系統的レビューによると，その見解にはばらつきがありました[126]。

産婦の中には，とても強く耐えがたいほどの産痛のために，オピオイドをリクエストした人もいました(確実性が非常に低いエビデンス)。オピオイドは痛みの緩和に効果的であるという報告があ

る一方で(確実性が非常に低いエビデンス)，非効果的であるという報告もあります(確実性が非常に低いエビデンス)。産痛緩和法が効かなかったり，投与開始が遅すぎたり，投与を止めるのが早すぎたりして，産婦は痛みを感じ続けていました(確実性が非常に低いエビデンス)。

生理的および心理的に，負の影響を受けた産婦もいました。前者の例は，吐き気・認知プロセスの歪み・生理的出産を達成できないなどで，後者は落胆などです(確実性が非常に低いエビデンス)。一方，他のレビュー結果では，オピオイドは女性の喜びを増加させ，陣痛を短縮し，陣痛の強さを和らげ，生理的な出産を達成するのに助けになったと強調されています(確実性が非常に低いエビデンス)。

オピオイドの使用に伴い，産婦の中には，薬剤を投与するスタッフに頼りすぎてしまったとか，周囲の人々からの支援が不足していたとして，落胆する人もいました(確実性が非常に低いエビデンス)。産婦はまた，オピオイドの投与ルートやそのリスクについて，常に十分に認識していたわけではありませんでした(確実性が非常に低いエビデンス)。

医療者の体験を含めた他のレビューでは[26]，出産中の女性におけるオピオイド使用に関する医療従事者の見解についての質的な報告は，見つかりませんでした。

備考

全体として，産痛緩和法に関する産婦の体験についてのレビューでは，質の高い質的エビデンスが不足していることが強調されました[126]。エビデンスの信頼度は非常に低いとはいえ，否定的な見解の多くはペチジン筋肉内注射の使用に対してであり，経鼻的，経皮的フェンタニルへの見解は，全体的に，はるかに肯定的でした。

これらの研究では，陣痛促進，陣痛誘発，その他の介入を受けた産婦が，オピオイドに関係するアウトカムを違ったふうに評価するのかを明らかにすることはできませんでした。

他の研究が示唆するところによると，ケアが行われる状況，ケアの提供方法やケア提供者の違いが，産婦の産痛緩和のニーズや，そのニーズに対し産婦がどんな選択をするかに大きく影響します[138,139]。

実行可能性

産婦の出産中のオピオイド使用の体験を調べた質的研究の系統的レビューによれば，オピオイドが産痛緩和に無効な場合，時に投与の遅れがその原因であり(確実性が非常に低いエビデンス)，よりタイムリーに注意深く，この産痛緩和法を使用する必要があることを示唆しています[126]。

備考

オピオイドがそれほど普及していないような資源の少ない環境では，財政面の考慮や，オピオイド投与に関する研修，母子に起こり得る副作用の管理に関する研修の追加が必要になるでしょう。

■表 3.38　判断のまとめ：オピオイドと非オピオイドとの比較[*3]

望ましい効果が得られるかどうか	不明	多岐		些少	小さい	中程度 ○	大きい
望ましくない効果が起こるかどうか	不明	多岐		大きい	中程度 ○	小さい	些少
エビデンスの確実性	該当する研究なし			とても低い ○	低い	中程度	高い
価値				重大な不確実性やばらつきがある	重大な不確実性やばらつきが恐らくある	重大な不確実性やばらつきが恐らくない	重大な不確実性やばらつきがない
効果のバランス	不明	多岐	オピオイド不使用の方がよい	オピオイド不使用の方が恐らくよい	オピオイド使用も不使用もどちらも変わらない	オピオイド使用の方が恐らくよい	オピオイド使用の方がよい
必要な資源（リソース）	不明	多岐	多大なコスト	中等度のコスト ○	コストも費用削減も無視できる程度	中等度の費用削減	相当の費用削減
必要な資源（リソース）についてのエビデンスの確実性	該当する研究なし			とても低い	低い ○	中程度	高い
費用対効果	不明	多岐	オピオイド不使用の方が優れている	オピオイド不使用の方が恐らく優れている ○	オピオイド使用も不使用もどちらも変わらない	オピオイド使用の方が恐らく優れている	オピオイド使用の方が優れている
公正性	不明 ○	多岐	低下する	恐らく低下する	恐らく変化しない	恐らく向上する	向上する
受け入れやすさ	不明	多岐 ○		なし	恐らくなし	恐らくあり	あり
実行可能性	不明	多岐 ○		なし	恐らくなし	恐らくあり	あり

訳者注＊3：原文どおり和訳。本文中はプラセボあるいは鎮痛薬不使用との比較となっている。

比較2：非経口オピオイド（さまざまなタイプ）とペチジンの比較

比較2.a. メプタジノール（筋肉内注射）とペチジン（筋肉内注射）の比較

2,222名の産婦を対象とした8件の研究で、メプタジノール筋肉内注射とペチジン筋肉内注射が比較されました。これらの研究はデンマーク（2件），南アフリカ（2件），英国（6件）の病院で実施されました。各研究のサンプル数は46～1,100名の範囲でした。これらの研究は1981～1988年に発表されました。

母親のアウトカム

産痛緩和：エビデンスの確実性が非常に低いため，メプタジノールをペチジンと比較した場合に，痛みのスコアに差が生じるかどうかや，鎮痛薬の追加使用や硬膜外麻酔の使用に差がでるか否かは，明らかではありません。確実性が低いエビデンスによると，産痛緩和に対する「よくなかった」という評価の群間差は，些少か皆無かもしれません（両群とも60％以上）（1件の研究，801名の産婦，相対リスク1.01，95％信頼区間0.91～1.12）。
分娩様式：確実性が低いエビデンスによると，器械分娩への影響の差は，些少か皆無かもしれません（3件の研究，1,266名の産婦，相対リスク1.00，95％信頼区間0.81～1.22）。また，エビデンスの確実性が非常に低いため，帝王切開率に対するメプタジノールとペチジンの違いは明らかではありません。
副作用：確実性が中程度のエビデンスによると，メプタジノールは嘔吐を増加させることが示唆されています（3件の研究，1,589名の産婦，相対リスク1.25，95％信頼区間1.06～1.47）。一方，確実性が低いエビデンスによると，母親の眠気に対する群間の差は，些少か皆無でした（3件の研究，1,590名の産婦，相対リスク0.55，95％信頼区間0.28～1.07）。
母乳育児：エビデンスの確実性が非常に低いため，メプタジノールが母乳育児に影響するか否か

は，明らかではありません。
これらの研究では，その他の母親のアウトカムは報告されませんでした。

胎児・新生児のアウトカム

周産期の低酸素・虚血：エビデンスの確実性が非常に低いため，メプタジノールの使用で，胎児心拍数の変化や出生5分後のアプガースコア8点以上に差が出るかどうか，明らかではありません。
副作用：確実性が低いエビデンスによると，在胎週数36週以降に生まれた児において，メプタジノールの使用によるナロキソン投与（1件の研究，975名の産婦，相対リスク0.89，95％信頼区間0.77～1.02），または新生児蘇生（2件の研究，1,333名の産婦，相対リスク1.0，95％信頼区間0.95～1.05）の差は，些少か皆無かもしれません。
長期的に有害な児のアウトカム：報告なし。

比較2.b. トラマドール（筋肉内注射）とペチジン（筋肉内注射）の比較

483名の産婦を対象とした6件の研究で，トラマドール筋肉内注射とペチジン筋肉内注射が比較されました。これらの研究はオーストリア，ドイツ，イラン，タイ，トルコ，英国の病院で実施されました。各研究のサンプル数は45～160名の範囲でした。これらの研究は1980～2009年に発表されました。

母親のアウトカム

産痛緩和：確実性が低いエビデンスによると，ペチジンと比べて，トラマドールの方が，産痛緩和が不十分と報告する女性の数が増加するかもしれません（38.8％ vs. 25.4％）（4件の研究，243名の産婦，相対リスク1.56，95％信頼区間1.10～2.21）。エビデンスの確実性が非常に低いため，トラマドール筋肉内注射で，追加の鎮痛薬の必要性に差が出るかどうかは，明らかではありません。
分娩様式：帝王切開や器械分娩に対する影響について，トラマドールとペチジンを比較したエビデンスの確実性は，非常に低いです。
副作用：確実性が低いエビデンスによれば，トラ

マドールの方が母親の眠気は少ないかもしれませ
ん(5件の研究, 409名の産婦, 相対リスク0.57,
95%信頼区間0.33〜0.97)。一方, これらのオピ
オイドによる嘔吐の差については, エビデンスの
確実性が非常に低いため, 明らかではありません。

これらの研究では, その他の母親のアウトカム
は報告されませんでした。

胎児・新生児のアウトカム

周産期の低酸素・虚血:ペチジンとトラマドール
で, 出生5分後のアプガースコア低値に差がある
かどうかは, どちらの群にも事例が報告されな
かったため, 明らかではありません。
副作用:エビデンスの確実性が非常に低いため,
トラマドールにより新生児呼吸困難に何らかの差
を生じるかどうかは, 明らかではありません。ト
ラマドールとペチジンを比較した研究では, 新生
児蘇生の事例はありませんでした。
長期的に有害な児のアウトカム:報告なし。

比較2.c. トラマドール(筋肉内注射)併用
トリフルプロマジンと, ペチジン(筋肉内
注射)併用トリフルプロマジンの比較

1992年に発表された, ドイツで実施された1件
の研究(40名の産婦)では, トラマドール筋肉内注
射とペチジン筋肉内注射が比較されました。両群
共にトリフルプロマジン(時に制吐薬として使わ
れる抗精神病薬)を併用しました。

母親のアウトカム

副作用:エビデンスの確実性が非常に低いため,
嘔吐や眠気の群間の差は明らかではありません。

この研究では, その他の母親のアウトカムは報
告されませんでした。

胎児・新生児のアウトカム

報告なし。

比較2.d. モルヒネまたはジアモルヒネ
(筋肉内注射)とペチジン(筋肉内注射)の
比較

母親のアウトカム

産痛緩和:2014年に発表された英国で実施された
1件の研究(484名の産婦)では, ジアモルヒネ筋
肉内注射とペチジン筋肉内注射が比較されまし
た。確実性が高いエビデンスによると, ジアモル
ヒネは恐らく, 産婦の30分と60分時点の痛みの
スコアをわずかに低下させ(10点の尺度で測定
し, 30分後:平均差−0.8, 95%信頼区間−1.24〜
−0.36および60分後:平均差−0.8, 95%信頼区
間−1.26〜0.34), また鎮痛効果に満足した産婦
の数をわずかに増加させます(相対リスク1.13,
95%信頼区間1.02〜1.26)。1986年に発表された
タイで実施された1件の研究(135名の産婦)から
は, モルヒネ筋肉内注射がペチジンと比較して産
痛緩和に差を生じるかどうかは明らかになりませ
んでした。

確実性が中程度のエビデンスによると, モルヒ
ネまたはジアモルヒネとペチジンを比較した場
合, 追加の鎮痛薬の必要性に対する差は些少か皆
無でした(2件の研究, 574名の産婦, 相対リスク
1.00, 95%信頼区間0.92〜1.10)。
副作用:タイで135名の産婦を対象にモルヒネ筋
肉内注射とペチジンを比較した研究から得られた
嘔吐と眠気に関するエビデンスは, 確実性が非常
に低いです。英国で161名の産婦を対象とし(133
名を分析), 1999年に発表されたもう1件の研究
では, 両群とも制吐薬プロクロルペラジンを与え
られた状態でモルヒネとペチジンが比較されまし
た。確実性が低いエビデンスによると, ジアモル
ヒネ筋肉内注射とプロクロルペラジンの併用の方
が, ペチジンとプロクロルペラジンの併用よりも
嘔吐を減らすかもしれません(相対リスク0.39,
95%信頼区間0.17〜0.86)。
分娩様式:確実性が中程度のエビデンスによる
と, 両群の帝王切開(相対リスク0.94, 95%信頼
区間0.66〜1.35)または器械分娩(相対リスク

1.28, 95%信頼区間 0.91〜1.80)の実施に対する影響の差は些少か皆無と示唆されました。

これらの研究では，その他の母親のアウトカムは報告されませんでした。

胎児・新生児のアウトカム

周産期の低酸素・虚血：確実性が中程度のエビデンスによると，ジアモルヒネまたはモルヒネとペチジンを比較した場合，新生児蘇生に対する影響の差は些少か皆無と示唆されました（2件の研究，574名の児，相対リスク 0.96, 95%信頼区間 0.66〜1.41）。

長期的に有害な児のアウトカム：報告なし。

比較 2.e. ジヒドロコデイン（筋肉内注射）とペチジン（筋肉内注射）の比較

1970年に発表された，南アフリカで実施された1件の研究（196名の産婦）に，この比較が含まれていました。

母親のアウトカム

産痛緩和：このエビデンスの確実性は，非常に低いです。

副作用：嘔吐と眠気に関するエビデンスの確実性は非常に低いです。この研究では，その他の母親のアウトカムは報告されませんでした。

胎児・新生児のアウトカム

報告なし。

比較 2.f. ペンタゾシン（筋肉内注射）とペチジン（筋肉内注射）の比較

6件の研究でペンタゾシン筋肉内注射とペチジン筋肉内注射が比較されました。1件を除いて40年以上前の研究であり，最も新しいものは1980年の発表でした。1件を除いた全ての研究で，報告されたアウトカムのエビデンスの確実性は非常に低いです。

母親のアウトカム

副作用：確実性が低いエビデンスによると，吐き気はペンタゾシンの方が低いかもしれません（3件の研究，391名の産婦，相対リスク 0.46, 95%信頼区間 0.24〜0.90）。

これらの研究では，その他の母親のアウトカムは報告されていません。

胎児・新生児のアウトカム

報告なし。

比較 2.g. ナルブフィン（筋肉内注射）とペチジン（筋肉内注射）の比較

1986〜1999年に発表されたアルゼンチン，ドイツ，英国での3件の研究（430名の産婦）で，この比較をしました。報告されたアウトカムのほとんどは，エビデンスの確実性が非常に低いです。

母親のアウトカム

産痛緩和：72名を対象とした1件の研究から得られた，確実性が低いエビデンスによると，産痛緩和に対する産婦の満足度は，ナルブフィンの方が低いかもしれません（相対リスク 0.73, 95%信頼区間 0.55〜0.96）。確実性が低いエビデンスによると，ナルブフィンは，追加鎮痛としての硬膜外麻酔の使用に，ほとんどあるいは全く関係しないことが示唆されました（1件の研究，307名の産婦，相対リスク 1.65, 95%信頼区間 0.55〜4.94）。

副作用：確実性が中程度のエビデンスによると，吐き気・嘔吐の頻度は，ナルブフィンの方が少ないと示唆されています（1件の研究，72名の産婦，相対リスク 0.41, 95%信頼区間 0.18〜0.94）。

分娩様式：確実性が低いエビデンスによると，帝王切開に対する両群の差は，些少か皆無かもしれません（1件の研究，310名の産婦，相対リスク 0.45, 95%信頼区間 0.12〜1.69）。

胎児・新生児のアウトカム

周産期の低酸素・虚血：72名の児を対象とした1件の研究で，出生2〜4時間後の新生児行動スコアが比較されました。その確実性が低いエビデンスによると，母親がナルブフィンを投与された群の方が，児のスコアがわずかに低下（悪化）するこ

とが示唆されました（平均差−3.7，95％信頼区間−1.26〜−6.14）。

長期的に有害な児のアウトカム：報告なし。

比較 2.h. フェナゾシン（筋肉内注射）とペチジン（筋肉内注射）の比較

1970 年に発表された，英国で実施された 1 件の研究（212 名の産婦）で，フェナゾシン筋肉内注射とペチジン筋肉内注射が比較されていました。

母親のアウトカム

産痛緩和：硬膜外麻酔の追加使用についてのエビデンスは，確実性が非常に低いです。

副作用：確実性が低いエビデンスによると，嘔吐の頻度は，フェナゾシンの方がより少ないかもしれません（相対リスク 0.39，95％信頼区間 0.20〜0.78）。

この研究では，母親のその他のアウトカムは報告されませんでした。

胎児・新生児のアウトカム

報告なし。

比較 2.i. ブトルファノール（筋肉内注射）とペチジン（筋肉内注射）の比較

1978 年に発表された，ドイツで実施された 1 件の研究（80 名の産婦）に，この比較が含まれていました。報告された全てのアウトカムのエビデンスの確実性が非常に低かったため，この薬剤投与がアウトカムに違いをもたらすかどうか，明らかではありません。

比較 2.j. フェンタニル（静脈内注射）とペチジン（静脈内注射）の比較

1989 年に発表された，米国で実施された 1 件の研究（105 名の産婦）に，この比較が含まれています。報告されたほとんどのアウトカムのエビデンスの確実性は非常に低いです。

母親のアウトカム

産痛緩和：確実性が低いエビデンスによると，

フェンタニルを投与された産婦の方が，若干多めの薬剤投与量が必要かもしれません（平均差 0.4 以上，95％信頼区間 0.14〜0.66 以上）が，投与 1 時間後の産婦の痛みスコアも，ペチジンと比べ，若干低下するかもしれません（平均差 0.20 以下，95％信頼区間 0.34〜0.06 以下）。

副作用：確実性が低いエビデンスによると，フェンタニルの方が，産婦の鎮静状態が若干弱まるかもしれません（相対リスク 0.05，95％信頼区間 0.00〜0.82）。

胎児・新生児のアウトカム

周産期の低酸素・虚血：確実性が低いエビデンスによると，母親がフェンタニルを投与されている方が，ペチジンの場合よりも，新生児の出生 1〜2 時間後の神経行動学スコアが高くなるかもしれません（平均差 1.30，95％信頼区間 0.15〜2.45 以上）。

長期的に有害な児のアウトカム：報告なし。

比較 2.k. ナルブフィン（静脈内注射）とペチジン（静脈内注射）の比較

1995 年に発表された，米国で実施された 1 件の研究（28 名の産婦）で，この比較がされました。

母親のアウトカム

分娩様式：帝王切開についてのエビデンスの確実性は非常に低いです。

この研究では，その他の母親のアウトカムは報告されませんでした。

胎児・新生児のアウトカム

周産期の低酸素・虚血：出生 5 分後にアプガースコア低値であった児はいませんでした。

長期的に有害な児のアウトカム：報告なし。

比較 2.l. フェナゾシン（静脈内注射）とペチジン（静脈内注射）の比較

1964 年に発表された，米国で実施された 1 件の研究（194 名の産婦）で，この比較がされました。報告された全てのアウトカムのエビデンスの確実

性は非常に低いか，または発生例がありませんでした。ほとんどのアウトカムは報告されませんでした。

胎児・新生児のアウトカム

周産期死亡：死亡例の報告はありませんでした（確実性が低いエビデンス）。

比較 2.m. ブトルファノール（静脈内注射）とペチジン（静脈内注射）の比較

1979～2005 年に発表された，米国で実施された 3 件の研究（330 名の産婦）で，ブトルファノール静脈内注射とペチジン静脈内注射が比較されました。

母親のアウトカム

産痛緩和：確実性が低いエビデンスによると，ブトルファノール群の産婦の方が，痛みのスコアが若干低くなり，産痛緩和の効き目は若干高くなるかもしれません（1 件の研究，80 名の産婦，それぞれ平均差 −0.6，95％信頼区間 −1.02〜−0.18 と，平均差 0.67，95％信頼区間 0.25〜1.09）。硬膜外麻酔の使用または，鎮痛薬をさらに必要とすることに関するエビデンスの確実性は，非常に低いです。

分娩様式：器械分娩と帝王切開の実施についてのエビデンスの確実性は，非常に低いです。

副作用：確実性が低いエビデンスによると，嘔吐はブトルファノールの方が少ないかもしれません（1 件の研究，200 名の産婦，相対リスク 0.04，95％信頼区間 0.00〜0.67）。

これらの研究では，その他の母親のアウトカムは報告されていません。

胎児・新生児のアウトカム

周産期の低酸素・虚血：出生 5 分後のアプガースコア低値に関するエビデンスの確実性は，非常に低いです。

長期的に有害な児のアウトカム：報告なし。

比較 2.n. モルヒネ（静脈内注射）とペチジン（静脈内注射）の比較

スウェーデン（1996 年）と米国（1961 年）で 163 名の女性を対象に実施した 2 件の研究データによって，この比較を行いました。

母親のアウトカム

産痛緩和：確実性が低いエビデンスによると，モルヒネの方が，産婦の満足度がわずかに低下するかもしれず（1 件の研究，141 名の産婦，相対リスク 0.87，95％信頼区間 0.78〜0.98），鎮痛薬を追加投与することになりやすいかもしれません（1 件の研究，143 名の産婦，相対リスク 3.41，95％信頼区間 1.90〜6.12）。

分娩様式：20 名の産婦を対象とした 1 件の研究では，帝王切開を要した産婦はいませんでした。

これらの研究では，その他の本推奨項目に関するアウトカムは報告されていませんでした。

比較 2.o. アルファプロジン（静脈内注射）とペチジン（静脈内注射）の比較

1958 年に発表された，米国で実施された 1 件の研究（395 名の産婦）で，この比較がされました。

母親のアウトカム

副作用：確実性が中程度のエビデンスによると，嘔吐の頻度はアルファプロジンの方が少なくなることが示唆されました（相対リスク 0.38，95％信頼区間 0.22〜0.66）。

その他の母親のアウトカムは報告されていません。

胎児・新生児のアウトカム

周産期の低酸素・虚血：新生児蘇生に関するエビデンスの確実性は非常に低いです。

長期的に有害な児のアウトカム：報告なし。

比較 2.p. 自己調節鎮痛法（PCA）ペンタゾシンと PCA ペチジンの比較

29 名の女性を対象に南アフリカで実施された 1

件の研究で，この比較がされました。報告された全てのアウトカムにおいて，エビデンスの確実性は非常に低いです。

比較 2.q.　PCA レミフェンタニルと PCA ペチジンの比較

英国(2 件)とオランダ(1 件)で 237 名の女性を対象に実施され，2001〜2010 年に発表された 3 件の研究に，この比較が含まれていました。

母親のアウトカム

産痛緩和：確実性が低いエビデンスによると，出産中の産婦の痛みのスコアについて両群の差は，些少か皆無かもしれません(2 件の研究，122 名の産婦，平均差 −8.59，95％信頼区間 −27.61〜10.44)。確実性が中程度のエビデンスによると，レミフェンタニルの方が，硬膜外麻酔の使用が少なくなることが示唆されました(2 件の研究，122 名の産婦，相対リスク 0.42，95％信頼区間 0.20〜0.89)。

分娩様式：確実性が低いエビデンスによると，器械分娩および帝王切開の実施に対する 2 群の差は，些少か皆無かもしれません(2 件の研究，97 名の産婦，器械分娩：相対リスク 0.96，95％信頼区間 0.46〜2.00，帝王切開：相対リスク 1.81，95％信頼区間 0.60〜5.46)。

出産体験：確実性が中程度のエビデンスよると，レミフェンタニルの方が，出産体験の満足度は若干高くなることが示唆されました(1 件の研究，68 名の産婦，平均差 1.1，95％信頼区間 0.46〜1.74)。

副作用：105 名を対象とした 1 件の研究から得られた，確実性が中程度のエビデンスによると，レミフェンタニルの方が，産婦の眠気がわずかに増加することが示唆されました(平均差 0.4，95％信頼区間 0.14〜0.66)。確実性が低いエビデンスによると，吐き気・嘔吐に関する両群の差は，些少か皆無かもしれません(2 件の研究，119 名の産婦，相対リスク 0.95，95％信頼区間 0.61〜1.49)。

胎児・新生児のアウトカム

周産期の低酸素・虚血：確実性が低いエビデンス

によると，出生 5 分後のアプガースコア 7 点未満に与える差は，些少か皆無かもしれません(1 件の研究，17 名の児，相対リスク 0.13，95％信頼区間 0.01〜2.16)。ナロキソン投与についてのエビデンスの確実性は，非常に低いです。確実性が低いエビデンスによると，出生 2 時間後の新生児の神経行動学スコアに対する差は，些少か皆無かもしれません(1 件の研究，56 名の児，平均差 0.6，95％信頼区間 −0.66〜1.86)。

長期的に有害な児のアウトカム：報告なし。

比較 2.r.　PCA ナルブフィンと PCA ペチジンの比較

1987 年に発表された英国での 1 件の研究(60 名の産婦)で，この比較がされました。

母親のアウトカム

産痛緩和：確実性が低いエビデンスによると，分娩中の産婦の痛みのスコアは，PCA ペチジンと比較し，PCA ナルブフィンの方が若干低下するかもしれません(平均差 −0.51，95％信頼区間 −1.02〜0)。報告された全てのアウトカムのエビデンスについて，確実性が非常に低いため，介入の相対効果は明らかではありません。

他の関連した母親のアウトカムは，この研究では報告されませんでした。

胎児・新生児のアウトカム

周産期の低酸素・虚血：報告なし。

長期的に有害な児のアウトカム：報告なし。

比較 2.s.　PCA フェンタニルと PCA ペチジンの比較

2010 年に発表された，オランダで実施された 1 件の研究(120 名の産婦)で，この比較がされました。

母親のアウトカム

産痛緩和：確実性が低いエビデンスによると，産婦の痛みのスコアを両群で比較したときの差は，些少か皆無かもしれません(平均差 −0.65，95％

信頼区間−1.56〜0.26）。確実性が中程度のエビデンスによると，PCA フェンタニルを使用した産婦の方が，硬膜外麻酔の実施が少なくなることが示唆されました（相対リスク 0.44，95％信頼区間 0.21〜0.92）。

分娩様式：確実性が低いエビデンスによると，器械分娩（相対リスク 0.57，95％信頼区間 0.22〜1.49）または帝王切開（相対リスク 0.25，95％信頼区間 0.03〜2.34）の実施を両群で比較したときの差は，些少か皆無かもしれません。

副作用：確実性が低いエビデンスによると，産婦の眠気のスコア（平均差−0.16，95％信頼区間−0.25〜0.13）または嘔吐（相対リスク 0.87，95％信頼区間 0.55〜1.37）に対する両群の差は，些少か皆無かもしれません。

胎児・新生児のアウトカム

周産期の低酸素・虚血：確実性が低いエビデンスによると，出生 2 時間後の新生児の神経行動学スコアに対する差は，些少か皆無と示唆されています（平均差 0.5，95％信頼区間−1.95〜0.95）。

長期的に有害な児のアウトカム：報告なし。

比較 2.t．PCA メプタジノールと PCA ペチジンの比較

この比較は，英国で実施された 10 名の女性を対象とした 1 件の研究で検討されました。報告された全てのアウトカムの確実性は，非常に低いです。

比較 2 の主な結果

ジアモルヒネの鎮痛効果は，ペチジンよりも若干優れており，吐き気・嘔吐が少ないことと関連しているかもしれません。フェンタニルはペチジンより，鎮痛効果が若干優れており，産婦の鎮静がより少なく，硬膜外麻酔の使用が少なく，出生後の新生児の神経行動学スコアがわずかによいかもしれません。レミフェンタニルは，ペチジンより，硬膜外麻酔の使用頻度の低下と恐らく関連がありますが，眠気はより強くなる可能性がありま

す。また，出産体験の満足度がより高くなるかもしれません。ナルブフィンは，ペチジンより，産婦の産痛緩和の満足度が低くなり，出生後の新生児の行動スコアも低下するかもしれません。ただ，ペチジンより吐き気・嘔吐は恐らく少なくなります。他のオピオイドをペチジンと比較した際，ほとんどのエビデンスの確実性は，非常に低いです。

価値

分娩期ケアを受けている産婦にとって大切なことは何かを調べた質的研究のレビュー結果によれば，ほとんどの産婦，特に初産婦は，出産に不安を感じていることが示唆されました（確実性が高いエビデンス）[23]。また，状況によっては，産痛緩和のための介入は歓迎されるかもしれません（確実性が低いエビデンス）。介入が検討されている場合，産婦は，その介入の特徴について知らされ，可能であれば自分で選びたいと思っています（確実性が高いエビデンス）。

産婦の出産中のオピオイド使用について調査した質的研究の系統的レビューからは，確実性が非常に低いエビデンスしか得られませんでした[126]。結果によると，産婦の中には，とても強くて耐えがたいほどの産痛に立ち向かうために，オピオイドが助けになるという価値観を持っている人もいるようです。その産痛緩和法が効いたか効かなかったか，また，それが出産体験にポジティブな影響を与えたかネガティブな影響を与えたかについては，結果にばらつきがありました。

備考

産婦のオピオイド使用の体験に関する質的レビューのためのデータは非常に限定的で，計 3 件の研究からしか得られませんでした（高所得国で実施された 2 件，高・中所得国で実施された 1 件）[126]。これらの研究のうちの 1 件には，このレビューに活かされるデータが最小限しか含まれておらず，もう 1 件は，異なるオピオイド療法を評価するための無作為化比較試験に参加した産婦に対する，質的インタビューでした。研究に参加し

■表 3.39　オピオイドに必要な主な資源要件

資源（リソース）	内容
スタッフ	■ 通常は，オピオイドは医師による処方が必要（これは国や状況によって異なり，助産師がオピオイドを処方できる国もある） ■ 助産師や看護師など，他のスタッフによるオピオイドの投与は可能
研修	■ 薬剤投与についての通常の医療者研修（オピオイドの静脈内注射や筋肉内注射は，かなり容易） ■ 副作用と合併症のモニタリングと管理についての研修
消耗品	■ オピオイド（例：ペチジン），注射針，注射器，（末梢）静脈用カテーテル（任意） ■ 関連した吐き気・嘔吐を予防・治療するための制吐薬 ■ 必要に応じ，呼吸抑制を回復させるナロキソン ■ 酸素
機器と設備	■ 蘇生用機器
時間	■ 薬剤の入手・準備・投与にかかる時間として 2〜10 分間程度
指導とモニタリング	■ 投与の指導，および副作用のモニタリング ■ オピオイドの乱用を防ぐため，厳重な保管方法と，使用の記録

た産婦全員が，産痛緩和をリクエストしていました。

それらの研究では，この産痛緩和法に関連するアウトカムへの産婦の評価に影響するかもしれない介入（陣痛促進，陣痛誘発，その他）を受けたかどうかは確認することができませんでした。

資源（リソース）

さまざまなオピオイドについての相対費用や費用対効果に関するエビデンスは，見つかりませんでした。しかし，硬膜外麻酔の費用対効果をオピオイドと比較した米国のレビューによれば，硬膜外麻酔では，薬剤投与にかかわる医療従事者の人件費や合併症への対応にかかるコストがオピオイドより高いため，オピオイドの方が硬膜外麻酔よりも費用対効果が高いことがわかりました[127]。

2016 年に発表されたオピオイド投与に関するオランダの研究では，1 回の処置のコストは（スタッフのコストを含め），15 ユーロ（約 18 米ドル）と推定されました[130]。

備考

オピオイドが比較的安価と考えられる資源の豊かな国もありますが，このような薬剤は全ての環境でアクセス可能ではないかもしれず，また，一部の低・中所得国では高価すぎるかもしれません[136,137]。

1 回量でかかるコストは，ペチジンやフェンタニルで 1 米ドル未満，トラマドールは約 1.3 米ドル，ジアモルヒネとメプタジノールは約 3 米ドル，レミフェンタニルは約 6.5 米ドルでしょう。ナロキソン（呼吸抑制を回復させる）は 1 回量約 6 米ドルのコストがかかります（英国国民医薬品集のウェブサイト https://bnf.nice.org.uk/による）。

公正性

オピオイドによる産痛緩和が公正性に与える影響について，直接的なエビデンスは見つかりませんでした。

施設出産の促進因子と阻害因子のレビューから得られた間接的なエビデンスによると，「ネグレクトやケア提供の遅れ」は，恐らく施設出産の阻害因子として作用します（確実性が中程度のエビデンス）[8]。そのようなネグレクトや遅れは，産痛管理にも当てはまるかもしれません。

さらにそのレビューが強調するのは，低・中所得国では多くの女性が「なじみがなく，不快な」出産ケアを恐れ，それが施設出産の阻害因子となることです（確実性が高いエビデンス）。注射をなじみがなく，不快なことと見なす産婦もいるかも

しれません。

備考

　産痛緩和をリクエストした女性が，薬剤を使用する方法としない方法（伝統的，文化的な選択を含む）の両方から選べれば，女性自身で出産体験をよりコントロールできるので，分娩期ケアの不公正の是正につながるかもしれません。

　産痛緩和をリクエストする女性は，それぞれの鎮痛薬の，望ましい効果・望ましくない効果の両方の説明を受け，痛みの管理を含め，出産に関連した意思決定のプロセスに参加するよう，エンパワーされなければいけません。

　高価なタイプのオピオイドが，資源に恵まれた環境や，より有利な立場の人々に優先的に使われているとすれば，その使用によって，公正性は悪化するかもしれません。

　産痛に対する医療従事者と産婦の考え方が変わり，陣痛に対する医療行為が減れば，女性は自分にもともと備わっている出産能力を再発見するようエンパワーされる可能性があり[132]，それによって資源の豊富な環境における硬膜外麻酔の使用が減るので，公正性にプラスの影響があるかもしれない，という議論もあります。

受け入れやすさ

　産痛緩和のためにオピオイドを使用した産婦の体験について調べた質的研究の系統的レビューによると，その見解にはばらつきがありました[126]。

　産婦の中には，とても強く耐えがたいほどの産痛のために，オピオイドをリクエストした人もいました（確実性が非常に低いエビデンス）。オピオイドは痛みの緩和に効果的であるという報告がある一方で（確実性が非常に低いエビデンス），非効果的であるという報告もあります（確実性が非常に低いエビデンス）。産痛緩和法が効かなかったり，投与開始が遅すぎたり，投与を止めるのが早すぎたりして，産婦は痛みを感じ続けていました（確実性が非常に低いエビデンス）。

　生理的および心理的に，負の影響を受けた産婦もいました。前者の例は，吐き気・認知プロセス

の歪み・生理的出産を達成できないなどで，後者は落胆などです（確実性が非常に低いエビデンス）。一方，他のレビュー結果では，オピオイドは産婦の喜びを増加させ，陣痛を短縮し，陣痛の強さを和らげ，生理的な出産を達成するのに助けになったと強調されています（確実性が非常に低いエビデンス）。

　オピオイドの使用に伴い，産婦の中には，薬剤を投与するスタッフに頼りすぎてしまったとか，周囲の人々からの支援が不足していたとして，落胆する人もいました（確実性が非常に低いエビデンス）。産婦はまた，オピオイドの投与ルートやそのリスクについて，常に十分に認識していたわけではありませんでした（確実性が非常に低いエビデンス）。

　医療者の体験を含めた他のレビューでは，出産中の女性におけるオピオイド使用に関する医療従事者の見解についての質的な報告は，見つかりませんでした[26]。

備考

　全体として，産痛緩和法に関する産婦の体験のレビューでは，質の高い質的エビデンスが不足していることが強調されました[126]。エビデンスの確実性は非常に低いとはいえ，否定的な見解の多くはペチジン筋肉内注射の使用に対するもので，経鼻的，経皮的フェンタニルへの見解は，全体的に，はるかに肯定的でした。

　他の研究が示唆するところによると，ケアが行われる状況，ケアの提供方法やケア提供者の違いが，産婦の産痛緩和のニーズや，そのニーズに対し産婦がどんな選択をするかに，大きく影響します[138,139]。

実行可能性

　産婦の出産中のオピオイド使用の体験を調べた質的研究の系統的レビューによれば，オピオイドが産痛緩和に無効な場合，時に投与の遅れがその原因であり（確実性が非常に低いエビデンス），よりタイムリーに注意深く，この産痛緩和法を使用する必要があることを示唆しています[126]。

備考

オピオイドがそれほど普及していないような資源の少ない環境では，財政面の考慮や，オピオイド投与に関する研修，母子に起こり得る副作用の管理に関する研修の追加が必要になるでしょう。

環境や国により使われるオピオイドの種類が異なるのは，その薬剤にかかるコストが影響している可能性があります。

■表3.40　判断のまとめ：さまざまなオピオイドとペチジンとの比較

	不明	多岐					
望ましい効果が得られるかどうか	不明	多岐 ○		些少	小さい	中程度	大きい
望ましくない効果が起こるかどうか	不明	多岐 ○		大きい	中程度	小さい	些少
エビデンスの確実性	該当する研究なし			とても低い ○	低い	中程度	高い
価値				重大な不確実性やばらつきがある	重大な不確実性やばらつきが恐らくある	重大な不確実性やばらつきが恐らくない	重大な不確実性やばらつきがない
効果のバランス	不明	多岐 ○	ペチジンの方がよい	ペチジンの方が恐らくよい	オピオイドもペチジンもどちらも変わらない	オピオイドの方が恐らくよい	オピオイドの方がよい
必要な資源（リソース）	不明	多岐 ○	多大なコスト	中等度のコスト	コストも費用削減も無視できる程度	中等度の費用削減	相当の費用削減
必要な資源（リソース）についてのエビデンスの確実性	該当する研究なし			とても低い	低い ○	中程度	高い
費用対効果	不明	多岐 ○	ペチジンの方が優れている	ペチジンの方が恐らく優れている	オピオイドもペチジンもどちらも変わらない	オピオイドの方が恐らく優れている	オピオイドの方が優れている
公正性	不明	多岐 ○	低下する	恐らく低下する	恐らく変化しない	恐らく向上する	向上する
受け入れやすさ	不明	多岐 ○		なし	恐らくなし	恐らくあり	あり
実行可能性	不明	多岐 ○		なし	恐らくなし	恐らくあり	あり

3.2.14　痛みの緩和を目的としたリラクゼーションの技法

RECOMMENDATION 推奨項目 21

推奨 健康な産婦が産痛緩和を求めた場合には，産婦の好みに合わせて，リラクゼーションの技法（例：漸進的筋弛緩法，呼吸法，音楽，マインドフルネス，その他）を用いることを推奨する。

Remarks 注釈

- ほとんどの産婦は産痛緩和のために何らかの方法を取りたいと望んでおり，質的研究によるエビデンスによれば，リラクゼーションの技法は陣痛に伴う不快感を減らし，痛みを和らげ，産婦の出産体験の質を高める可能性があります。
- ケアが行われる状況，ケアの提供方法やケア提供者の違いが，産婦の産痛緩和のニーズや，そのニーズに対し産婦がどんな選択をするかに大きく影響する可能性があることを，医療従事者は認識すべきです。
- 薬剤を使わない産痛緩和法には，環境や状況によりさまざまな選択肢があり，本ガイドラインでは扱っていない他の方法が好まれることがあるかもしれません。例えば，入浴，ヒプノバーシング[*1]，鍼療法，産婦の心が和むかもしれない文化的・伝統的な習慣などです。
- リラクゼーションの技法は恐らく有害ではないものの，その有益な効果についての確実性も非常に低いことを，医療者は産婦に伝えるべきです。

エビデンスの要約と考察

介入の効果（ウェブ上の EB 表 3.2.14 参照）[*2]

　産痛緩和のためのリラクゼーションの技法についてのエビデンスは，計 2,248 名の産婦を対象にした 15 件の研究データによるコクラン系統的レビューに基づいています[140]。これらの研究は，ブラジル（2 件），イラン（2 件），イタリア（2 件），ノルウェー，スウェーデン，台湾（中国），タイ（2 件），トルコ（2 件），英国および米国の 10 カ国で実施されました。評価対象となったリラクゼーションの技法は，一般的なリラクゼーションの技法（例：漸進的筋弛緩法，呼吸法），音楽，ヨガ，音による鎮痛法（例：陣痛の間，波のような心を落ち着かせる音を聴く）や，マインドフルネスのトレーニングです。

比較 1：一般的なリラクゼーションの技法を用いた場合と（リラクゼーションの技法を用いない）通常のケアの比較

　計 1,382 名の産婦を対象にした 8 件の研究で，この比較が行われました。これらの研究は，ブラジルとイタリア（各 2 件），イラン，スウェーデン，トルコ，英国（各 1 件）の病院で実施されました。各研究におけるサンプル数は 40～1,087 名の範囲でした。これらの研究は，2000～2017 年に発表されました。介入の種類は，呼吸法，漸進的筋弛緩法，呼吸法と漸進的筋弛緩法との併用，でした。ほとんどの研究で，通常のケアは明確に定義されていませんでした。

母親のアウトカム

産痛緩和：確実性が低いエビデンスによると，リラクゼーションの技法は，分娩第 1 期潜伏期の痛

訳者注＊1：深いリラックス状態で出産すること。
訳者注＊2：https://www.who.int/publications/i/item/9789241550215 の Web annex: Evidence base を参照。

みを和らげるかもしれません（1件の研究，40名の産婦，平均差－1.25，95%信頼区間－0.53〜－1.97；痛みの程度は10ポイント尺度*3で測定）。リラクゼーションの技法によって，分娩の活動期に痛みが和らぐかどうかは，エビデンスの確実性が非常に低いため，明らかではありません（4件の研究，273名の産婦）。分娩期全体に関しては，確実性が中程度のエビデンスによると，リラクゼーションの技法が産婦の痛みの感じ方に及ぼす効果は，些少か皆無です（1件の研究，977名の産婦，平均差0.0，95%信頼区間－0.23〜0.23）。確実性が低いエビデンスによると，リラクゼーションの技法が鎮痛薬の追加投与に及ぼす効果は，些少か皆無かもしれません（2件の研究，1,036名の産婦，相対リスク0.99，95%信頼区間0.88〜1.11）。リラクゼーションの技法が，産痛緩和に対する産婦の満足度に影響があるかどうかは，エビデンスの確実性が非常に低いため，明らかではありません。

分娩様式：リラクゼーションの技法が器械分娩や帝王切開の実施に影響するかどうかは，エビデンスの確実性が非常に低いため，明らかではありません。

分娩所要時間：リラクゼーションの技法が分娩所要時間に差を生じるかどうかは，エビデンスの確実性が非常に低いため，明らかではありません。

陣痛促進：リラクゼーションの技法が陣痛促進に影響するかどうかは，エビデンスの確実性が非常に低いため，明らかではありません。

出産体験：確実性が低いエビデンスによると，リラクゼーションの技法が出産体験についての全般的満足度（3件の研究，1,176名の産婦，標準化平均差0.03，95%信頼区間－0.37〜0.31）あるいは不安のスコア（1件の研究，140名の産婦，平均差0.3，95%信頼区間－4.15〜4.75）に与える差は，些少か皆無かもしれません。産婦のコントロール感について報告した研究はありません。

有害作用，母子の相互作用，母乳育児：上記のレビューに含まれた研究のうち，これらのアウトカムについて報告したものはありませんでした。

胎児・新生児のアウトカム

周産期の低酸素・虚血と特別なケアのための入院：これらのアウトカムについてのエビデンスの確実性は，非常に低いです。

長期的な児のアウトカム：報告なし。

比較2：ヨガを用いた場合とヨガを用いなかった場合の比較

タイの2件の研究で，計149名の産婦を対象に，ヨガを用いた場合と用いなかった場合が比較されました。これらの研究は，2007年と2008年に発表されました。1件目の研究では，呼吸法，チャンティング*4，教育，ヨガのポーズを用い，もう1件の研究では，ヨガのポーズのみを用いました。ヨガを用いなかった群の産婦は，1件目の研究では通常のケアを受け，もう1件の研究では分娩時に仰臥位を保つよう勧められました。

母親のアウトカム

産痛緩和：確実性が低いエビデンスによると，ヨガは出産中の痛みのスコアをわずかに低下させ（1件の研究，66名の産婦，平均差－6.12，95%信頼区間－0.47〜－11.7），産痛緩和についての満足度を若干高めるかもしれません（1件の研究，66名の産婦，平均差7.88，95%信頼区間1.51〜14.25）。ヨガが鎮痛薬の使用に影響を及ぼすかどうかは，エビデンスの確実性がとても低いため，明らかではありません。

分娩様式：報告なし。

分娩所要時間：確実性が低いエビデンスによると，ヨガにより，分娩所要時間が短くなるかもしれません（1件の研究，66名の産婦，平均差－139.91分，95%信頼区間－27.32〜－252.50）。

陣痛促進：このアウトカムについてのエビデンス

訳者注*3：原文は“5-point scale”だが，エビデンスとして引用されている研究では10ポイントのVAS（視覚的アナログスケール）が使用されていたため，それに合わせて和訳した。

訳者注*4：マントラなどを詠唱すること。

の確実性は，非常に低いです。

出産体験：確実性が低いエビデンスによると，ヨガによって，出産体験の全般的な満足度が若干改善するかもしれません（1件の研究，66名の産婦，平均差6.34，95%信頼区間0.26～12.42）。

有害作用，母子の相互作用，母乳育児：両研究とも，これらのアウトカムの報告はありませんでした。

胎児・新生児のアウトカム

周産期の低酸素・虚血：このアウトカムについてのエビデンスの確実性は，非常に低いです。

特別なケアのための入院，および長期的に有害な児のアウトカム：報告なし。

比較3：音楽を用いた場合と（音楽を用いない）通常のケアの比較

計241名の産婦を対象にした3件の研究により，音楽を用いた群と用いない群との比較が行われました。これらの研究は，イタリア，台湾（中国），トルコの病院で実施されました。各研究におけるサンプル数は58～161名でした。これらの研究は2010～2014年にかけて発表されました。3件の研究全てにおいて，出産のための曲目のリストが参加者に提供されました。うち1件の研究では，出産準備のために女性が産前に見ておく小冊子も提供されました。対照群には，通常のケアが行われました。

母親のアウトカム

産痛緩和，分娩様式，出産体験：産痛緩和（痛みの強さ，硬膜外麻酔の使用），分娩様式（器械分娩，帝王切開），出産体験（産婦の不安）に関する，それぞれのエビデンスの確実性は，非常に低いです。
母親の満足感とコントロール感：報告なし。
分娩所要時間，陣痛促進，有害作用，母子の相互作用，母乳育児：報告なし。

胎児・新生児のアウトカム

特別なケアのための入院：このアウトカムについてのエビデンスの確実性は，非常に低いです。

周産期の低酸素・虚血および長期的に有害な児のアウトカム：報告なし。

比較4：音による鎮痛法を用いた場合と用いなかった場合の比較

25名の産婦を対象にした1件の研究で，音による鎮痛法を用いた群（介入群）と用いなかった群（対照群）との比較が行われました。この研究は1965年に英国で実施されました。介入群は，出産中に120デシベルの「波の音」を聴き，対照群は，90デシベルで同じ音を聴きました。

母親のアウトカム

産痛緩和：出産中に波の音を聴くことが，産痛緩和の満足度に影響を及ぼすかどうかは，エビデンスの確実性が非常に低いため，明らかではありません。

この研究では，これ以外に，母親のアウトカムについての報告はありませんでした。

胎児・新生児のアウトカム

報告なし。

比較5：マインドフルネスのトレーニングを行った場合と対照群（マインドフルネスのトレーニングを行わなかった場合）の比較

30名の産婦を対象にした1件の研究により，マインドフルネスのトレーニングを行った群（介入群）と行わなかった群（対照群）との比較が行われました。研究は米国で実施され，2017年に発表されました。介入群は，マインドフルネスに基づいた出産と育児の準備コースを，産前に9週間受講しました。対照群は，マインドフルネスの要素のないコースを，産前に9週間受講しました。

母親のアウトカム

産痛緩和：マインドフルネスのトレーニングが，鎮痛薬の使用に影響を及ぼすかどうかは，エビデンスの確実性が非常に低いため，明らかではありません。痛みに関するアウトカムは，それ以外，

報告されていませんでした。

分娩様式：器械分娩と帝王切開についてのエビデンスの確実性は，非常に低いです。

出産体験：確実性が低いエビデンスによると，出産中の産婦のコントロール感は，マインドフルネスのトレーニングによって改善するかもしれません（1 件の研究，26 名の産婦，平均差 31.3，95%信頼区間 1.61〜60.99）。しかし，満足度スコアについてのエビデンスの確実性は，非常に低いです。不安についての報告はありませんでした。

分娩所要時間，陣痛促進，有害作用，母子の相互作用，母乳育児：報告なし。

胎児・新生児のアウトカム

報告なし。

価値

分娩期ケアを受けている産婦にとって大切なことは何かを調べた質的研究のレビューによると，ほとんどの産婦，特に初産婦は，出産に対して不安を抱いており（確実性が高いエビデンス），状況によっては，痛みを和らげる介入を喜んで受け入れるかもしれません（確実性が低いエビデンス）[23]。介入が検討されている場合，産婦は，その介入の特徴について知らされることを望み，可能であれば自分で選びたいと思っています（確実性が高いエビデンス）。

産痛への対処方法に関する，別の質的研究のレビューでは，産婦はリラクゼーションの技法による産痛緩和を評価していました（確実性が中程度のエビデンス）[126]。それらの技法を用いた産婦は，出産中，リラックスしコントロール感があり，産痛に効果的に対処でき，ポジティブな出産体験を得られたと感じました（確実性が低いエビデンス）。これらの方法は，産後のウェルビーイングにもよい影響をもたらしていました（確実性が中程度のエビデンス）。

備考

産痛緩和についての質的研究のレビューに含まれた全ての研究において，その結果には一貫性がありました。しかし，該当する研究数は，産婦についての質的レビューで 8 件のみ，医療提供者についての質的レビューで 3 件のみでした。低・中所得国で実施された研究もありませんでした。それらの研究では，この産痛緩和法に関連するアウトカムへの産婦の評価に影響するかもしれない介入（陣痛促進，陣痛誘発，その他）を産婦が受けたかどうかは確認することができませんでした。

ケアが行われる状況，ケアの提供方法やケア提供者の違いが，産婦の産痛緩和のニーズや，そのニーズに対し，産婦がどんな選択をするかに，大きな影響を及ぼしやすいといえるでしょう[138,139]。例えば，リラクゼーションの技法に関する研究結果の一部には，出産に立ち会う医療従事者や出産付き添い者との，良好な人間関係が影響している可能性もあります。

資源（リソース）

これらの介入のコストあるいは費用対効果についてのエビデンスは，見つかりませんでした。

備考

リラクゼーションの技法は，事前学習すれば産婦自身で，あるいは出産付き添い者のサポートだけで実施できるものがほとんどですし，他の技法もスタッフの時間や労力をほとんど必要としないため（例：音楽による介入），介入コストは恐らく比較的低いでしょう。研修にかかる費用が，コストの主な構成要素となるようなリラクゼーションの技法もあり（例：筋弛緩法，呼吸法），これらの研修は産前教室があればその中に組み入れることができます。あるいはドゥーラや出産付き添い者の研修に組み入れることも可能です。

もし，薬剤を使わない技法を用いることで，薬剤を使う技法の使用が減るとしたら，薬剤を使わない技法は費用対効果が高いといえるでしょう。しかし，その効果を支持するエビデンスはありません。

公正性

産婦と医療者の体験についての質的レビューの

■表 3.41　痛みの緩和を目的としたリラクゼーションの技法に必要な主な資源要件

資源（リソース）	内容
スタッフ	■ 助産師あるいは他の医療者（通常ケアと同様）
研修	■ リラクゼーションの技法の研修（例：医療者への研修，出産付き添い者への研修や産前教室）
消耗品	■ なし
機器と設備	■ 介入により異なる。音楽の場合は音楽を再生する手段（例：スマートフォン，CD プレーヤー，MP3 プレーヤー，スピーカーなど）。ヨガの場合は，ヨガマットを広げられる十分な床のスペースなど
時間	■ 研修にかかる時間：介入の種類により異なる ■ 実施する時間：介入の種類により異なる ■ これらの介入の中には，産婦が 1 人で行えるものや，スタッフの時間や労力がほとんどかからないものもあるが（例：音楽），出産前や出産の間中ずっと継続的に支援やコーチングを必要とするものもあるかもしれない
指導とモニタリング	■ 不要

中に，補完療法の提供における公正性は資源（資金や助産師の時間）不足のために損なわれる，という高所得国の医療者の指摘がありました（確実性が非常に低いエビデンス）[26]。低・中所得国におけるリラクゼーションの技法と公正性に関するエビデンスは，このレビューにはありませんでした。

備考

産痛緩和をリクエストした女性が，薬剤を使用する方法としない方法（伝統的，文化的な選択を含む）の両方から選べれば，分娩期ケアの不公正の是正につながるかもしれません。

受け入れやすさ

産痛緩和法の選択肢についての産婦の見解を調べた質的研究の系統的レビューによれば，高所得国において，リラクゼーションの技法は受け入れやすく効果的な産痛緩和法であると報告されました（確実性が中程度のエビデンス）[126]。リラクゼーションの技法は出産環境を穏やかなものにし，安全，自信，コントロール，人とのつながりといった感覚を強めることで，産婦のポジティブな出産体験に貢献していました（確実性が中程度のエビデンス）。産後にも，ウェルビーイング促進

のためにリラクゼーションの技法を使った産婦もいました（例：児をあやす技法や母乳育児を促進する技法）。

レビューの結果によると産婦は，出産中に変化するニーズに適応できそうな幅広い技法を（産前に）教わっておくことを，評価していることが示唆されました（確実性が低いエビデンス）。また，産婦はリラクゼーションの技法を，パートナーやケア提供者の参加を高める手段としても評価していました（確実性が低いエビデンス）。

別のレビューで得られた，産痛緩和法の提供に関する医療者の見解についてのエビデンスの確実性は，非常に低いものです。とはいえそれによると，一部の医療者は，リラクゼーションの技法は産婦の自分の体への信頼感を高め，ポジティブな出産体験を促進すると考えていることが示唆されています[26]。助産師の回答者から得たエビデンスによると，助産師は，補完療法が女性中心の助産哲学に沿ったものであると見なしているかもしれません。

備考

産痛緩和法の選択肢についての質的レビューに使えた研究は，産婦の体験についてが 8 件[126]，医療者の見解についてが 3 件のみ[26]でした。低・中

所得国で実施された研究は 1 件もありませんでした。

　リラクゼーションの技法の受け入れやすさについての研究結果は，良好な人間関係や出産付き添いと関連している可能性があり，リラクゼーションの技法そのものによるものではない可能性があります。2 件の研究によれば，ケアが行われる状況，ケアの提供方法やケア提供者の違いが，産婦の産痛緩和のニーズや，そのニーズに対し産婦がどんな選択をするかに，大きな影響を与えると思われます[138,139]。

実行可能性

　産痛緩和法の実施に対する医療従事者の見解を質的研究の系統的レビューで調べたところ，リラクゼーションの技法の提供に対する多くの阻害因子が，スタッフにより特定されていました。例えば，官僚主義，専門家間の合意不足，基盤となるエビデンスの不足，補完医療を実施する人員の規制や研修の不足などです（確実性が非常に低いエビデンス）。

備考

　出産付き添い者が提供できる，または産婦自身が実施できるリラクゼーションの技法は，出産準備教育や出産付き添い者向けの研修などの産前教室が既にあるような環境の方が，より実行しやすいと考えられます。

■表 3.42　判断のまとめ：リラクゼーションの技法と通常のケア（リラクゼーションの技法なし）との比較

望ましい効果が得られるかどうか	不明	多岐		些少	小さい（○）	中程度	大きい
望ましくない効果が起こるかどうか	不明	多岐		大きい	中程度	小さい	些少（○）
エビデンスの確実性	該当する研究なし			とても低い（○）	低い	中程度	高い
価値				重大な不確実性やばらつきがある	重大な不確実性やばらつきが恐らくある	重大な不確実性やばらつきが恐らくない	重大な不確実性やばらつきがない
効果のバランス	不明	多岐	通常のケアの方がよい	通常のケアの方が恐らくよい	リラクゼーションの技法も通常のケアもどちらも変わらない	リラクゼーションの技法の方が恐らくよい	リラクゼーションの技法の方がよい
必要な資源（リソース）	不明	多岐	多大なコスト	中等度のコスト	コストも費用削減も無視できる程度	中等度の費用削減	相当の費用削減
必要な資源（リソース）についてのエビデンスの確実性	該当する研究なし（○）			とても低い	低い	中程度	高い
費用対効果	不明（○）	多岐	通常のケアの方が優れている	通常のケアの方が恐らく優れている	リラクゼーションの技法も通常のケアもどちらも変わらない	リラクゼーションの技法の方が恐らく優れている	リラクゼーションの技法の方が優れている
公正性	不明	多岐	低下する	恐らく低下する	恐らく変化しない	恐らく向上する（○）	向上する
受け入れやすさ	不明	多岐		なし	恐らくなし	恐らくあり（○）	あり
実行可能性	不明	多岐		なし	恐らくなし	恐らくあり（○）	あり

3.2.15　痛みの緩和を目的とした手技

RECOMMENDATION 推奨項目 22

推奨 健康な産婦が産痛緩和を求めた場合には，産婦の好みに合わせて，マッサージや温罨法*¹などの手技を推奨する。

Remarks 注釈

- ほとんどの産婦は，何らかの薬剤を使う，あるいは使わない産痛緩和法を望んでおり，質的研究によるエビデンスによれば，マッサージは陣痛の不快感を減らし，痛みを和らげ，産婦の出産体験の質を高める可能性があります。
- 量的および質的研究によるエビデンスは主にマッサージに関するものですが，温罨法も恐らく害はなく，それによって痛みが和らぐと感じる産婦もいるかもしれません。
- ケアが行われる状況，ケアの提供方法やケア提供者の違いが，産婦の産痛緩和のニーズや，そのニーズに対し産婦がどんな選択をするかに，大きく影響する可能性があることを，医療従事者は認識すべきです。
- 薬剤を使わない産痛緩和法には，環境や状況によりさまざまな選択肢がありえます。本ガイドラインでは扱っていない他の方法が好まれることがあるかもしれません。例えば，入浴，ヒプノバーシング，鍼療法，産婦の心が和むかもしれない文化的・伝統的な習慣などです。
- 医療従事者は，産前ケアの一環として，自分たちの出産施設で利用できる産痛緩和法を女性に伝え，これらの選択肢の長所と短所について話し合うべきです。
- 産痛緩和のためのマッサージや温罨法は有害ではなさそうであるものの，その有益な効果についてのエビデンスの確実性も非常に低いことを医療者は産婦に伝えるべきです。

エビデンスの要約と考察

介入の効果(ウェブ上の EB 表 3.2.15 参照)*²

　このエビデンスは，計 1,024 名の産婦を対象にした 12 件の研究を用いたコクラン系統的レビュー[141]によるものです。これらの研究は，オーストラリア，ブラジル，カナダ，イラン(6 件)，台湾(中国)，英国および米国で実施され，2002〜2016 年に発表されました。

比較 1：マッサージを行った場合と(マッサージを行わない)通常のケアの比較

　計 671 名の産婦を対象にした 8 件の研究を用い

て，マッサージを行った場合と通常のケアとを比較しました。これらの研究は，オーストラリア，ブラジル，カナダ，イラン(3 件の研究)，台湾(中国)，英国の産前クリニックや病院で実施されました。各研究におけるサンプル数は 46〜176 名の範囲で，7 件の研究が 100 名以下でした。このコクラン系統的レビューに使った研究 8 件のそれぞれで誰がマッサージを行ったかというと，3 件の研究(326 名の産婦)では出産付き添い者がマッサージを行い，そのうち 2 件では産前に方法を教えていました。他の 3 件の研究(185 名の産婦)では，マッサージの研修を受けた専門家，1 件の研究(100 名の産婦)では助産学生がマッサージを行い，残り 1 件(60 名の産婦)では誰がマッサージを行ったか記載がありませんでした。通常のケアに

訳者注＊1：ホットパックや湯たんぽなどで温める。
訳者注＊2：https://www.who.int/publications/i/item/9789241550215 の Web annex: Evidence base を参照。

ついては詳しく報告されていませんでした。

母親のアウトカム

産痛緩和：確実性が中程度のエビデンスによると，分娩第1期の痛みのスコアは，通常のケアよりもマッサージを行う方が恐らく低くなります（6件の研究，362名の産婦，標準化平均差−0.81，95％信頼区間−1.06〜−0.56）。分娩第2期の痛みのスコアと鎮痛薬使用についてのエビデンスは，確実性が非常に低いです。

分娩様式：確実性が低いエビデンスによると，マッサージが器械分娩（4件の研究，368名の産婦，相対リスク0.71，95％信頼区間0.44〜1.13）や帝王切開（6件の研究，514名の産婦，相対リスク0.75，95％信頼区間0.51〜1.09）に及ぼす影響は，些少か皆無かもしれません。

分娩所要時間：このエビデンスの確実性は非常に低いです。

陣痛促進：このエビデンスの確実性は非常に低いです。

出産体験：確実性が低いエビデンスによると，マッサージを受けた産婦の方が，出産体験の満足度が高いかもしれません（1件の研究，60名の産婦，相対リスク1.90，95％信頼区間1.07〜3.38）。満足度スコアのエビデンスの確実性は非常に低いものでした。コントロール感は，異なる測定方法を用いた2件の研究で報告されました。一方の研究が示す，確実性が中程度のエビデンスでは，マッサージを受けた産婦でコントロール感を表す点数が増加すると示唆されました（1件の研究，124名の産婦，平均差14.05，95％信頼区間3.77〜24.33）。もう1件による確実性が低いエビデンスでも，コントロール感を表す点数はマッサージを受けた産婦の方が若干高いかもしれません（1件の研究，56名の産婦，平均差−6.10，95％信頼区間−11.68〜−0.52）。不安のスコアは，確実性の低いエビデンスによると，マッサージを受けた産婦の方が低いかもしれません（1件の研究，60名の産婦，平均差−16.27，95％信頼区間−27.03〜−5.51）。

母乳育児：報告なし。

胎児・新生児のアウトカム

周産期の低酸素・虚血：確実性が低いエビデンスによると，マッサージが出生5分後のアプガースコア低値（7点未満）に及ぼす影響は，些少か皆無かもしれません（2件，215名の児，相対リスク0.72，95％信頼区間0.17〜3.14）。

有害作用：確実性が低いエビデンスによると，マッサージを受けた母親の児の方が，新生児蘇生を必要としないかもしれません（2件の研究，231名の児，相対リスク0.43，95％信頼区間0.23〜0.79）。確実性が低いエビデンスによると，マッサージの有無がNICUへの入院リスクに及ぼす差は，些少か皆無かもしれません（2件の研究，231名の児，相対リスク0.71，95％信頼区間0.31〜1.62）。

長期的に有害な児のアウトカム：報告なし。

比較2：温罨法を用いた場合と（温罨法を用いない）通常のケアの比較

計252名の産婦を対象にした3件の研究で，温罨法を用いた場合と通常のケアが比較されました。

3件の研究は全て，2009〜2013年にイランの病院で実施されました。2件の研究（192名の産婦）では，分娩第1期に腰部と腹部に，分娩第2期には会陰部に温罨法を用いました。別の研究では，仙骨部と会陰部に温罨法を少なくとも30分間用いましたが，分娩期のどの時期にこの介入が行われたのかは明らかではありませんでした。

母親のアウトカム

産痛緩和（痛みのスコア），分娩所要時間：温めたタオルあるいは湯たんぽを用いた場合の，これらのアウトカムについてのエビデンスの確実性は，非常に低いです。

その他の母親のアウトカムは，研究の中で報告されませんでした。

胎児・新生児のアウトカム

報告なし。

■表 3.43 痛みの緩和を目的とした手技に必要な主な資源要件

資源(リソース)	内容
スタッフ	■ 助産師あるいは他の医療者(通常のケアと同様)
研修	■ 医療者あるいは出産付き添い者への,さまざまな手技についての研修(出産付き添い者には産前教室の中で行うことが可能)
消耗品	■ ローション,マッサージオイル,清潔なタオル
機器と設備	■ 温かいお湯が得られること
時間	■ 研修にかかる時間：介入の種類により異なる ■ 実施にかかる時間：出産中を通して間欠的に提供
指導とモニタリング	■ 不要

価値

分娩期ケアを受けている産婦にとって大切なことは何かを調べた質的研究のレビュー結果によると,ほとんどの産婦,特に初産婦は,出産に対して不安を抱いており(確実性が高いエビデンス),ある特定の背景や状況では,痛みを和らげる介入を喜んで受け入れるかもしれません(確実性が低いエビデンス)[23]。介入が検討されている場合,産婦はその介入の特徴について知らされ,可能であれば自分で選びたいと思っています(確実性が高いエビデンス)。

産痛への対処方法に関する,別の質的研究のレビューでは,産婦はマッサージによって,リラックスしたり,気持ちが落ち着いたり,出産をコントロールし続けることができたとき,マッサージの技法を産痛緩和法として評価していました(確実性が低いエビデンス)[126]。安心したり,大丈夫だと思って不安感が薄まったりなど,産婦のウェルビーイング全般に有益であることも報告されました(確実性が低いエビデンス)。しかし,マッサージが産痛緩和に効果があったと感じた産婦もいれば(確実性が低いエビデンス),効果がなかったと感じた産婦もいました(確実性が非常に低いエビデンス)。

備考

質的研究のレビューに含まれた全ての研究において結果は一致していましたが,全てといっても4件だけであり,低・中所得国で実施されたものはありませんでした[126]。

このレビューに含まれた研究では,この産痛緩和法に関連するアウトカムへの産婦の評価に影響するかもしれない介入(陣痛促進,陣痛誘発,その他)を産婦が受けたかどうかは確認することができませんでした。

資源(リソース)

これらの産痛緩和のための介入のコストあるいは費用対効果についてのエビデンスは見つかりませんでした。しかし,他の(妊娠に無関係な)さまざまな状況での補完療法の費用対効果についてのレビューから得られた間接的なエビデンスによると,数多くの療法や患者集団にわたって費用対効果のエビデンスが見つかっています[142]。そのレビューに含まれる研究の大半が,腰背部痛の治療目的で行う整体や体に手技を施す技法(ボディ・ベースド・プラクティス)に関連したものでした。

備考

このような手技は,出産付き添い者によって実施される場合,比較的コストが低い介入となる可能性があります。研修のコストがコストの主な構成要素となるでしょうが,それらの研修は産前教室があればその中に組み入れることができます。あるいは,ドゥーラや出産付き添い者の研修に組

み入れることも可能です。しかし，マッサージ療法の専門家を利用した場合のコストは，場所や環境によっては，比較的高くなる可能性があります。

もし，薬剤を使わない技法を用いることで，薬剤を使う技法の使用が減るとしたら，その費用対効果は高いといえるかもしれません。しかし，これを支持するエビデンスはありません。

公正性

さまざまな産痛緩和法に対する医療者の見方について調べた質的研究の系統的レビュー[26]の中に，補完療法の提供における公正性は資源（資金や助産師の時間）不足のために損なわれる，という高所得国の医療者の指摘がありました（確実性が非常に低いエビデンス）。このレビューにおいて，リラクゼーションの技法と公正性に関する低・中所得国でのエビデンスは，見つかりませんでした。

備考

産痛緩和をリクエストした女性が，薬剤を使用する方法としない方法（伝統的，文化的な選択を含む）の両方から選べれば，分娩期ケアの不公正の是正につながるかもしれません。

受け入れやすさ

産婦の産痛緩和体験についての質的研究の系統的レビューによると，マッサージの方法を教えることで，付き添い者の出産への参加の度合いが高まりました（確実性が低いエビデンス）。一方，助産師がマッサージを行った場合には，産婦と助産師の関係性や，産婦の「大切にされている」という感覚が強まりました（確実性が低いエビデンス）[126]。

産痛緩和法の提供に関する医療従事者の見解について調べた，別の質的な系統的レビューでのエビデンスによると，マッサージは出産体験をポジティブにする可能性を高める，と考えている医療従事者がいることが示唆されました（確実性が非常に低いエビデンス）[26]。助産師の回答者は，補完療法は鎮痛薬の貴重な代替手段であり，1人ひとりの女性が自分の出産プロセスに積極的に参加することを重視し促進する，女性中心の助産哲学に沿っていると見なしていました（確実性が非常に低いエビデンス）。

備考

女性と医療者の見解についての質的レビューの結果は全て，高所得国で実施された研究から得られたものです。

マッサージの受け入れやすさについての研究結果は，良好な人間関係や出産の付き添いと関連していて，マッサージそのもののためではない可能性があります。2件の研究によると，ケアが行われる状況，ケアの提供方法やケア提供者の違いが，産婦の産痛緩和のニーズや，そのニーズに対し産婦がどんな選択をするかに，大きな影響を与えるようです[138,139]。

実行可能性

産痛緩和法の実施に対する医療従事者の見解を調べた質的研究の系統的レビューでは，マッサージやその他の技法の提供に対する多くの阻害因子がスタッフにより特定されました。例えば，官僚主義，専門家間の合意不足，基盤となるエビデンスの不足，補完医療を実施する人員の規制や研修の不足などです（確実性が非常に低いエビデンス）。

備考

出産付き添い者による手技は，出産準備教育や出産付き添い者の研修を促進するための産前教室が既にあるような環境の方が，より実現させやすいと考えられます。

■表3.44　判断のまとめ：手技[注1]と通常のケア（手技なし）との比較

望ましい効果が得られるかどうか	不明	多岐		些少	小さい ○	中程度	大きい
望ましくない効果が起こるかどうか	不明	多岐		大きい	中程度	小さい	些少 ○
エビデンスの確実性	該当する研究なし			とても低い	低い ○	中程度	高い
価値				重大な不確実性やばらつきがある	重大な不確実性やばらつきが恐らくある	重大な不確実性やばらつきが恐らくない	重大な不確実性やばらつきがない
効果のバランス	不明	多岐	通常のケアの方がよい	通常のケアの方が恐らくよい	手技も通常のケアもどちらも変わらない	手技の方が恐らくよい ○	手技の方がよい
必要な資源（リソース）	不明	多岐 ○	多大なコスト	中等度のコスト	コストも費用削減も無視できる程度	中等度の費用削減	相当の費用削減
必要な資源（リソース）についてのエビデンスの確実性	該当する研究なし ○			とても低い	低い	中程度	高い
費用対効果	不明	多岐 ○	通常のケアの方が優れている	通常のケアの方が恐らく優れている	手技も通常のケアもどちらも変わらない	手技の方が恐らく優れている	手技の方が優れている
公正性	不明	多岐	低下する	恐らく低下する	恐らく変化しない	恐らく向上する ○	向上する
受け入れやすさ	不明	多岐		なし	恐らくなし	恐らくあり ○	あり
実行可能性	不明	多岐 ○		なし	恐らくなし	恐らくあり	あり

注1：温罨法も評価されているが，量的および質的なエビデンスのほとんどがマッサージに関係しているものである。

3.2.16　分娩遷延の予防を目的とした産痛緩和

RECOMMENDATION 推奨項目 23

推奨しない　分娩遷延を予防したり，陣痛促進の介入を減らしたりすることを目的として産痛緩和を行うことは推奨しない。

Remarks 注釈

- この推奨項目は，『WHO 推奨：陣痛促進』[46]から統合されたもので，当時のガイドライン作成グループは，確実性が非常に低いエビデンスに基づく条件付き推奨としました。
- 当時のガイドライン作成グループは，産痛緩和が分娩所要時間の短縮や陣痛促進の頻度に関係することを明確に示すエビデンスはないと指摘しました。
- 当時のガイドライン作成グループは，産痛緩和により陣痛促進の必要性が必ずしも減るとは限らないかもしれないが，産痛緩和には他に大きな有益性があるため，良質な分娩期ケアに不可欠な要素であると認めました。
- この推奨項目を裏付けるエビデンスは，下記のウェブサイトにある出典元であるガイドライン文書に掲載されています。
  http://apps.who.int/iris/bitstream/10665/112825/1/9789241507363_eng.pdf

3.2.17　飲水と飲食

RECOMMENDATION 推奨項目 24

推奨　ローリスクの産婦には，出産中の飲水や飲食を推奨する。

Remarks 注釈

- この推奨項目は，『WHO 推奨：陣痛促進』[46]から統合されたもので，当時のガイドライン作成グループは，確実性が非常に低いエビデンスに基づく条件付き推奨としました。
- 飲水や飲食の制限は，陣痛促進の実施を含む重要な臨床アウトカムに有益な効果をもたらさないため，当時のガイドライン作成グループは，産婦の希望を尊重することを重視し，積極的に推奨することにしました。
- 当時のガイドライン作成グループは，参加者 3,000 名以上の産婦を含んだその系統的レビューで，メンデルソン症候群（全身麻酔中に飲食物が胃から肺の中に入るという安全上の最大の懸念で，出産中の経口摂取を制限する理由となる）の事例の報告はなかったことを指摘しました。
- この推奨項目を裏付けるエビデンスは，下記のウェブサイトにある出典元であるガイドライン文書に掲載されています。
  http://apps.who.int/iris/bitstream/10665/112825/1/9789241507363_eng.pdf

3.2.18　産婦の姿勢や動き回ること

RECOMMENDATION 推奨項目 25

推奨
ローリスクの産婦には，出産中に動き回ったり，上体を起こした姿勢を取ったりするよう勧めることを推奨する。

Remarks 注釈

- この推奨項目は，『WHO 推奨：陣痛促進』[46)]から統合されたもので，当時のガイドライン作成グループは，確実性が非常に低いエビデンスに基づく強い推奨としました。
- 出産中に体を動かしたり上体を起こした姿勢を取ったりすることで，オキシトシンによる陣痛促進が減るというエビデンスはありませんが，当時のガイドライン作成グループは，帝王切開が減少するという臨床的な有益性を重視しました。
- 当時のガイドライン作成グループは，動き回ったり，上体を起こした姿勢を取ったりすることの有益性を説明した上で産婦の選択に任せるというより，全ての産婦にベッド上安静を強要するという慣習的な実践が，多くの環境で広く行われていると指摘しました。当時のガイドライン作成グループは，有益で，安価で，実行が簡単な介入の選択肢を産婦に提供することが重要だと考え，この介入を強く推奨しました。
- この推奨項目は，分娩第 1 期にどのような姿勢を取るか，情報を得た上で産婦自身が決めるのに役立つはずです。
- この推奨項目を裏付けるエビデンスは，下記のウェブサイトにある出典元であるガイドライン文書に掲載されています。
  http://apps.who.int/iris/bitstream/10665/112825/1/9789241507363_eng.pdf

3.2.19　腟の洗浄

RECOMMENDATION 推奨項目 26

推奨しない
感染症予防のために，分娩中にクロルヘキシジンを用いて慣例的に腟の洗浄を行うことは推奨しない。

Remarks 注釈

- この推奨項目は，『WHO 推奨：母体周産期感染症の予防と治療』[114)]から統合されたもので，当時のガイドライン作成グループは，確実性が中程度のエビデンスに基づく強い推奨[*1]としました。
- この推奨項目は，新生児にとっての臨床的な有益性が不足していることに基づいた判断であり，この介入による母体の B 群連鎖球菌(group B Streptococcus：GBS)感染症への潜在的効果に基づいたものではありません。
- 当時のガイドライン作成グループは，GBS 保菌妊婦のスクリーニングに関する方針にかなりのばらつきがあることを認識しました。そのため，この推奨項目は，各現場の GBS 保菌スクリーニングの方針や手順に合わせて実施されるべきだと合意しました。
- この推奨項目を裏付けるエビデンスは，下記のウェブサイトにある出典元であるガイドライン文書に掲載されています。
  http://apps.who.int/iris/bitstream/10665/186171/1/9789241549363_eng.pdf

---

訳者注＊1：洗浄しないことを強く推奨する，という意味。

3.2.20　分娩の積極的管理

RECOMMENDATION 推奨項目 27

推奨しない 分娩遷延を予防するために，積極的分娩管理*1と呼ばれる一連のケア方式を行うことは推奨しない。

Remarks 注釈

■ この推奨項目は，『WHO 推奨：陣痛促進』[46)]から統合されたもので，当時のガイドライン作成グループは，確実性が低いエビデンスに基づく条件付き推奨としました。

■ 当時のガイドライン作成グループは，この一連のケア方式が，分娩所要時間を短縮し，帝王切開の確率を下げるという点において潜在的な有益性があることに同意しています。しかし，方法が細かく決められていて医療介入の度合いも高く，ケアの受け手としての女性の権利，選択，自律性を損なう可能性があることから，当時のガイドライン作成グループはこの一連のケア方式を支持しませんでした。さらに，この介入は医療資源を相当に必要とする複雑な方式であり，多くの環境で実行が難しいかもしれません。報告されている臨床的な有益性が，上記の懸念事項を明らかに上回るとはいえないため，当時のガイドライン作成グループはこの方式を推奨しないことにしました。

■ 当時のガイドライン作成グループはまた，この一連のケア方式の中で唯一有益なのは，1対1の継続的なケアという要素のみであり，この一連の方式が示してきた有益性は恐らくこの要素によるものではないかと指摘しました。分娩中の継続的なケアは，単独の介入として，『WHO 推奨：陣痛促進』で推奨されています。

■ この推奨項目を裏付けるエビデンスは，下記のウェブサイトにある出典元であるガイドライン文書に掲載されています。
http://apps.who.int/iris/bitstream/10665/112825/1/9789241507363_eng.pdf

---

訳者注*1：積極的分娩管理とは1970年代初頭に開発された方式で，分娩所要時間短縮と帝王切開率減少のため，慣例的な人工破膜とオキシトシン投与，陣痛診断のための厳密な基準などを含む分娩管理方式を指す。

3.2.21　慣例的な人工破膜

RECOMMENDATION 推奨項目 28

推奨しない　分娩遷延を予防するために，人工破膜のみを行うことは推奨しない。

Remarks 注釈

- この推奨項目は，『WHO 推奨：陣痛促進』[46)]から統合されたもので，当時のガイドライン作成グループは，確実性が非常に低いエビデンスに基づく条件付き推奨としました。
- 当時のガイドライン作成グループは，分娩遷延予防の目的で人工破膜が臨床で広く行われているにもかかわらず，その潜在的な有益性が潜在的な有害性を上回ることを示す明らかなエビデンスはないことを指摘しました。
- 早期の人工破膜は HIV 母子感染リスクを高めるかもしれないため，HIV 感染が流行する中で HIV の感染有無が不明な産婦が陣痛で来院するような地域では，この推奨項目がもっと重視されてよいでしょう。
- この推奨項目を裏付けるエビデンスは，下記のウェブサイトにある出典元であるガイドライン文書に掲載されています。

  http://apps.who.int/iris/bitstream/10665/112825/1/9789241507363_eng.pdf

3.2.22　早期の人工破膜とオキシトシン投与

RECOMMENDATION 推奨項目 29

推奨しない　分娩遷延を予防するために，早期に人工破膜とオキシトシンによる陣痛促進を行うことは推奨しない。

Remarks 注釈

- この推奨項目は，『WHO 推奨：陣痛促進』[46)]から統合されたもので，当時のガイドライン作成グループは，確実性が非常に低いエビデンスに基づく条件付き推奨としました。
- 当時のガイドライン作成グループは，他の重要な臨床アウトカムに実質的な差が見られないことを考慮し，分娩第 1 期の所要時間の変動的な短縮自体はこの介入を正当化する理由にはならないと指摘しました。
- 当時のガイドライン作成グループは，この介入は，分娩の積極的管理[*1]の他の要素とかなり重複していることを指摘し，この介入も，方法が細かく決められていて医療介入の度合が高いと見なしました。分娩の積極的管理と同様，ケアの受け手としての女性の権利，選択，自律性を損なう可能性を非常に重視したため，この介入を推奨しませんでした。さらに，この介入の実施には医療資源を相当に必要とするため，多くの環境で実行不可能と考えられます。
- この推奨項目を裏付けるエビデンスは，下記のウェブサイトにある出典元であるガイドライン文書に掲載されています。

  http://apps.who.int/iris/bitstream/10665/112825/1/9789241507363_eng.pdf

---

訳者注＊1：推奨項目 27（140 頁）参照。

3.2.23 硬膜外麻酔を使用している産婦へのオキシトシン投与

RECOMMENDATION 推奨項目 30

 硬膜外麻酔を使用している産婦に対し，分娩遷延を予防するためにオキシトシンを投与することは推奨しない。

Remarks 注釈

- この推奨項目は，『WHO 推奨：陣痛促進』[46)]から統合されたもので，当時のガイドライン作成グループは，確実性が低いエビデンスに基づく条件付き推奨としました。
- オキシトシンによる陣痛促進は，硬膜外麻酔を使用している産婦の分娩遷延が確定し，その治療法として適応がある場合に行われるべきです。
- この推奨項目を裏付けるエビデンスは，下記のウェブサイトにある出典元であるガイドライン文書に掲載されています。
  http://apps.who.int/iris/bitstream/10665/112825/1/9789241507363_eng.pdf

3.2.24 抗けいれん薬の投与

RECOMMENDATION 推奨項目 31

分娩遷延を予防するために，抗けいれん薬を投与することは推奨しない。

Remarks 注釈

- この推奨項目は，『WHO 推奨：陣痛促進』[46)]から統合されたもので，当時のガイドライン作成グループは，確実性が非常に低いエビデンスに基づく条件付き推奨としました。
- 当時のガイドライン作成グループは，得られた研究データの参加者や介入方法が不均一すぎるため，その結果を広く一般化することができないと指摘しました。また，分娩第 1 期の所要時間が 1 時間短縮しても，それ以外の母子のアウトカムの改善にはつながらないため，臨床的に重要ではないと見なされました。当時のガイドライン作成グループは，安全性の問題についての報告が不十分であることを重んじて，最小限のリスクで臨床的な有益性を示す新たな情報が見つかるまでは，この実践を推奨しないことにしました。
- ガイドライン作成グループは，抗けいれん薬による分娩遷延の治療効果を，優先すべき研究課題としています。
- この推奨項目を裏付けるエビデンスは，下記のウェブサイトにある出典元であるガイドライン文書に掲載されています。
  http://apps.who.int/iris/bitstream/10665/112825/1/9789241507363_eng.pdf

3.2.25 分娩遷延を予防するための静脈内輸液

RECOMMENDATION 推奨項目 32

 推奨しない 分娩所要時間を短縮する目的で，静脈内輸液を行うことは推奨しない。

Remarks 注釈

- この推奨項目は，『WHO 推奨：陣痛促進』[46]から統合されたもので，当時のガイドライン作成グループは，確実性が非常に低いエビデンスに基づく強い推奨[*1]としました。
- 当時のガイドライン作成グループは，この介入による有益性が有害性を上回ることを示す明らかなエビデンスがないことを理由に，この介入を推奨しませんでした。当時のガイドライン作成グループは，特に分娩中にオキシトシン静脈内投与を適応する場合に，母体の水分負荷が過剰になるリスクが高まるかもしれないと指摘しました。
- 当時のガイドライン作成グループは，ローリスクの産婦は出産中に飲水を勧められるべきであると同意しました。
- 当時のガイドライン作成グループは，ローリスクの産婦であっても，分娩遷延以外の医学的適応がある場合や補足的なケアを行う場合には，静脈内輸液が必要になるかもしれないということを認めました。
- 当時のガイドライン作成グループは，不必要な静脈内輸液の慣例的投与が，分娩中の全ての産婦に対して低・中・高所得国の多くの医療施設で広く行われており，それが医療費を増加させ，資源利用に大きな影響を与え，産婦の動きやすさを妨げることに強い懸念を示し，そのため，この介入に強く反対する推奨としました。
- この推奨項目を裏付けるエビデンスは，下記のウェブサイトにある出典元であるガイドライン文書に掲載されています。
  http://apps.who.int/iris/bitstream/10665/112825/1/9789241507363_eng.pdf

---

訳者注＊1：輸液を行わないことを強く推奨する，という意味。

3.3 分娩第2期

3.3.1 分娩第2期の定義と所要時間

推奨 実践の場では，分娩第2期の定義と所要時間について，下記の定義を使用することを推奨する。

- 分娩第2期とは，子宮口全開大から児が出生するまでの時期を指す。この時期に産婦は，娩出力のある子宮収縮の結果，自然に湧き起こる努責感がある。
- 分娩第2期の所要時間には個人差があることを，産婦は知らされるべきである。分娩第2期は，初産婦では3時間以内に，経産婦では2時間以内に，児娩出に至るのが一般的である。

Remarks 注釈

- 研究での分娩第2期開始の記述は科学的に厳密ではなく，臨床上でも分娩第2期の開始は正確にわからないことがほとんどです。産婦は子宮口が全開する前に努責感があるかもしれない一方で，子宮口全開大と診断されたときであってもまだ努責感がないこともあります。内診で子宮口全開大が確認されたとしても，この子宮頸管の状態がどのくらい続いていたかは不明確なままです。
- 分娩第2期のはじめに陣痛室から特定の分娩室に移動することは産婦にとって不快である可能性があり，分娩が正常に進んでいるときには不要です。
- 分娩介助者は，産婦は子宮口開大度が10 cmになる前に努責感があることもある，と認識すべきです。
- 分娩第2期を短縮させる決定は，母子の状態の観察と分娩経過に基づくべきです。産婦の状態が良好で，胎児もよい状態で，児頭下降が見られれば，介入すべき根拠はありません。しかしながら，分娩第2期が上記の標準的な所要時間を超えた場合には，妥当な時間内での自然な分娩の可能性は低下するため，急速遂娩のための介入が考慮されるべきです。

エビデンスの要約と考察
分娩第2期の所要時間

この項目のエビデンスは，正常な周産期アウトカムを持つローリスクの産婦の分娩所要時間を評価した，37件の研究の系統的レビューから導き出されました[52]。このレビューからは，分娩第1期の所要時間のエビデンスも得られました。このレビューに含まれた研究は17の低・中・高所得国[中国，コロンビア，クロアチア，エジプト，フィンランド，ドイツ，イスラエル，日本，韓国，ミャンマー，ナイジェリア，ノルウェー，台湾(中国)，ウガンダ，英国，米国，ザンビア]で行われ，さまざまな民族的出身や社会経済的地位の，20万人以上の産婦が対象となりました。それらの研究は1960〜2016年に発表されました。その研究のうち21件が初産婦，17件が経産婦の分娩第2期の所要時間のデータを報告していました。硬膜外麻酔や器械分娩のような，分娩第2期の所要時間に影響を与える可能性がある分娩介入は，研究によりさまざまでした。

初産婦のデータを報告した研究のうち，13件では硬膜外麻酔の使用はなく，5件では硬膜外麻酔の使用の有無が報告されていませんでした。1件の研究では，初産婦を硬膜外麻酔使用によって分け(硬膜外麻酔使用0%群と100%群)，他の3件の研究では，研究参加者の硬膜外麻酔使用率をそれぞれ4.1%，42.9%，48.0%と報告しました。11件の研究では第2期の開始基準点をはっきりと定

義しておらず，それ以外の研究では子宮口開大度10 cmからと定義していました。2件の研究は，開始基準点を子宮口開大度10 cm，または，努責感の出現と定義しました。これらの研究は，集団特性や介入および分娩第2期開始の定義の異質性が大きいため，統合せずに分析されました。

初産婦の第2期：表3.45にあるように，4件の研究から得られた確実性が中程度のエビデンスによれば，第2期の所要時間の中央値は14〜66分（0.2〜1.1時間），95パーセンタイル値は65〜138分（1.1〜2.3時間）*1と示されました。硬膜外麻酔使用率が48％と100％であった2件の研究では，より長い所要時間［中央値53〜66分（0.9〜1.1時間），95パーセンタイル値138〜216分（2.3〜3.6時間）］が報告されました。

第2期の所要時間を平均値および標準偏差で示した17件の研究から得られた確実性が低いエビデンスによれば，平均所要時間は20〜116分（0.3〜1.9時間），推定される統計的（「最長」）限界値は78〜216分（1.3〜3.6時間）と報告されました。2件の研究で硬膜外麻酔使用の記載がありました。42.9％の産婦が硬膜外麻酔を使用した研究では，平均所要時間20分（0.3時間），統計的限界値60分（1時間）との報告でした。もう1つの，4.1％の産婦が硬膜外麻酔を使用した研究では，平均所要時間は40分（0.7時間）で，統計的限界値は報告されませんでした。

経産婦の第2期：1経産および2経産以上のデータを別々に示した2件の研究から，確実性の低いエビデンスが得られました。それによると，第2期の所要時間の中央値は6〜12分（0.1〜0.2時間），95パーセンタイル値は58〜76分（1.0〜1.3時間）との報告でした（表3.45）。このうちの1件の研究には，産婦全員が硬膜外麻酔を使用したサブグループがあり，その所要時間はもっと長く，中央値は18〜24分（0.3〜0.4時間），95パーセンタイル値は96〜120分（1.6〜2.0時間）でした。

平均値のデータを報告した15件の研究から得られた確実性が低いエビデンスによれば，第2期の平均所要時間は6〜30分（0.1〜0.5時間），統計的（「最長」）限界値は16〜78分（0.3〜1.3時間）と推定されました。そのうち8件の研究では硬膜外麻酔の使用はなく，6件は使用の有無に関する報告がなく，3件の研究ではそれぞれ2.4％，4.3％，9.5％の硬膜外麻酔使用が報告されていました。これらの研究のうち，第2期の開始基準点の明確な記載があったのは4件のみでした。

第2期に介入が行われた場合を除外した感度分析でも，同じような範囲の値になりました。初産婦は20〜78分以内に第2期を無事に完了し，その統計的限界値は60〜174分（1.0〜2.9時間）でした。経産婦の第2期所要時間は初産婦より短く，その範囲は6〜30分（0.1〜0.5時間），統計的限界値は16〜78分（0.3〜1.3時間）でした。

価値

分娩期ケアを受けている産婦にとって大切なことは何かを調べた質的研究のレビュー結果によると，ほとんどの産婦が母子の良好なアウトカムを伴う正常な出産を望みながらも，時に医療介入が必要かもしれないと認識しています[23]。

備考

分娩所要時間の長短の相対的な重要性は状況次第かもしれませんが，一般的に，女性は全体の分娩所要時間を重視します。他の複数の研究が示唆するエビデンスによると，（医療者に比べると）産婦は，定義どおりに時間枠で示されるような分娩各期をあまり意識しない傾向にあります[54]。そして，本人が感じている痛みの程度，その場の環境やサポートを本人がどのように感じているかなどのさまざまな要因の相互作用の方が，産婦の対処能力に大きな影響を与えていることがエビデンスによって示唆されています[55]。

資源（リソース）

分娩第2期の所要時間に関する資源要件についてのエビデンスは見つかりませんでした。

訳者注*1：表3.45では65〜216分。

■表 3.45 初産婦と経産婦の分娩第 2 期の所要時間

初産婦						
研究	参加者数	硬膜外麻酔(%)	基準点の定義(子宮口開大度など)	所要時間の中央値(分)	5パーセンタイル値(分)	95パーセンタイル値(分)
Paterson 1992[143]	8,270	0.0	10 cm または努責感	45	NR	NR
Oladapo 2018[62]	2,166	0.0	10 cm から出産まで	14	3.0	65
Zhang 2002[18]	1,162	48	10 cm から出産まで	53	18	138[a]
Zhang 2010[16]	21,524	100	10 cm から出産まで	66	NR	216
Zhang 2010[16]	4,100	0.0	10 cm から出産まで	36	NR	168
				所要時間の平均値(分)	SD(分)	+2 SD(分)
Abdel-Aleem 1991[144]	175	0.0	定義なし	43	24	91[a]
Albers 1996[63]	347	NR	10 cm から出産まで	53	47	147
Albers 1999[64]	806	0.0	10 cm から出産まで	54	46	146
Chen 1986[145]	500	0.0	定義なし	43	NR	NR
Diegmann 2000[146]（アフリカ系米国人女性）	373	0.0	10 cm から出産まで	32	23	78[a]
Diegmann 2000[146]（プエルトリコ人女性）	157	0.0	10 cm から出産まで	44	33	110[a]
Dior 2013[147]	12,631	NR	定義なし	78	NR	NR
Duignan 1975[148]	437	0.0	10 cm または努責感	42	NR	NR
Jones 2003[65]	120	0.0	定義なし	54	43	140[a]
Juntunen 1994[58]	42	42.9	定義なし	20	20	60[a]
Kilpatrick 1989[67]	2,032	0.0	10 cm から出産まで	54	39	132[a]
Lee 2007[68]	66	0.0	定義なし	54	34	122[a]
Schiff 1998[66]	69	NR	10 cm から出産まで	66	36	138[a]
Schorn 1993[69]	18	NR	定義なし	66	54	174
Shi 2016[149]	1,091	NR	定義なし	116	50	216
Studd 1973[150]	176	0.0	定義なし	46	NR	NR
Studd 1975[151]	194	4.1	定義なし	40	NR	NR
Wüstemann 2003[152]	66	0.0	定義なし	36	5	46
経産婦						
研究	参加者数	硬膜外麻酔(%)	基準点の定義(子宮口開大度など)	所要時間の中央値(分)	5パーセンタイル値(分)	95パーセンタイル値(分)
Oladapo 2018[62]（1 経産）	1,488	0.1	10 cm から出産まで	11	2	65
Oladapo 2018[62]（≧2 経産）	1,952	0.0	10 cm から出産まで	11	2	58
Zhang 2010[16]（1 経産）	12,649	100	10 cm から出産まで	24	NR	120

（つづく）

■表 3.45 （つづき）

研究	参加者数	硬膜外麻酔(%)	基準点の定義(子宮口開大度など)	所要時間の中央値(分)	5パーセンタイル値(分)	95パーセンタイル値(分)
Zhang 2010[16] (1 経産)	4,106	0	10 cm から出産まで	12	NR	76
Zhang 2010[16] (≧2 経産)	12,218	100	10 cm から出産まで	18	NR	96
Zhang 2010[16] (≧2 経産)	4,001	0	10 cm から出産まで	6	NR	66
				所要時間の平均値(分)	SD(分)	+2 SD(分)
Abdel-Aleem 1991[144]	372	0.0	定義なし	29	16	61[a]
Albers 1996[63]	602	NR	10 cm から出産まで	17	20	57[a]
Albers 1999[64]	1,705	0.0	10 cm から出産まで	18	23	64[a]
Dior 2013[147] (1〜4 経産)	27,252	NR	定義なし	21	NR	NR
Dior 2013[147] (≧5 経産)	4,112	NR	定義なし	16	NR	NR
Duignan 1975[148]	869	0.0	10 cm または努責感	17	NR	NR
Gibb 1982[153]	749	NR	定義なし	17	NR	NR
Jones 2003[65]	120	0.0	定義なし	22	28	78[a]
Juntunen 1994[58] (2 または 3 経産)	42	2.4	定義なし	8.7	5.5	NR
Juntunen 1994[58] (多経産)	42	9.5	定義なし	6	5	16[a]
Kilpatrick 1989[67]	3,767	0.0	10 cm から出産まで	19	21	61[a]
Paterson 1992[143]	13,159	0.0	定義なし	19	21	61
Schiff 1998[66]	94	NR	定義なし	30	24	78[a]
Schorn 1993[69]	30	NR	定義なし	24	24	72
Studd 1973[150]	264	0.0	定義なし	22	NR	NR
Studd 1975[151]	322	4.3	定義なし	19	NR	NR
Wusteman 2003[152]	71	0.0	定義なし	16	21	58[a]

NR：報告なし，SD：標準偏差，a：系統的レビューによる推定値
出典：Abalos ら，2018[52]

備考

分娩第 2 期が極度に遷延した場合を見極めるために，初経産別の 95 パーセンタイル値を所要時間の上限基準として適応することは費用対効果が高いかもしれません。なぜなら，急速遂娩のための介入，特に器械分娩や帝王切開を減らせる可能性があるからです。しかし，これにより支援的ケアの時間が延長し，そのコストが増大するかもしれません。

医師が全ての産婦の分娩介助を行うような中・高所得国の状況では，95 パーセンタイル値に基づく分娩第 2 期所要時間の上限値を分娩管理に採用すると，医療資源の使用を増やす結果になりやすいかもしれません。

■表3.46　分娩第2期の上限所要時間として95パーセンタイル値を適応するための主な資源要件

資源(リソース)	内容
研修	■ 医療者のための実践的な研修
消耗品	■ 医療者向け，および卒前教育用の研修マニュアルや臨床プロトコルの改訂版 ■ 第2期の「正常な」分娩所要時間や，いつ出産になるかについて女性に教育するための教材 ■ 第2期を含む改訂版パルトグラム用紙
設備	■ 平均よりも第2期の進行が遅い女性を支援するための分娩病棟の十分なベッド数
指導と モニタリング	■ 母子の状態が安定している場合に第2期遷延の診断の上限値を延ばすことに関連する，定期的な監査やアウトカム評価を伴う，継続的な指導とモニタリング

公正性

公正性への影響についてのエビデンスは見つかりませんでした。

備考

第2期遷延は，第2期に行われる帝王切開の重要な適応となりますが，これは「第2期は1時間以上持続すべきでない」という期待に基づいたものです。しかし資源が乏しい環境では，不利な状況にある女性が即座に受けることができないであろうという点で，（特に明確な医学的適応がなく行われる場合）帝王切開は非常に不公正な介入です。全ての産婦に安全な分娩所要時間の上限値を適応することで，出産の過度な医療化に関連した不公正を是正できる可能性があります。

受け入れやすさ

分娩期ケアを受けている産婦にとって，大切なことは何かを調べた質的研究のレビュー結果によれば，多くの産婦は短時間での出産を望んでいるようです（確実性が低いエビデンス）[23]。しかし，出産後に尋ねられると，標準的な時間制限の有無にかかわらず，1人ひとりの産婦に合わせてその産婦の最適な分娩所要時間が設定され，その中で本人が「流れに乗る」ことができた場合には，ポ

ジティブな出産体験だったと報告する傾向がより強くなります（確実性が中程度のエビデンス）。

備考

女性は非常に長い分娩と非常に短い分娩の両方を，否定的に報告する傾向が強いことを示唆するエビデンスがあります[72,73,91]。

実行可能性

分娩期ケア提供に関する医療者の体験を調べた質的研究のエビデンスのレビューによると，スタッフ不足や組織的な時間のプレッシャーがある場合には，医療者が分娩時間の延長に対応する能力が制限されやすいようです（確実性が高いエビデンス）[26]。現場のしきたりや非公式な決まりごとがある場合も，医療スタッフが個別的なケアを提供するには限界があるかもしれません[26]。

備考

特に（入院期間を延ばす可能性のある）帝王切開のような不必要な産科介入を避けることができれば，経産回数に応じた95パーセンタイル値の上限値内で産婦を支援することで，入院期間が長くなったり，スタッフの労働負荷が著しく増強したりすることは，まずないでしょう。

■表3.47　判断のまとめ：分娩第2期の所要時間の上限値としての95パーセンタイル値の使用

望ましい効果が得られるかどうか	不明	多岐		些少	小さい	中程度 ◯	大きい
望ましくない効果が起こるかどうか	不明	多岐		大きい	中程度	小さい ◯	些少
エビデンスの確実性	該当する研究なし			とても低い	低い ◯	中程度	高い
価値				重大な不確実性やばらつきがある	重大な不確実性やばらつきが恐らくある	重大な不確実性やばらつきが恐らくない	重大な不確実性やばらつきがない
効果のバランス	不明	多岐	平均の限界値の方がよい	平均の限界値の方が恐らくよい	平均の限界値も上限値（95パーセンタイル値）もどちらも変わらない	上限値（95パーセンタイル値）の方が恐らくよい ◯	上限値（95パーセンタイル値）の方がよい
必要な資源（リソース）	不明 ◯	多岐	多大なコスト	中等度のコスト	コストも費用削減も無視できる程度	中等度の費用削減	相当の費用削減
必要な資源（リソース）についてのエビデンスの確実性	該当する研究なし ◯			とても低い	低い	中程度	高い
費用対効果	不明 ◯	多岐	既存の限界値の方が優れている	既存の限界値の方が恐らく優れている	長くなった限界値も既存の限界値もどちらも変わらない	長くなった限界値の方が恐らく優れている	長くなった限界値の方が優れている
公正性	不明	多岐	低下する	恐らく低下する	恐らく変化しない	恐らく向上する ◯	向上する
受け入れやすさ	不明	多岐		なし	恐らくなし	恐らくあり ◯	あり
実行可能性	不明	多岐 ◯		なし	恐らくなし	恐らくあり	あり

3.3.2　硬膜外麻酔を使用していない産婦の分娩体位

RECOMMENDATION 推奨項目 34

推奨 硬膜外麻酔を使用していない場合，上体を起こした姿勢を含め，自分が好きな分娩体位を取るよう，1 人ひとりの産婦に勧めることを推奨する。

Remarks 注釈

- 分娩第 2 期に上体を起こした姿勢を取ると，会陰切開や器械分娩を減らすかもしれませんが，分娩後異常出血と第Ⅱ度会陰裂傷のリスクが増加するかもしれないことが，エビデンスにより示唆されています。しかし，ほとんどのエビデンスは確実性が低く，ガイドライン作成グループは，上体を起こした姿勢と横になった姿勢の有益性と有害性の臨床上の差ははっきりしない，と合意しました。
- 産婦にはどんな特定の姿勢も強要されず，本人にとって最も心地よいと感じる姿勢を取るよう励まされ，支援されることが重要です。
- 医療従事者は，産婦が選んだ姿勢で，胎児のウェルビーイングが十分にモニタリングされていることを確認すべきです。もし，十分な胎児モニタリングを行うために姿勢を変える必要がある場合には，その理由を明確に産婦に伝えるべきです。
- 上体を起こした姿勢を望む産婦に対する分娩第 2 期の実践的なアプローチとしては，会陰裂傷と出血を予防するための会陰保護の手技を行いやすくするために，児娩出直前には背もたれを倒すか，あるいは四つん這いの姿勢を取ることかもしれません。

エビデンスの要約と考察

介入の効果（ウェブ上の EB 表 3.3.2 参照）[*1]

　このエビデンスは，低・中・高所得国で実施された 32 件の無作為化比較試験をまとめたコクラン系統的レビューから導き出されました[154]。9,015 名の産婦を対象とした 30 件の研究で，上体を起こした姿勢と横になった姿勢を比較したデータが得られました。研究参加者は，2 件の研究で妊娠 36 週以前の産婦が含まれていた以外は，妊娠 37 週以降で合併症のない単胎妊娠の初産婦や経産婦でした。横になった姿勢を対照群として，比較群の 10 件がバース・スツールまたはスクワット・スツール，9 件が分娩椅子，3 件が分娩用クッションを用いた体位でした。

分娩第 2 期における上体を起こした姿勢と横になった姿勢の比較

母親のアウトカム

分娩所要時間：分娩所要時間に関する 19 件の研究（5,811 名の産婦）からのエビデンスは，研究デザインによる制約とメタ分析内の研究間の非一貫性により，確実性が非常に低いです。しかし，バイアスのリスクが高い研究を除外した感度分析では，確実性が低いエビデンスによると，上体を起こした姿勢でも，分娩第 2 期の所要時間は，分の単位でほとんど変わらないかもしれません（10 件の研究，2,499 名の産婦，平均差 4.34 分短縮，95% 信頼区間 9.00 分短縮〜0.32 分延長）。

分娩様式：確実性が低いエビデンスによると，上体を起こした姿勢を取ることで，器械分娩は減るかもしれませんが［21 件の研究，6,481 名の産婦，相対リスク 0.75，95% 信頼区間 0.66〜0.86；絶対

訳者注＊1：https://www.who.int/publications/i/item/9789241550215 の Web annex: Evidence base を参照。

リスク：1,000名あたり32名（18〜44名）の減少］，帝王切開率への影響は些少か皆無かもしれません（16件の研究，5,439名の産婦，相対リスク1.22，95%信頼区間0.81〜1.81）。バイアスのリスクが高い研究を除外した感度分析では，器械分娩の減少に関するエビデンスの確実性は高くなり（10件の研究，2,534名の産婦，相対リスク0.71，95%信頼区間0.56〜0.90），帝王切開に影響しないというエビデンスの確実性は中程度になりました（9件の研究，2,544名の産婦，相対リスク1.47，95%信頼区間0.88〜2.46）。

会陰・腟の創傷：確実性が低いエビデンスによると，上体を起こした姿勢の場合には，会陰切開が減るかもしれず［17件の研究，6,148名の産婦，相対リスク0.75，95%信頼区間0.61〜0.92；絶対リスク：101名（32〜158名）の減少］，第II度会陰裂傷を増加させるかもしれません［18件の研究，6,715名の産婦，相対リスク1.20，95%信頼区間1.00〜1.44；絶対リスク：1,000名あたり25名（0〜56名）の増加］。バイアスのリスクが高い研究が除外された感度分析では，第II度会陰裂傷の増加に関するエビデンスの確実性は高くなりました（9件の研究，2,967名の産婦，相対リスク1.35，95%信頼区間1.10〜1.67）。第III度または第IV度の会陰裂傷[注1]のエビデンスの確実性は全体的に非常に低いですが，感度分析で得られた確実性が低いエビデンスによると，上体を起こした姿勢の第III度または第IV度会陰裂傷への影響は，些少か皆無であるかもしれません（3件の研究，872名の産婦，相対リスク1.46，95%信頼区間0.44〜4.79）。

母体の健康障害：確実性が低いエビデンスによると，上体を起こした姿勢は推定出血量500 mL以上の症例を増加させるかもしれません［15件の研究，5,615名の産婦，相対リスク1.48，95%信頼区間1.10〜1.98；絶対リスク：1,000名あたり21名（4〜43名）の増加］。感度分析では，このエビデンスの確実性は中程度に高まりました。

痛みの強さ：確実性が低いエビデンスによると，上体を起こした分娩体位を取っても，視覚的アナログスケールで測定した分娩第2期の痛み（1件の研究，155名の産婦，平均差0.32上昇，95%信頼区間0.16低下〜0.8上昇）や産褥期の痛み（1件の研究，155名の産婦，平均差0.48低下，95%信頼区間1.28低下〜0.32上昇）は，ほとんど変わらないかもしれません。さらに痛みの強さについて調べた1件の研究（90名の産婦）のエビデンスの確実性は，非常に低いです。確実性が低いエビデンスによると，分娩第2期の鎮痛薬の使用も，ほとんど変わらないかもしれません（7件の研究，3,093名の産婦，相対リスク0.97，95%信頼区間0.93〜1.02）。

出産体験：このレビューでは，出産体験のアウトカムについての報告はありませんでした。

胎児・新生児のアウトカム

周産期の低酸素・虚血：このレビューでは，出生5分後のアプガースコア7点未満，臍帯血アシドーシス，低酸素性虚血性脳症については報告されませんでした。

胎児ジストレス：確実性が中程度のエビデンスによれば，上体を起こした姿勢は，異常な胎児心拍数パターンの減少と恐らく関連があります（2件の研究，617名の児，相対リスク0.46，95%信頼区間0.22〜0.93）。

周産期死亡：確実性が低いエビデンスによると，上体を起こした姿勢が周産期死亡率に与える差は，些少か皆無かもしれません（4件の研究，982名の児，相対リスク0.79，95%信頼区間0.51〜1.21）[155]。

備考

　スウェーデンで初産婦と経産婦を含む113,000名を対象に，産科肛門括約筋損傷（obstetric anal sphincter injury：OASI）と分娩体位を調べた集団ベース研究によると，初産婦と経産婦の両方で砕石位でOASIリスクが上昇すること，初産婦では

原書注1：第III度会陰裂傷は肛門括約筋複合体の損傷を伴い，第IV度会陰裂傷は肛門括約筋複合体を貫通して肛門上皮も損傷する。

側臥位でOASIリスクが低下すること，仰臥位，膝立ち，立位，四つん這いでは，リスクに明確な差がないことがわかりました[156]。スクワットと分娩椅子は，経産婦ではOASIリスクの上昇と関連していましたが，初産婦では関連がありませんでした。この研究全体では，初産婦の57%と経産婦の26%が硬膜外麻酔を使用しましたが，使用有無別の結果は報告されていません。

2013年のコクラン系統的レビューによると，分娩第1期に上体を起こしたり，動き回ったりすることが，横になった姿勢やベッド上で過ごす場合と比較して，分娩所要時間を恐らく約1時間22分短縮させます（15件の研究，2,503名の産婦，平均差1.36時間短縮，95%信頼区間−2.22〜−0.51）[155]。また，分娩第1期に上体を起こした姿勢を取ると，帝王切開（14件の研究，2,682名の産婦，相対リスク0.71，95%信頼区間0.54〜0.94）と，硬膜外麻酔の使用（9件の研究，2,107名の産婦，相対リスク0.81，95%信頼区間0.66〜0.99）が恐らく減ると示されました。これらの効果は，硬膜外麻酔を使用した産婦を含む比較では見られませんでした。

価値

分娩期ケアを受けている産婦にとって大切なことは何かを調べた質的研究の系統的レビューの結果によると，ほとんどの産婦が母子の良好なアウトカムを伴う正常な出産を望んでいます（確実性が高いエビデンス）[23]。またその結果によれば，産婦は出産が予測不可能であることを認識しており，心身に深い傷を残す可能性のある出来事（医療介入や母子の健康障害を含む）を恐れているため，このようなアウトカムに至る可能性を減らすどのような技術も評価するだろう，としています（確実性が高いエビデンス）。

また調査結果によると，産婦は出産は痛いものと予測していますが，産婦のニーズを敏感に察知してくれる親切で思いやりのあるスタッフに支えられながら，出産プロセスをコントロールしたいと思っていることが示唆されています。産婦はまた，動き回る自由を含むような，安全で支援的な環境で出産したいと考えています（確実性が高いエビデンス）。

資源（リソース）

資源に関するエビデンスはありませんでした。

備考

エビデンスによると，上体を起こした姿勢は器械分娩と会陰切開を減らすかもしれませんが，第Ⅱ度会陰裂傷と分娩後異常出血を増加させるかもしれないため，この費用対効果は明らかではありません。産婦が横になった姿勢での分娩介助に慣れている医療従事者には，産婦が上体を起こした姿勢での分娩介助方法の研修が必要となるでしょう。上体を起こした姿勢での分娩介助には，特別な道具（分娩用クッションなど）は必ずしも必要ではありません。

公正性

分娩体位の違いが公正性に与える影響に関する直接的なエビデンスは見つかりませんでした。しかし，施設分娩の阻害因子と促進因子のレビューから得られた間接的なエビデンスによれば，多くの産婦が医療者から「切られることへの恐怖」（例：会陰切開，帝王切開）を感じており，これは恐らく，低・中所得国における社会的に不利な立場の産婦に施設分娩を利用してもらう上での，重要な阻害因子となっています（確実性が中程度のエビデンス）[8]。したがって，これらの医療介入を減らす実践は，公正性を是正するかもしれません。

備考

出産の選択肢が限られているために女性が一般的に病院での出産を避けている環境では，その地域の慣習や規範に受け入れられるような出産の選択肢を提供して施設分娩を増やすことで，公正性を是正できる可能性があります。

さらに，資源に恵まれた環境の有利な立場の産婦に対しても，上体を起こした姿勢（出産中の体位）を推奨することは，不要な医療介入を減らし，関連する資源の利用も減らすため，公正性の是正

■表 3.48　上体を起こした姿勢での分娩に必要な資源要件

資源(リソース)	内容
スタッフ	■ 助産師，看護師，医師(横になった姿勢での分娩時と同様)
研修	■ 上体を起こした姿勢での分娩を介助するための現任教育
消耗品	■ 通常の物品
機器	■ ベッド(横になった姿勢での分娩時と同様) ■ 上体を起こした姿勢での分娩を介助するための分娩用クッションやその他の物品(任意)
設備	■ 分娩椅子を置くスペースのある分娩室(任意)
指導とモニタリング	■ 医学的な指導を受けやすいこと(横になった姿勢での分娩時と同様)

に貢献する可能性があります。

受け入れやすさ

産婦の分娩期ケアの体験に関する質的研究の系統的レビューによると，産婦は分娩第 2 期でさまざまな姿勢を取る自由を望んでいました(確実性が低いエビデンス)[26]。ほとんどの場合，依然として仰臥位(ベッド上)がより伝統的な出産方法と見なされていましたが，仰臥位以外の体位の方が，力を出しやすく，痛みが少なく，出産を容易にすると産婦に認識されていました(確実性が低いエビデンス)。

このレビューでは医療従事者の体験についても報告があり，それによると，スタッフは産婦のニーズに応えようとするものの，自分たちにとってモニタリング，医療介入，分娩進行の管理がしやすいという理由で，仰臥位を好む傾向がありました(確実性が中程度のエビデンス)[26]。

備考

アフリカ(マラウイとナイジェリア)で実施された横断的調査のデータによると，90%以上の産婦が分娩体位として仰臥位と半座位を知っていましたが，その他の体位(例：スクワット，膝立ち，四つん這い)を知っていたのは 5% 未満でした。また，ナイジェリアでの調査データによると，医療従事者に他の分娩体位を提案された場合，その体位を取る準備ができていた産婦はわずか 18.9% でした[157,158]。

実行可能性

分娩期ケアを受けた女性の体験について調べた質的研究の系統的レビューによると，女性は仰臥位以外の体位を認識していないことがあり，分娩体位にはさまざまな選択肢があることが産前ケアの中で強調されるべきだった，と感じていました(確実性が低い結果)[26]。

同じ系統的レビューの医療従事者の体験に関する結果によると，たいていの医療者が，仰臥位以外の体位を利用することについて認識していないか，その経験がありませんでした。スタッフはまた，産婦が「ベッドから降りる」ことに対する安全性への懸念を挙げ，状況(低・中所得国)によっては，分娩室の過度な混雑のため産婦が上体を起こした姿勢を取れないと感じていました(確実性が低いエビデンス)。

備考

現場の医師や助産師の多くは上体を起こした分娩体位に慣れていないかもしれないため，上体を起こした姿勢の採用には追加の研修や練習が必要になるでしょう。若い世代の医師や助産師を雇用している施設では，経験豊富なスタッフがいない可能性があり，上体を起こした分娩体位の選択肢を提供する方針があっても，実現には時間がかかるかもしれません。分娩第 2 期の娩出時に児が床に落ちるという安全面の懸念には，適切な研修や分娩設備によって対応する必要があるでしょう。

■表 3.49　判断のまとめ：硬膜外麻酔を使用していない産婦の上体を起こした姿勢と横になった姿勢との比較

望ましい効果が得られるかどうか	不明	多岐		些少	小さい	中程度 ○	大きい
望ましくない効果が起こるかどうか	不明	多岐		大きい	中程度 ○	小さい	些少
エビデンスの確実性	該当する研究なし			とても低い	低い ○	中程度	高い
価値				重大な不確実性やばらつきがある	重大な不確実性やばらつきが恐らくある	重大な不確実性やばらつきが恐らくない	重大な不確実性やばらつきがない
効果のバランス	不明	多岐	横になった姿勢の方がよい	横になった姿勢の方が恐らくよい	上体を起こした姿勢も横になった姿勢もどちらも変わらない ○	上体を起こした姿勢の方が恐らくよい	上体を起こした姿勢の方がよい
必要な資源（リソース）	不明	多岐	多大なコスト	中等度のコスト	コストも費用削減も無視できる程度	中等度の費用削減	相当の費用削減
必要な資源（リソース）についてのエビデンスの確実性	該当する研究なし ○			とても低い	低い	中程度	高い
費用対効果	不明	多岐	横になった姿勢の方が優れている	横になった姿勢の方が恐らく優れている	上体を起こした姿勢も横になった姿勢もどちらも変わらない	上体を起こした姿勢の方が恐らく優れている	上体を起こした姿勢の方が優れている
公正性	不明	多岐	低下する	恐らく低下する	恐らく変化しない	恐らく向上する ○	向上する
受け入れやすさ	不明	多岐 ○		なし	恐らくなし	恐らくあり	あり
実行可能性	不明	多岐 ○		なし	恐らくなし	恐らくあり	あり

3.3.3 硬膜外麻酔を使用している産婦の分娩体位

RECOMMENDATION 推奨項目 35

推奨 硬膜外麻酔を使用している場合，上体を起こした姿勢を含め，自分が好きな分娩体位を取るよう，1 人ひとりの産婦に勧めることを推奨する。

Remarks 注釈

- エビデンスによると，硬膜外麻酔を使用している産婦において，分娩体位が違っていてもほとんどの出産アウトカムに差がないか，あってもわずかだと示唆されています。分娩第 2 期の分娩体位に選択肢があると，女性の出産体験にポジティブな影響を与え，公正性を是正するかもしれません。
- かつて主流だった神経をブロックする効き目の強い硬膜外麻酔を使用した状態で，上体を起こした姿勢を取ることは難しいかもしれませんが，現在使用されている硬膜外麻酔の多くは「低用量」で「体を動かすこと」ができ，分娩体位の選択は可能なはずです。
- 産婦にはどんな特定の姿勢も強要されず，本人にとって最も心地よいと感じる姿勢を取るよう励まされ，支援されることが重要です。
- 医療従事者は，産婦が選んだ姿勢で，胎児のウェルビーイングが十分にモニタリングされていることを確認すべきです。もし，十分な胎児モニタリングを行うために姿勢を変える必要がある場合には，それを効果的に産婦に伝えるべきです。

エビデンスの要約と考察

介入の効果（ウェブ上の EB 表 3.3.3 参照）[*1]

このエビデンスは，英国（4 件）とフランスで実施された 879 名の産婦を対象とした 5 件の無作為化比較試験をまとめたコクラン系統的レビューから導き出されました[159]。参加者は，単胎妊娠の正期産で，産痛緩和のために硬膜外麻酔を使用した初産婦と経産婦でした。3 件の研究では歩行可能な硬膜外麻酔を使用し，1 件の研究では従来の硬膜外麻酔を，もう 1 件の研究では使用した硬膜外麻酔の種類について書かれていませんでした。2 件の研究では，自然に陣痛が始まった産婦と誘発分娩の産婦が含まれたことが報告されましたが，その他の研究で誘発分娩の産婦が含まれたかどうかはわかりません。採用された姿勢は研究間でさまざまでしたが，全ての研究で，このレビューの目的に合うよう，「上体を起こした姿勢」と「横になった姿勢」の 2 群に区別できました。

上体を起こした姿勢には，座位（ベッド上，水平から 45°以上の傾斜をつけたベッド上），スクワット（補助なし，あるいはスクワット棒や分娩用クッションを使用），半座位（体の主軸が水平から 45°以上），膝立ち（上体を起こした姿勢，ベッドの頭側にもたれる，あるいはパートナーによる支持）が含まれます。横になった姿勢には，砕石位，側臥位（左あるいは右），トレンデレンブルグ体位（頭が骨盤より下），膝肘位（四つん這い），半座位（体の主軸が水平から 45°未満）が含まれます。

分娩第 2 期に硬膜外麻酔を使用している場合の上体を起こした姿勢と横になった姿勢の比較

母親のアウトカム

分娩所要時間：確実性が低いエビデンスによると，上体を起こした姿勢と横になった姿勢で，分娩第 2 期の平均所要時間に生じる差は些少か皆無かもしれません（2 件の研究，322 名の産婦，平均

訳者注 [*1]：https://www.who.int/publications/i/item/9789241550215 の Web annex: Evidence base を参照。

差 22.98 分短縮，95％信頼区間 99.09 分短縮〜53.13 分増加）。3,093 名の産婦を対象とした 1 件の研究では，分娩第 2 期の所要時間の中央値が 7 分間短縮したことが報告されました［四分位範囲（IQR）0〜13 分］。

分娩様式：6 件の研究（3,967 名の産婦）から得られた確実性が低いエビデンスによると，自然な経腟分娩に対して生じる差は，些少か皆無かもしれません（相対リスク 0.97，95％信頼区間 0.82〜1.14）。また，同じ 6 研究から得られた確実性が中程度のエビデンスによると，外科的分娩（帝王切開および器械分娩）（相対リスク 1.04，95％信頼区間 0.89〜1.20）または，器械分娩（相対リスク 1.05，95％信頼区間 0.94〜1.18）に生じる差も，恐らく些少か皆無です。確実性が低いエビデンスによると，帝王切開率に対して生じる差も些少か皆無かもしれません（6 件の研究，3,967 名の産婦，相対リスク 1.05，95％信頼区間 0.71〜1.55）。

会陰・腟の創傷：確実性が中程度のエビデンスによると，縫合を必要とする会陰あるいは腟の創傷に対して生じる差は，恐らく些少か皆無です（3 件の研究，3,266 名の産婦，相対リスク 1.01，95％信頼区間 0.89〜1.14）。

母体の健康障害：1 件の研究（3,093 名の産婦）で，出血で輸液*2 が必要になった産婦の人数を報告した以外に，分娩後異常出血またはその他の健康障害アウトカムを報告した研究はありませんでした。確実性が低いエビデンスによると，このアウトカムに対する群間の差は些少か皆無かもしれないと示唆されています（相対リスク 1.20，95％信頼区間 0.83〜1.72）。

出産体験：1 件の研究（3,093 名の産婦）で，出産体験に全体的に満足している産婦の人数が報告されました。確実性が中程度のエビデンスによると，このアウトカムに対する群間の差は恐らく些少か皆無です（相対リスク 0.98，95％信頼区間 0.93〜1.03）。

胎児・新生児のアウトカム

周産期の低酸素・虚血：2 件の研究（3,200 名の児）からの確実性が低いエビデンスによると，出生 5 分後のアプガースコア 7 点未満に対して生じる差は，些少か皆無かもしれません（相対リスク 0.66，95％信頼区間 0.11〜3.94）。確実性が中程度のエビデンスによると，上体を起こした姿勢で臍帯血低 pH 注1 の発生が恐らく減ります［2 件の研究，3,159 名の児，相対リスク 0.43，95％信頼区間 0.20〜0.90；絶対リスク：1,000 名あたり 9 名（2〜13 名）の減少］。確実性が低いエビデンスによると，新生児蘇生率の差は些少か皆無かもしれません（1 件の研究，3,093 名の児，相対リスク 1.00，95％信頼区間 0.75〜1.32）。

胎児ジストレス：医療介入を必要とする異常な胎児心拍数パターンについてのエビデンスは，確実性が非常に低いです。

周産期死亡：1 件の研究から得られた確実性が低いエビデンスによると，周産期死亡について生じる差は些少か皆無であることが示唆されました（死亡事例は 1 件のみ，3,093 名の児，相対リスク 2.96，95％信頼区間 0.12〜72.69）。

備考

スウェーデンで初産婦と経産婦を含む 113,000 名を対象に産科肛門括約筋損傷（OASI）と分娩体位を調べた集団ベース研究によると，初産婦と経産婦の両方で砕石位で OASI リスクが上昇すること，初産婦では側臥位で OASI リスクが低下すること，仰臥位，膝立ち，立位，四つん這いでは，リスクに明確な差がありませんでした[156]。スクワットと分娩椅子は，経産婦では OASI リスクの上昇と関連していましたが，初産婦では関連がありませんでした。この研究全体では初産婦の 57％と経産婦の 26％が硬膜外麻酔を使用しましたが，その使用有無別の結果は報告されていません。

訳者注*2：原文では transfusion。輸液だけでなく，輸血も含む可能性がある。
原書注 1：臍帯血低 pH は 1 つの研究（n＝3,093）では pH＜7.05 と定義され，他の研究（n＝66）では pH＜7.20 と定義された。

価値

分娩期ケアを受けている産婦にとって大切なことは何かを調べた質的研究の系統的レビューの結果によると，ほとんどの産婦が母子の良好なアウトカムを伴う正常な出産を望んでいます（確実性が高いエビデンス）[23]。また，その結果によれば，産婦は出産が予測不可能であることを認識しており，心身に深い傷を残す可能性のある出来事（医療介入や母子の健康障害を含む）を恐れているため，このようなアウトカムに至る可能性を減らすどのような技術も評価するだろう，としています（確実性が高いエビデンス）。

さらに調査結果によると，産婦は出産は痛いものと予測していますが，産婦のニーズを敏感に察知してくれる思いやりと労りの心のあるスタッフに支えられながら，出産プロセスをコントロールしたいと思っていることが示唆されています。産婦はまた，動き回る自由を含むような，安全で支援的な環境で出産したいと考えています（確実性が高いエビデンス）。

備考

硬膜外麻酔を使用している場合の分娩体位の効果に関するエビデンスは限られていますが，分娩体位は，硬膜外麻酔を使用している産婦のアウトカムにほとんど影響を与えないことが示唆されています。したがって，上記の質的研究のエビデンスに基づいて，硬膜外麻酔を使用している産婦は，母子共に害がないのであれば，上体を起こした姿勢を好むかもしれません。

資源（リソース）

分娩体位に関連するコストについてのエビデンスは見つかりませんでした。

備考

効果に関するエビデンスによると，分娩第2期の所要時間や他の出産アウトカムに生じる差が些少か皆無であろうことから，硬膜外麻酔を使用する産婦の分娩体位の選択は，スタッフの労働時間やベッドなどの資源（リソース）にほとんど影響しないだろうと考えられます。

硬膜外麻酔を使用する産婦が横になった姿勢で分娩を介助することに慣れている医療従事者に対しては，産婦が上体を起こした姿勢での分娩介助方法に関する追加研修または再研修が必要となる可能性があります。

公正性

公正性に関するエビデンスは見つかりませんでした。

備考

分娩体位を選べることにより，硬膜外麻酔を使用している社会的により有利な立場の産婦の間で不必要な医療介入が減るとすれば，公正性を是正するかもしれません。

受け入れやすさ

産婦の分娩期ケアの体験に関する質的研究の系統的レビューによると，産婦は分娩第2期でさまざまな姿勢を取る自由を望んでいました（確実性が低いエビデンス）[26]。ほとんどの場合，依然として仰臥位（ベッド上）が伝統的な出産方法と見なされていましたが，仰臥位以外の体位の方が，力を出しやすく，痛みが少なく，出産を容易にすると産婦に認識されていました（確実性が低いエビデンス）。

同じレビューでは，医療従事者の体験についても報告があり，それによると，スタッフは産婦のニーズに応えようとするものの，自分たちにとってモニタリング，医療介入，分娩進行の管理がしやすいという理由で，仰臥位を好む傾向がありました（確実性が中程度のエビデンス）[26]。

備考

アフリカ（マラウイとナイジェリア）で実施された横断的調査のデータによると，90％以上の産婦が分娩体位として仰臥位と半座位を知っていましたが，その他の体位（例：スクワット，膝立ち，四つん這い）を知っていたのは5％未満でした。ま

た，ナイジェリアでの調査データによると，医療従事者に他の分娩体位を提案された場合，その体位を取る準備ができていた産婦はわずか18.9%でした[157,158]。

実行可能性

分娩期ケアを受けた女性の体験について調べた質的研究の系統的レビューによると，一般的に産婦は出産中に動き回ることを望んでいましたが，出産施設によってはスペースが不十分だったため，動き回れなかったことがわかりました（確実性が低いエビデンス）[26]。また，女性は仰臥位以外の体位を認識していないことがあり，分娩体位にはさまざまな選択肢があることが産前ケアの中で強調されるべきだった，と感じていました（確実性が低い結果）。

医療従事者の分娩期ケアの体験に関するレビューの結果によると，たいていの医療者が，仰臥位以外の体位を利用することについて認識していないか，その経験がありませんでした。スタッフはまた，産婦が「ベッドから降りる」ことに対する安全性への懸念を挙げ，状況（低・中所得国）によっては，分娩室の過度な混雑のため産婦が上体を起こした姿勢を取れないと感じています（確実性が低いエビデンス）。

備考

「歩行可能」タイプの硬膜外麻酔が利用できる環境では，従来の硬膜外麻酔よりも制限が少ないため，上体を起こした分娩体位を，より実施しやすいかもしれません。現場の医師や助産師の多くは上体を起こした分娩体位に慣れていないかもしれないため，上体を起こした姿勢の採用には追加の研修や練習が必要になるでしょう。若い世代の医師や助産師を雇用している施設では，経験豊富なスタッフがいないかもしれず，そのため，上体を起こした分娩体位を提供する方針があっても，実現には時間がかかるかもしれません。分娩第2期の娩出時に児が床に落ちるという安全面の懸念には，適切な訓練や分娩設備によって対応する必要があるでしょう。

■表 3.50　判断のまとめ：硬膜外麻酔を使用している産婦の上体を起こした姿勢と横になった姿勢との比較

望ましい効果が得られるかどうか	不明	多岐		些少 ○	小さい	中程度	大きい
望ましくない効果が起こるかどうか	不明	多岐		大きい	中程度	小さい	些少 ○
エビデンスの確実性	該当する研究なし			とても低い	低い ○	中程度	高い
価値				重大な不確実性やばらつきがある	重大な不確実性やばらつきが恐らくある	重大な不確実性やばらつきが恐らくない	重大な不確実性やばらつきがない
効果のバランス	不明	多岐	横になった姿勢の方がよい	横になった姿勢の方が恐らくよい	上体を起こした姿勢も横になった姿勢もどちらも変わらない ○	上体を起こした姿勢の方が恐らくよい	上体を起こした姿勢の方がよい
必要な資源（リソース）	不明	多岐	多大なコスト	中等度のコスト	コストも費用削減も無視できる程度	中等度の費用削減	相当の費用削減
必要な資源（リソース）についてのエビデンスの確実性	該当する研究なし ○			とても低い	低い	中程度	高い
費用対効果[a]	不明	多岐	横になった姿勢の方がよい	横になった姿勢の方が恐らく優れている	上体を起こした姿勢も横になった姿勢もどちらも変わらない	上体を起こした姿勢の方が恐らく優れている	上体を起こした姿勢の方が優れている
公正性	不明 ○	多岐	低下する	恐らく低下する	恐らく変化しない	恐らく向上する	向上する
受け入れやすさ	不明	多岐 ○		なし	恐らくなし	恐らくあり	あり
実行可能性	不明	多岐 ○		なし	恐らくなし	恐らくあり	あり

a：この介入で得られる望ましい効果は些少であるため，費用対効果の判断は行わなかった。

3.3.4 いきみ方（努責の方法）

推奨 分娩第 2 期の娩出期では，産婦が自身の努責感に合わせていきむよう勧められ，支援されることを推奨する。

Remarks 注釈

■ 分娩期ケアを受けている産婦にとって大切なことは何かを調べた質的研究から得られたエビデンスによると，産婦は自分のニーズを敏感に察知してくれる親切で安心感のあるスタッフに支えられながら，出産プロセスをコントロールしたいと思っています[23]。
■ 分娩第 2 期の産婦に対する努責の誘導が有益であることを示すエビデンスはないため，医療者はこの方法を避けるべきです。

エビデンスの要約と考察

介入の効果（ウェブ上の EB 表 3.3.4 参照）[*1]

このエビデンスは，努責の方法についての 1 件のコクラン系統的レビューから得られました[160]。884 名の産婦を対象とした 8 件の無作為化比較試験で，自然な努責と誘導された努責を比較しました。香港特別行政区，イラン，トルコ，英国（各 1 件）および米国（3 件）で実施されたこの研究において，ほとんどの参加者は，合併症がなく，正期産で，頭位の単胎妊娠の初産婦でした。サンプル数の範囲は，32〜320 名でした。1 件の研究（258 名の産婦）には経産婦も含まれ，別の研究には硬膜外麻酔を使用した産婦の割合が含まれていました。参加者の分娩体位は研究間で一貫性がなく，1 件の研究（72 名の産婦）では，努責の誘導をした群は仰臥位で，自然な努責の群の産婦は上体を起こした姿勢でした。他の技術的な要素は研究間でわずかに違いましたが，全体的に，自然な努責を行った群の産婦には，具体的な努責の方法に関する指示は与えられず，自然に出てくる感覚に合わせていきむよう勧められました。

自然な努責と誘導された努責の比較

母親のアウトカム

分娩所要時間：分娩第 2 期の所要時間と努責時間に関するエビデンスの確実性は非常に低いです。

分娩様式：確実性が高いエビデンスによると，自然な努責が自然な経腟分娩に与える差は些少か皆無であり（5 件の研究，688 名の産婦，相対リスク 1.01，95% 信頼区間 0.97〜1.05），また確実性が低いエビデンスによると，器械分娩に与える差は些少か皆無かもしれません（2 件の研究，393 名の産婦，相対リスク 0.56，95% 信頼区間 0.06〜5.10）。帝王切開についてのエビデンスの確実性は非常に低いです。

会陰・腟の創傷：確実性が中程度のエビデンスによると，自然な努責と誘導された努責との間で，会陰裂傷に与える差は恐らく些少か皆無です（1 件の研究，320 名の産婦，相対リスク 0.87，95% 信頼区間 0.45〜1.66）。会陰切開についてのエビデンスの確実性は非常に低いです。

長期的な健康障害：確実性が低いエビデンスによると，自然な努責と誘導された努責との間で産褥期の尿失禁に与える差は，些少か皆無かもしれません（1 件の研究，128 名の産婦，相対リスク 0.77，

訳者注 ＊ 1：https://www.who.int/publications/i/item/9789241550215 の Web annex: Evidence base を参照。

95％信頼区間0.29〜1.69）。会陰部痛，性交疼痛症または骨盤臓器脱を報告した研究はありませんでした。

出産体験：視覚的アナログスケールで測定された母親の満足度の，両手法間の差は些少か皆無かもしれませんが，エビデンスの確実性は低いです［1件の研究，31名の産婦，平均差0.91スコア上昇（1.3低下〜3.12上昇）］。産褥期の母親の疲労についてのエビデンスの確実性は非常に低く，分娩第2期の痛みに関する研究は報告がありませんでした。

胎児・新生児のアウトカム

周産期の低酸素・虚血：確実性が低いエビデンスによると，自然な努責を誘導された努責と比較したとき，出生5分後のアプガースコア7点未満（1件の研究，相対リスク0.35，95％信頼区間0.01〜8.43），7.2未満の臍帯動脈血pH（1件の研究，320名の産婦，相対リスク0.74，95％信頼区間0.24〜2.29），分娩室での新生児蘇生（2件の研究，352名の児，相対リスク0.83，95％信頼区間0.40〜1.75）に生じる差は些少か皆無かもしれません。

胎児ジストレス：このレビューで，このアウトカムを報告したものはありませんでした。

周産期死亡：このレビューで，このアウトカムを報告したものはありませんでした。

備考

他の複数の研究が示すエビデンスによると，（医療者に比べると）産婦は，定義どおりに時間枠で示されるような分娩各期をあまり意識しない傾向にあります[54]。そして，本人が感じている痛みの程度，その場の環境やサポートを本人がどのように感じているかなどのさまざまな要因の相互作用の方が，産婦の対処能力に大きな影響を与えていることがエビデンスによって示されています[55]。

価値

分娩期ケアを受けている産婦にとって大切なことは何かを調べた質的研究のレビューによると，ほとんどの産婦が母子の良好なアウトカムを伴う正常な出産を望んでいます（確実性が高いエビデンス）[23]。比較的分娩時間が短いことを望んでいる産婦もいますが，これは多くの場合，陣痛が長引けば長引くほど医療介入が必要になりやすいと認識しているためです（確実性が低いエビデンス）。またその結果によれば，産婦は出産が予測不可能であることを認識しており，心身に深い傷を残す可能性のある出来事（医療介入や母子の健康障害を含む）を恐れているため，このようなアウトカムに至る可能性を減らすどのような技術も評価するだろう，としています（確実性が高いエビデンス）。

さらに調査結果によると，産婦は，自分のニーズを敏感に察知してくれる親切で安心感のあるスタッフに支えられ，自分の生理学的なサイン（努責感を含む）を認識し，それに身を任せることによって，「流れに乗りたい」と思っているようです（確実性が高いエビデンス）。

備考

他の複数の研究が示すエビデンスによると，（医療者に比べると）産婦は，定義どおりに時間枠で示されるような分娩各期をあまり意識しない傾向にあることが示唆されています[54]。そして，本人が感じている痛みの程度，その場の環境やサポートを本人がどのように感じているかなどのさまざまな要因の相互作用の方が，産婦の対処能力に大きな影響を与えていることがエビデンスによって示唆されています[55]。

資源（リソース）

これら2つの努責の方法に関連するコストについてのレビューのエビデンスは見つかりませんでした。

備考

もし，ある努責の方法によって分娩第2期の所要時間が長引いたり医療介入が増えたりするのであれば，スタッフの時間やその他の費用の点から，コストに影響するといえるでしょう。しかし

これは，自然な努責と誘導された努責の比較には当てはまらないようです。というのもレビューでは，分娩所要時間やその他の出産アウトカムへの影響は些少か皆無だったからです。

したがって，エビデンスの確実性は全体的に低いものの，努責の方法の違いによるコストへの影響は無視できるほど少ないかもしれない，と研究結果は示唆しています。

公正性

研究エビデンスは見つかりませんでした。

備考

分娩第2期において，産婦に自然で生理的な努責の方法を促すことは，産婦が自身の出産体験をコントロールできたと感じ，性と生殖の権利を享受できるようになるのに役立つかもしれません。

受け入れやすさ

産婦の出産体験に関する質的研究の系統的レビューでは，産婦の努責に対する見解に関連する直接的なエビデンスは見つかりませんでした[26]。このレビューから得られた間接的なエビデンスによると，低・中所得国の状況によっては，医療従事者が出産中に命令的なアプローチを行う場合に，産婦は，尊重されない虐待的なケアを経験しやすくなることが示唆されています（確実性が低いエビデンス）。

また，産婦は分娩進行を「コントロールしている」と感じたい一方で，安心感のある医療従事者からの，産婦が感じる生理学的・心理学的状態と一致した，一貫性のあるわかりやすいサポートやアドバイスを歓迎する，という調査結果もありま

す（確実性が低いエビデンス）。

質的研究の系統的レビューでは，努責の方法についての医療従事者の見解に関する直接的なエビデンスは見つかりませんでした[26]。

備考

レビューと事例分析から得られたエビデンスによると，産婦は，自分ではいきみたいときに医療者がいきまないように指示する場合や，その逆の場合のような，内的欲求と外的指示の対立を好みません[161]。

実行可能性

産婦の出産体験に関する質的研究の系統的レビューでは，産婦の努責に対する見解に関連する直接的なエビデンスは見つかりませんでした[26]。間接的なエビデンスによると，実行可能性に関する懸念はなさそうです。

質的研究の系統的レビューでは，努責についての医療従事者の見解に関する直接的なエビデンスは見つかりませんでした[26]。間接的なエビデンスによれば，時間配分とベッドコントロールに関する組織的なプレッシャーによって，医療従事者は，努責を誘導する方が分娩所要時間を短縮できると考えて，努責の誘導の方を好む場合があるかもしれません（確実性が低いエビデンス）。

備考

医療従事者が，産婦がいきみたいと感じたときに本能に従って努責するように産婦を教育することは，産婦にバルサルバ法を教えるよりも，より実行可能性が高いです。

■表 3.51　判断のまとめ：自然な努責と誘導された努責との比較

望ましい効果が得られるかどうか	不明	多岐		些少 ○	小さい	中程度	大きい
望ましくない効果が起こるかどうか	不明	多岐		大きい	中程度	小さい	些少 ○
エビデンスの確実性	該当する研究なし			とても低い	低い ○	中程度	高い
価値				重大な不確実性やばらつきがある	重大な不確実性やばらつきが恐らくある	重大な不確実性やばらつきが恐らくない	重大な不確実性やばらつきがない
効果のバランス	不明	多岐	誘導された努責の方がよい	誘導された努責の方が恐らくよい	自然な努責も誘導された努責もどちらも変わらない	自然な努責の方が恐らくよい	自然な努責の方がよい
必要な資源（リソース）	不明	多岐	多大なコスト	中等度のコスト	コストも費用削減も無視できる程度 ○	中等度の費用削減	相当の費用削減
必要な資源（リソース）についてのエビデンスの確実性	該当する研究なし ○			とても低い	低い	中程度	高い
費用対効果a	不明	多岐	誘導された努責の方がよい	誘導された努責の方が恐らく優れている	自然な努責も誘導された努責もどちらも変わらない	自然な努責の方が恐らく優れている	自然な努責の方が優れている
公正性	不明 ○	多岐	低下する	恐らく低下する	恐らく変化しない	恐らく向上する	向上する
受け入れやすさ	不明	多岐		なし	恐らくなし	恐らくあり ○	あり
実行可能性	不明	多岐		なし	恐らくなし	恐らくあり ○	あり

a：この介入で得られる望ましい効果は些少であるため，費用対効果の判断は行わなかった。

3.3.5　硬膜外麻酔を使用している産婦のいきみ方（努責の方法）

限定推奨　分娩第 2 期に硬膜外麻酔を使用している場合，子宮口全開大後 1〜2 時間，あるいは産婦が努責感を取り戻すまで努責を遅らせることについて，第 2 期の延長に対応するのに十分な資源があり，児の低酸素症について十分に評価・管理できる状況においては推奨する。

Remarks 注釈

- エビデンスによれば，努責を遅らせると，分娩所要時間が若干長引いた後に自然な経腟分娩に至る可能性が，恐らく高まります。努責を遅らせることが臍帯血 pH 低値のリスクを増加させるかもしれないというエビデンスは確実性が低いため，ガイドライン作成グループは，この限られたエビデンスの臨床上の重要性は非常に不確かであると合意しました。

- 分娩第 2 期開始直後に努責を開始することが有益であるというエビデンスはなく，この実践はさらなる医療介入を招くかもしれないため，医療者は，分娩第 2 期に入ってすぐ産婦に努責を開始するよう強いることを避けるべきです。

限定推奨　限定された状況下でのみ推奨

エビデンスの要約と考察

介入の効果（ウェブ上の EB 表 3.3.5 参照）[*1]

このエビデンスは，いきみ方（努責の方法）に関する 1 件のコクラン系統的レビューから導き出されました[160]。12 件の無作為化比較試験により，分娩第 2 期に硬膜外麻酔を使用した 2,879 名の産婦を対象に，努責の開始を遅らせた場合と，すぐに努責を開始した場合の比較が行われました。主に高所得国［カナダ，アイルランド，スイス，英国（2 件），米国（8 件）］と 1 つの中所得国（マレーシア）で実施されたこれらの研究のサンプル数は，37〜1,862 名の範囲でした。ほとんどの参加者は，正期産で合併症のない頭位の単胎妊娠の初産婦でしたが，2 件の研究には経産婦も含まれていました。全ての参加者は硬膜外麻酔を使用しており，投与スケジュールや硬膜外麻酔の種類（従来型または歩行可能・持ち歩き可能型など）は研究によりさまざまでした。参加者の分娩体位は 5 件の研究でのみ報告されていました。ほとんどの研究で

は，産婦が息を止めた努責か自然な努責か，どちらを奨励されたかの報告はありませんでした。

一般的に，すぐに努責を開始したグループでは，産婦は子宮口全開大が確認され次第ただちに努責を開始し，もう 1 つのグループでは，それぞれの研究プロトコルにより，産婦がいきみたくなるような衝動を感じるまで，あるいは子宮口全開大後 1〜3 時間，努責の開始を遅らせました。1,862 名の産婦を対象とした最大規模の研究では，産婦に我慢できないほど強い努責感が来たか，会陰部の定期チェック時に児頭の排臨が見えたか，分娩所要時間を短縮する医学的な理由が生じた場合を除き，介入群の努責の開始を 2 時間遅らせました。

硬膜外麻酔を使用した産婦で，努責の開始を遅らせる場合と子宮口全開大後すぐに努責を開始する場合の比較

 母親のアウトカム

分娩所要時間：確実性が低いエビデンスによる

訳者注＊1：https://www.who.int/publications/i/item/9789241550215 の Web annex: Evidence base を参照。

と，努責の開始を遅らせる方法により，分娩所要時間が約1時間長くなるかもしれませんが(11件の研究，3,049名の産婦，平均差56.4分延長，95%信頼区間42～71分延長)，努責の時間自体は短縮するかもしれないこと(11件の研究，2,932名の産婦，平均差19分短縮，95%信頼区間6～32分短縮)が示唆されています。

分娩様式：確実性が中程度のエビデンスによると，努責の開始を遅らせる方法により経腟分娩は恐らく増加し(12件の研究，3,114名の産婦，相対リスク1.07，95%信頼区間1.02～1.11)，その絶対リスクは，1,000名あたり50名(14～78名)の自然分娩増です。

確実性が中程度のエビデンスによると，努責の開始を遅らせる方法によって，帝王切開(9件の研究，2,783名の産婦，相対リスク0.83，95%信頼区間0.65～1.05)，器械分娩(10件の研究，3,007名の産婦，相対リスク0.89，95%信頼区間0.74～1.07)，鉗子分娩(5件の研究，2,151名の産婦，相対リスク0.82，95%信頼区間0.61～1.14)にそれぞれ生じる差は，些少か皆無かもしれません。

会陰・腟の創傷：確実性が中程度のエビデンスによると，努責の開始を遅らせる方法により，会陰裂傷(7件の研究，2,775名の産婦，相対リスク0.94，95%信頼区間0.78～1.14)および会陰切開(5件の研究，2,320名の産婦，相対リスク0.95，95%信頼区間0.87～1.04)に生じる差は，恐らく些少か皆無です。

長期的な健康障害：確実性が低いエビデンスによると，努責の開始を遅らせる方法が，産後の性交疼痛症(1件の研究，162名の産婦，相対リスク1.15，95%信頼区間0.63～2.10)または便失禁(1件の研究，178名の産婦，相対リスク1.47，95%信頼区間0.94～2.29)に与える効果は，些少か皆無であることが示唆されています。

出産体験：確実性が低いエビデンスによると，努責の開始を遅らせる方法によって，視覚的アナログスケールで測定された母親の満足度に生じる差は，些少か皆無かもしれません(1件の研究，73名の産婦，平均差0.4スコア上昇，95%信頼区間7.34～8.14上昇)。

胎児・新生児のアウトカム

周産期の低酸素・虚血：確実性が低いエビデンスによると，努責の開始を遅らせる方法により，児の臍帯血pH低値(臍動脈・臍静脈pH値，研究者の定義による)の割合が増加するかもしれません(4件の研究，2,145名の児，相対リスク2.24，95%信頼区間1.37～3.68)。努責の開始を遅らせる方法による絶対リスクは1,000名あたり約25名(7～53名)の増加かもしれません。出生5分後のアプガースコア7点未満のエビデンスの確実性は，非常に低いものでした。児の低酸素性虚血性脳症について報告した研究はありませんでした。

胎児ジストレス：報告なし。

周産期死亡：報告なし。

価値

分娩期ケアを受けている産婦にとって大切なことは何かを調べた質的研究のレビューの結果によれば，ほとんどの産婦が母子の良好なアウトカムを伴う正常な出産を望んでいます(確実性が高いエビデンス)[23]。また，産婦は出産が予測不可能であることを認識しており，心身に深い傷を残す可能性のある出来事(医療介入や母子の健康障害を含む)を恐れているため，このようなアウトカムに至る可能性を減らすどのような技術も評価するだろう，としています(確実性が高いエビデンス)。

比較的分娩時間が短いことを望んでいる産婦もいますが，これは多くの場合，陣痛が長引けば長引くほど医療介入が必要になりやすいと認識しているためです(確実性が低いエビデンス)。

またその結果によれば，産婦は，自分のニーズを敏感に察知してくれる親切で安心感のあるスタッフの支援を受けて，産婦が自分の生理学的なサイン(努責感を含む)を認識しそれに身を任せることによって，「流れに乗りたい」と思っているようです(確実性が高いエビデンス)。

備考

上記の質的研究のエビデンスによれば，産婦は

努責の開始を遅らせて自然分娩に至ることを恐らく評価するでしょうが，臍帯血 pH 低値が出産のアウトカムの悪化につながるとすれば，心配するでしょう。

資源（リソース）

このコクラン系統的レビュー[160)]には，1件の大規模な研究(1,862名の産婦)による[162)]，コストに関するエビデンスが含まれていました。努責の開始を遅らせることは，民間医療施設での総病院コストが約 80 カナダドル(約 60 米ドル)増加することに関連しており，これは主に，努責の開始を遅らせるためにかかる分娩期ケアのコストの増加に起因する可能性があります(平均差 68.22 カナダドル，95%信頼区間 55.37〜81.07 カナダドル)。

公正性

公正性に関する研究からのエビデンスは見つかりませんでした。

備考

硬膜外麻酔は，健康な妊産婦においては，十分な資源が整っている環境や高所得国で主に使われている鎮痛技術です。

硬膜外麻酔を使用している産婦が，分娩第 2 期に努責の開始を遅らせるために資源をさらに要するとすれば，努責を遅らせる方法はコストの増加を伴うことになり，公正性はさらに悪化するかもしれません。

受け入れやすさ

産婦の出産体験に関する質的研究の系統的レビューでは，産婦の努責に対する見解に関連する直接的なエビデンスは見つかりませんでした[26)]。このレビューから得られた間接的なエビデンスによると，産婦は分娩進行を「コントロールしている」と感じたい一方で，安心感のある医療従事者からの，産婦が感じる生理学的・心理学的状態と一致した，一貫性のあるわかりやすいサポートやアドバイスを歓迎していることが示唆されています(確実性が低いエビデンス)。

このレビューでは，努責の方法についての医療者の見解に関する直接的なエビデンスは見つかりませんでした[26)]。

実行可能性

産婦の出産体験に関する質的研究の系統的レビューでは，産婦の努責に対する見解に関連する直接的なエビデンスは見つかりませんでした[26)]。間接的なエビデンスによると，実行可能性に関する懸念はなさそうです。

この質的研究のレビューでは，努責についての医療者の見解に関する直接的なエビデンスも見つかりませんでした[26)]。間接的なエビデンスによると，状況によっては，研修の不足がケア実践に影響を及ぼすかもしれないことが示唆されています(確実性が非常に低いエビデンス)。

備考

努責の開始を遅らせることで分娩所要時間が長くなるのであれば，資源が限られている環境では，実行可能性は低くなるかもしれません。

■表 3.52　判断のまとめ：硬膜外麻酔を使用している産婦が努責の開始を遅らせることとすぐに努責を開始することとの比較

望ましい効果が得られるかどうか	不明	多岐	些少	小さい	中程度 ○	大きい
望ましくない効果が起こるかどうか	不明	多岐	大きい	中程度	小さい ○	些少
エビデンスの確実性	該当する研究なし		とても低い	低い	中程度 ○	高い
価値			重大な不確実性やばらつきがある	重大な不確実性やばらつきが恐らくある	重大な不確実性やばらつきが恐らくない	重大な不確実性やばらつきがない
効果のバランス	不明	多岐	すぐに努責を開始する方がよい	すぐに努責を開始する方が恐らくよい	努責の開始を遅らせることもすぐに行うこともどちらも変わらない	努責の開始を遅らせる方が恐らくよい ○	努責の開始を遅らせる方がよい
必要な資源（リソース）	不明	多岐	多大なコスト	中等度のコスト ○	コストも費用削減も無視できる程度	中等度の費用削減	相当の費用削減
必要な資源（リソース）についてのエビデンスの確実性	該当する研究なし		とても低い	低い	中程度 ○	高い
費用対効果	不明	多岐	すぐに努責を開始する方が優れている	すぐに努責を開始する方が恐らく優れている	努責の開始を遅らせることもすぐに行うこともどちらも変わらない	努責の開始を遅らせる方が恐らく優れている ○	努責の開始を遅らせる方が優れている
公正性	不明	多岐	低下する	恐らく低下する ○	恐らく変化しない	恐らく向上する	向上する
受け入れやすさ	不明	多岐		なし	恐らくなし	恐らくあり ○	あり
実行可能性	不明	多岐		なし	恐らくなし	恐らくあり ○	あり

3.3.6　会陰の創傷予防の手技

RECOMMENDATION 推奨項目 38

推奨 分娩第2期の産婦には，本人の好みや使用可能な選択肢に合わせて，会陰の創傷を予防し自然な出産を促すための手技（会陰マッサージ，温罨法，会陰を保護する「ハンズオン」など）を推奨する。

Remarks 注釈

■ 会陰マッサージを行うと会陰が無傷に保たれる可能性が高くなるかもしれないことと重度の会陰裂傷のリスクが減るかもしれないこと，会陰の温罨法を行うと第Ⅲ度，第Ⅳ度会陰裂傷が減ること，ハンズオンの方法（保護）を行うと第Ⅰ度会陰裂傷が恐らく減ることが，エビデンスにより示唆されています。多くの産婦が，これら低コストの会陰裂傷予防の手技を受け入れており，これらの手技によるアウトカムを高く評価しています。

■ リットゲン操作（産婦の肛門と尾骨の間に片手を置いて児の顎を引き，もう片方の手を児の後頭部に置きスピードをコントロールする）のエビデンスは非常に不確実であるため，この手技は推奨しません。

エビデンスの要約と考察

介入の効果（ウェブ上の EB 表 3.3.6 参照）*1

この項目のエビデンスは 22 件の個別の無作為化比較試験をまとめた 1 件のコクラン系統的レビューから導き出されました[163]。計 15,181 名の産婦を対象とした 20 件の研究のデータが用いられました。それらの研究は，オーストラリア（2件），オーストリア（1件），ブラジル（2件），デンマーク（1件），イラン（8件），イスラエル（1件），スペイン（1件），スウェーデン（2件），英国（1件），米国（1件）で行われました。このガイドラインの枠組みに含めた分娩第2期の会陰裂傷予防の手技は，以下の4つです。

■ 会陰マッサージと，「ハンズオフ（会陰に触れない方法）」または通常ケアとの比較

■ 「ハンズオフ」と「ハンズオン（会陰に手を当てる方法）」の比較

■ 温罨法と，「ハンズオフ」または通常のケアとの比較

■ リットゲン操作と通常のケアの比較

レビューには，非常に限られたエビデンスしかない介入として，冷罨法，前方の肩より後方の肩を先に娩出する方法，ワセリンの使用，濃縮油と液体ワックスの比較，会陰保護を目的とした器具の使用もありました。これらの介入は，このガイドライン枠組みの中では評価していません。

比較1：会陰マッサージと対照群（「ハンズオフ」または通常のケア）の比較

この比較には，オーストラリア，イラン，米国で行われた7件の研究（2,684名の産婦）のデータが用いられました。これらの研究では，分娩第2期に，潤滑剤を使った会陰マッサージが実施されました。会陰マッサージは一般的に，助産師が腟に2本の指を挿入し，その指を一定の圧で右から左，左から右へとなでながら，腟から直腸の方向へ優しく押し下げるように圧を加えるものです。第2期の陣痛発作中のみマッサージを行った研究もあれば，産婦の努責の最中だけでなく努責と努責の間にもマッサージを続けた研究もありました。

訳者注＊1：https://www.who.int/publications/i/item/9789241550215 の Web annex: Evidence base を参照。

■表 3.53　会陰マッサージの主な資源要件

資源（リソース）	内容
スタッフ	■ 助産師・看護師・医師
研修	■ この手技を学ぶための卒前教育および現任教育
消耗品	■ 手袋：通常のケアと同様 ■ 潤滑剤（例：ワセリン）：任意
機器と設備	■ 不要
時間	■ 第 2 期に行われるため，時間は通常のケアと同様
指導とモニタリング	■ 通常のケアと同様

母親のアウトカム

会陰・腟の創傷：確実性が低いエビデンスによると，会陰マッサージを行うと，出産後に会陰が無傷であることが多くなるかもしれません（6 件の研究，2,618 名の産婦，相対リスク 1.74，95% 信頼区間 1.11〜2.73）。その絶対効果は，1,000 名あたり，会陰が無傷な産婦が 168 名（25〜393 名）増えると推定されます。

　確実性が高いエビデンスによれば，会陰マッサージを行う場合，第 III 度または第 IV 度会陰裂傷が減ります（5 件の研究，2,477 名の産婦，相対リスク 0.49，95% 信頼区間 0.25〜0.94）。その絶対効果は，1,000 名あたり 5 名（2〜22 名）の減少と推定されます。第 I 度および第 II 度会陰裂傷，会陰切開，会陰縫合の必要性に関するエビデンスは，確実性が非常に低いです。

長期的な健康障害：このレビューでは，長期アウトカムについてのエビデンスは見つかりませんでした。

出産体験：このレビューでは，母親の満足度や出産体験に関するその他のアウトカムについてのエビデンスは見つかりませんでした。

胎児・新生児のアウトカム

周産期の低酸素・虚血：このレビューでは，出生 5 分後のアプガースコア 7 点未満に関するエビデンスは見つかりませんでした。

出生時外傷：このレビューは，出生時外傷をアウトカムに含みませんでした。

価値

　分娩期ケアを受けている産婦にとって大切なことは何かを調べた質的研究のレビュー結果によると，ほとんどの産婦が母子の良好なアウトカムを伴う正常な出産を望んでいます（確実性が高いエビデンス）[23]。さらに，産婦は出産が予測不可能であることを認識しており，出産プロセスで起こり得る（医療介入や母子の健康障害を含む）心身に深い傷を残す可能性のある出来事を恐れていることも，このレビューから示唆されています（確実性が高いエビデンス）。そのため，産婦は自分のニーズを敏感に察知してくれて思いやりのある有能な医療従事者によってケアが提供される場合には特に，会陰の創傷を予防する可能性のあるどのような技術も評価するだろう，としています（確実性が高いエビデンス）。

　質的なエビデンスによると，介入が検討されている場合，産婦はその介入の特徴について知らされることを望み，可能であれば自分で選びたいと思っています（確実性が高いエビデンス）[23]。

備考

　産婦の会陰の創傷の体験に関する 1 件のメタ統合研究の結果によれば，出産後に会陰が損傷している女性は，大切に扱ってもらえなかったと感じたり，自己を否定したり，落ち込んだり，挫折感を覚えたりするかもしれません[164]。

資源（リソース）

エビデンスは見つかりませんでした。

備考

会陰裂傷予防の手技にかかる主なコストは現任教育費と考えられるので，低コストの介入です。もし，会陰マッサージが，出産後に会陰が無傷の女性の割合を増やし，第Ⅲ度および第Ⅳ度会陰裂傷を減らすのであれば，理論的には，縫合用品（縫合物品，局所麻酔，綿棒など）にかかるコストと縫合に要する医療従事者の時間が減ることによって，通常のケアよりも費用対効果は優れるでしょう。

2002年にアルゼンチンで実施された研究では，会陰切開指針の変更によって会陰切開の実施数が減少して縫合の必要性も減り，出産1件あたり平均20.21米ドルの医療提供者側のコスト削減になった，と報告されました[165]。これは，第Ⅲ度および第Ⅳ度会陰裂傷が減り，会陰が無傷の産婦が増加することによって，出産あたりの発生コストを削減し得る可能性を間接的に示しています。

公正性

会陰裂傷予防の手技と公正性についてのエビデンスは見つかりませんでした。

備考

医療従事者が会陰裂傷予防のシンプルな手技によって分娩第2期に会陰を無傷に保つことに貢献できれば，低・中所得国の女性は施設分娩サービスをもっと利用するようになるかもしれず，公正性を是正するかもしれません。

受け入れやすさ

産婦の出産体験に関する質的研究の系統的レビューでは，会陰マッサージの手技に対する産婦の見解に関して直接的なエビデンスは見つかりませんでした[26]。このレビューから得られる間接的なエビデンスによると，状況によっては，思いやりがあり，産婦のニーズを敏感に察知してくれる医療従事者から提供されるのであれば，会陰の創傷を抑える手技を評価する産婦がいるかもしれません（確実性が低いエビデンス）。別の状況では，それらの手技を痛いもの，不快なもの，または恥ずかしいものとして捉える産婦もいるかもしれません（確実性が非常に低いエビデンス）。

質的研究の系統的レビューでは，会陰裂傷予防の手技に対する医療従事者の見解に関しても，直接的なエビデンスは見つかりませんでした[26]。

備考

妊娠中の会陰マッサージに関する女性の見解を調査したカナダの研究では（684名の女性），女性たちはその手技を肯定的に見ており，次の妊娠でも再び行うつもりであることがわかりました[166]。

会陰裂傷予防の手技が，会陰の創傷により起こり得る長期的な影響（性交疼痛症，性機能不全，尿または便失禁）を少しでも減らせるかもしれないというエビデンスがあるならば，産婦は会陰裂傷予防のどのような手技も高く評価すると考えられます。

実行可能性

産婦の出産体験に関する質的研究の系統的レビューでは，会陰裂傷予防の手技に対する産婦の見解に関して，直接的なエビデンスは見つかりませんでした[26]。このレビューから得られた間接的なエビデンスによれば，実行可能性に関しての懸念はないだろうということが示唆されています。

質的研究の系統的レビューでは，会陰裂傷予防の手技に対する医療従事者の見解に関しても，直接的なエビデンスは見つかりませんでした[26]。間接的なエビデンスによると，状況によっては医療従事者は，上述の会陰裂傷予防の手技のどれかあるいは全ての訓練を受けていないか，経験が不足しているかもしれないと示唆されています（確実性が非常に低いエビデンス）。

備考

出産中の会陰マッサージについて，54名のオーストラリア人の助産師が参加した1件の小規模な

無作為化比較試験では，助産師は会陰マッサージをいつも実施するわけではないということがわかりました[167]。その理由としては，①産婦がマッサージを不快だと感じた，②分娩の進行が速すぎた，③胎児ジストレスがあった，④時間がなかっ た，⑤不要だと判断した，などがありました。その研究介入後，会陰マッサージを「明らかに有益」だと感じた助産師の数は 8 名から 15 名に増加しました。

■表 3.54　判断のまとめ：会陰マッサージと通常のケア（会陰マッサージなし）との比較（比較 1）

望ましい効果が得られるかどうか	不明	多岐		些少	小さい	中程度 ○	大きい
望ましくない効果が起こるかどうか	不明	多岐		大きい	中程度	小さい	些少 ○
エビデンスの確実性	該当する研究なし			とても低い ○	低い	中程度	高い
価値				重大な不確実性やばらつきがある	重大な不確実性やばらつきが恐らくある	重大な不確実性やばらつきが恐らくない	重大な不確実性やばらつきがない
効果のバランス	不明	多岐	通常のケアの方がよい	通常のケアの方が恐らくよい	会陰マッサージも通常のケアもどちらも変わらない	会陰マッサージの方が恐らくよい	会陰マッサージの方がよい ○
必要な資源（リソース）	不明	多岐	多大なコスト	中等度のコスト	コストも費用削減も無視できる程度	中等度の費用削減	相当の費用削減
必要な資源（リソース）についてのエビデンスの確実性	該当する研究なし			とても低い ○	低い	中程度	高い
費用対効果	不明	多岐	通常のケアの方が優れている	通常のケアの方が恐らく優れている	会陰マッサージも通常のケアもどちらも変わらない	会陰マッサージの方が恐らく優れている ○	会陰マッサージの方が優れている
公正性	不明	多岐	低下する	恐らく低下する	恐らく変化しない	恐らく向上する ○	向上する
受け入れやすさ	不明	多岐		なし	恐らくなし	恐らくあり ○	あり
実行可能性	不明	多岐		なし	恐らくなし	恐らくあり ○	あり

比較2：会陰への温罨法と対照群（「ハンズオフ」または通常のケア）の比較

この比較にはオーストラリア，イラン，スペイン，米国で行われた4件の研究（1,799名の産婦）のデータが用いられました。1件の研究（717名の産婦）では，会陰が児頭によって伸展し始めたら，子宮収縮時に，温かい滅菌水（45〜59℃）に浸したパッドを会陰に当て，温罨法を行いました。パッドは，温かさを保持するために，子宮収縮と収縮の間は温水に戻しました。別の研究（808名の産婦）では，分娩第2期の間，子宮収縮期も間欠期も継続して温罨法が行われました。他の2件の研究で行われた温罨法の詳細については，このレビューには記述されていませんでした。

母親のアウトカム

会陰・腟の創傷：確実性が高いエビデンスによると，温罨法が，出産後の会陰が無傷であることに及ぼす差は些少か皆無であることが示唆されています（4件の研究，1,799名の産婦，相対リスク1.02，95%信頼区間0.85〜1.21）。確実性が高いエビデンスによれば，温罨法を行うと，第Ⅲ度または第Ⅳ度会陰裂傷の発生が減ります（4件の研究，1,799名の産婦，相対リスク0.46，95%信頼区間0.27〜0.79）。その絶対効果は，1,000名あたり24名（9〜33名）の第Ⅲ度または第Ⅳ度会陰裂傷の減少と推定されます。確実性が中程度のエビデンスによると，温罨法により会陰切開率に生じる差は恐らく些少か皆無であることが示唆されています（4件の研究，1,799名の産婦，相対リスク0.86，95%信頼区間0.60〜1.23）。第Ⅰ度および第Ⅱ度会陰裂傷と，会陰縫合の必要性に関するエビデンスは，確実性が非常に低いです。
長期的な健康障害：このレビューでは，長期的なアウトカムについてのエビデンスは見つかりませんでした。
出産体験：このレビューでは，母親の満足度や出産体験に関するその他のアウトカムについてのエビデンスは見つかりませんでした。

胎児・新生児のアウトカム

周産期の低酸素・虚血：このレビューには，出生5分後のアプガースコア7点未満に関するエビデンスは見つかりませんでした。
出生時外傷：このレビューでは，出生時外傷はアウトカムに含みませんでした。

備考

このレビューには，冷罨法と対照群の比較（1件の研究，64名の産婦）について別の分析も含まれており，その結果となるエビデンスは，全体的に非常に不確実であると評価されました。

価値

分娩期ケアを受けている産婦にとって大切なことは何かを調べた質的研究のレビュー結果によると，ほとんどの産婦が母子の良好なアウトカムを伴う正常な出産を望んでいます（確実性が高いエビデンス）[23]。さらに，産婦は出産が予測不可能であることを認識しており，出産プロセスで起こり得る（医療介入や母子の健康障害を含む）心身に深い傷を残す可能性のある出来事を恐れていることもレビューから示唆されています（確実性が高いエビデンス）。そのため産婦は，特に自分のニーズを敏感に察知してくれて思いやりのある有能な医療従事者によってケアが提供される場合には特に，会陰の創傷を予防する可能性のあるどのような技術も評価するだろう，としています（確実性が高いエビデンス）。

質的なエビデンスによると，介入が検討されている場合，産婦は，その介入の特徴について知らされることを望み，可能であれば自分で選びたいと思っています（確実性が高いエビデンス）。

備考

産婦の会陰の創傷の体験に関する1件のメタ統合研究の結果によれば，出産後に会陰が損傷している女性は，大切に扱ってもらえなかったと感じたり，自己を否定したり，落ち込んだり，挫折感を覚えたりするかもしれません[164]。

■表 3.55　会陰への温罨法の主な資源要件

資源（リソース）	内容
スタッフ	■ 助産師・看護師・医師
研修	■ この手技を学ぶための卒前教育および現任教育
消耗品	■ パッドおよび温水
機器と設備	■ 清潔な温水がいつでも使用できること
時間	■ 第 2 期に行われるため，時間は通常のケアと同様
指導とモニタリング	■ 通常のケアと同様

資源（リソース）

エビデンスは見つかりませんでした。

備考

温罨法の主なコストは，パッドや湯たんぽの供給と，現任教育にかかるコストだろうと考えられ，低コストの介入です。ただし，対象となった研究のうち少なくとも 1 件は滅菌水を使用しており，これは追加のコストとなり得るでしょう。

医療者は清潔な温水を得る必要があるでしょうが，資源が少ない環境ではそれができないかもしれません。温罨法は第Ⅲ度および第Ⅳ度会陰裂傷を減らすため，その実践は通常のケアよりも費用対効果が高いはずです。なぜなら，縫合用品（縫合物品，局所麻酔，綿棒）にかかるコストや縫合に要する医療従事者の時間が減るはずだからです。

2002 年にアルゼンチンで実施された研究では，会陰切開の指針変更によって会陰切開の実施数が減少して縫合の必要性も減り，出産 1 件あたり平均 20.21 米ドルの医療提供者側のコスト削減になった，と報告されました[165]。これは，第Ⅲ度および第Ⅳ度会陰裂傷が減ることによってコストを削減し得る可能性を間接的に示しています。

公正性

会陰裂傷予防の手技と公正性についてのエビデンスは見つかりませんでした。

備考

医療従事者が会陰裂傷予防のシンプルな手技によって分娩第 2 期に会陰を無傷に保つことに貢献できれば，低・中所得国の女性は施設分娩サービスをもっと利用するようになるかもしれず，公正性によい影響を与えるかもしれません。

受け入れやすさ

産婦の出産体験に関する質的研究の系統的レビューでは，会陰裂傷予防の手技に対する女性の見解に関して直接的なエビデンスは見つかりませんでした[26]。このレビューから得られる間接的なエビデンスによると，状況によっては，思いやりがあり，産婦のニーズを敏感に察知してくれる医療従事者から提供されるのであれば，会陰の創傷を抑える手技を評価する産婦がいるかもしれません（確実性が低いエビデンス）。別の状況では，それらの手技を痛いもの，不快なもの，または恥ずかしいものとして捉える産婦もいるかもしれません（確実性が非常に低いエビデンス）。

質的研究の系統的レビューでは，会陰裂傷予防の手技に対する医療従事者の見解に関しても，直接的なエビデンスは見つかりませんでした[26]。

備考

会陰裂傷予防の手技が，会陰裂傷によって起こり得る長期的な影響（性交疼痛症，性機能不全，尿または便失禁）を少しでも減らせるかもしれないというエビデンスがあるならば，産婦は会陰裂傷予防のどのような手技も高く評価すると考えられます。

産婦は恐らく温罨法の方が，会陰マッサージよりも不快さや恥ずかしさを感じにくいかもしれま

せんが，このことに関するエビデンスは見つかりませんでした。

実行可能性

産婦の出産体験に関する質的研究の系統的レビューでは，会陰裂傷予防の手技に対する産婦の見解に関して，直接的なエビデンスは見つかりませんでした[26]。このレビューから得られた間接的なエビデンスによれば，実行可能性に関する懸念はないだろうということが示唆されています。

質的研究の系統的レビューでは，会陰裂傷予防の手技に対する医療従事者の見解に関しても，直接的なエビデンスは見つかりませんでした[26]。

備考

温罨法は低コストの介入ではありますが，資源が限られている環境，特に分娩室で温かい水道水が入手できない場合は，温罨法を実施しづらいかもしれません。

■表 3.56　判断のまとめ：会陰への温罨法と通常のケア（温罨法なし）との比較（比較 2）

望ましい効果が得られるかどうか	不明	多岐		些少	小さい	中程度 ◯	大きい
望ましくない効果が起こるかどうか	不明	多岐		大きい	中程度	小さい	些少 ◯
エビデンスの確実性	該当する研究なし			とても低い ◯	低い	中程度	高い
価値				重大な不確実性やばらつきがある	重大な不確実性やばらつきが恐らくある	重大な不確実性やばらつきが恐らくない	重大な不確実性やばらつきがない
効果のバランス	不明	多岐	通常のケアの方がよい	通常のケアの方が恐らくよい	温罨法も通常のケアもどちらも変わらない	温罨法の方が恐らくよい	温罨法の方がよい ◯
必要な資源（リソース）	不明	多岐	多大なコスト	中等度のコスト	コストも費用削減も無視できる程度	中等度の費用削減	相当の費用削減
必要な資源（リソース）についてのエビデンスの確実性	該当する研究なし			とても低い ◯	低い	中程度	高い
費用対効果	不明	多岐	通常のケアの方が優れている	通常のケアの方が恐らく優れている	温罨法も通常のケアもどちらも変わらない	温罨法の方が恐らく優れている ◯	温罨法の方が優れている
公正性	不明	多岐	低下する	恐らく低下する	恐らく変化しない	恐らく向上する ◯	向上する
受け入れやすさ	不明	多岐		なし	恐らくなし	恐らくあり ◯	あり
実行可能性	不明	多岐		なし	恐らくなし	恐らくあり ◯	あり

比較3：「ハンズオフ」と「ハンズオン」の比較

　この比較には，オーストリア，ブラジル，イラン，英国の計5件の研究（7,317名の産婦）のデータが用いられました。ハンズオフ（またはいつでも手を当てられるように構えた状態）とは，一般的に，児頭が急速に娩出しないように児頭を軽く押さえる程度の予測的で観察的なものです。それ以外では，児頭や会陰に触れることは想定されておらず，児の肩までを自然に娩出させます。ハンズオン（または保護する手技）の場合は，助産師が両方の手で会陰の前方と後方を支えて会陰を保護し，児頭の屈曲を維持しながら，児頭の娩出をコントロールします。

母親のアウトカム

会陰・腟の創傷：確実性が中程度のエビデンスによれば，ハンズオフとハンズオンで，出産後に会陰が無傷であることに与える差は恐らく些少か皆無であることが示唆されています（2件の研究，6,547名の産婦，相対リスク1.03，95%信頼区間0.95〜1.12）。確実性が低いエビデンスによると，ハンズオフの場合，ハンズオンに比べて第Ⅰ度会陰裂傷が増えるかもしれません（2件の研究，700名の産婦，相対リスク1.32，95%信頼区間0.99〜1.77）。しかし，その推測される効果は差がない可能性を含んでいます。その絶対効果は，1,000名あたり58名（2名減少〜139名増加）の第Ⅰ度会陰裂傷の増加と推測されています。第Ⅲ度および第Ⅳ度会陰裂傷，第Ⅱ度会陰裂傷，会陰切開についてのエビデンスは確実性が非常に低いです。

長期的な健康障害：このレビューでは，長期的なアウトカムについてのエビデンスは見つかりませんでした。

出産体験：このレビューでは，母親の満足度や出産体験に関するその他のアウトカムについてのエビデンスは見つかりませんでした。

胎児・新生児のアウトカム

周産期の低酸素・虚血：このレビューには，出生5分後のアプガースコア7点未満に関するエビデンスは見つかりませんでした。

出生時外傷：このレビューは，出生時外傷をアウトカムに含みませんでした。

価値

　分娩期ケアを受けている産婦にとって大切なことは何かを調べた質的研究のレビュー結果によると，ほとんどの産婦が母子の良好なアウトカムを伴う正常な出産を望んでいます（確実性が高いエビデンス）[23]。さらに，産婦は出産が予測不可能であることを認識しており，出産プロセスで起こり得る（医療介入や母子の健康障害を含む）心身に深い傷を残す可能性のある出来事を恐れていることも，このレビューにより示唆されています（確実性が高いエビデンス）。そのため産婦は，自分のニーズを敏感に察知してくれる思いやりのある有能な医療者によってケアが提供される場合には特に，会陰の創傷を予防する可能性のあるどのような技術も評価するだろう，としています（確実性が高いエビデンス）。

　質的なエビデンスによると，介入が検討されている場合，産婦はその介入の特徴について知らされることを望み，可能であれば自分で選びたいと思っています（確実性が高いエビデンス）。

備考

　産婦の会陰の創傷の体験に関する1件のメタ統合研究の結果によれば，出産後に会陰が損傷している女性は，大切に扱ってもらえなかったと感じたり，自己を否定したり，落ち込んだり，挫折感を覚えたりするかもしれません[164]。

　量的なエビデンスによると，これらの方法の効果の差はほとんどないかもしれませんが，ハンズオフの方が第Ⅰ度会陰裂傷の可能性が高まるので，産婦によってはハンズオンを望む傾向が生じるかもしれません。

資源（リソース）

　エビデンスは見つかりませんでした。

■表3.57 「ハンズオフ」と「ハンズオン」の主な資源要件

資源(リソース)	内容
スタッフ	■ 助産師・看護師・医師
研修	■ これらの手技を学ぶための卒前教育および現任教育
消耗品	■ 通常のケアと同様
機器	■ 不要
時間	■ 第2期に行われるため，時間は通常のケアと同様
指導とモニタリング	■ 通常のケアと同様

備考

会陰裂傷予防の手技にかかる主なコストは現任教育費と考えられるので，低コストの介入です。エビデンスによると，ハンズオフの場合には第Ⅰ度会陰裂傷が増加するかもしれませんが，第Ⅰ度会陰裂傷は通常，縫合の必要もなく，その他の有害なアウトカムにも関連がないため，コストへの影響はないかもしれません。

公正性

会陰裂傷予防の手技と公正性についてのエビデンスは見つかりませんでした。

備考

医療従事者が会陰裂傷予防のシンプルな手技によって分娩第2期に会陰を無傷に保つことに貢献できれば，低・中所得国の女性は施設の出産ケアサービスをもっと利用するようになるかもしれません。このことは公正性を是正する可能性があります。しかし，これらの手技が会陰の創傷を減らすかどうかは，エビデンスからは明らかではありません。

受け入れやすさ

産婦の出産体験に関する質的研究の系統的レビューでは，会陰裂傷予防の手技に対する産婦の見解に関して，直接的なエビデンスは見つかりませんでした[26]。このレビューから得られる間接的なエビデンスによると，状況によっては，思いやりがあり，産婦のニーズを敏感に察知してくれる医療従事者から提供されるのであれば，会陰の創傷を抑える手技を評価する産婦がいるかもしれません(確実性が低いエビデンス)。別の状況では，それらの手技を痛いもの，不快なもの，または恥ずかしいものとして捉える産婦もいるかもしれません(確実性が非常に低いエビデンス)。

質的研究の系統的レビューでは，会陰裂傷予防の手技に対する医療従事者の見解に関しても，直接的なエビデンスは見つかりませんでした[26]。

備考

会陰裂傷予防の手技が，会陰裂傷によって起こり得る長期的な影響(性交疼痛症，性機能不全，尿または便失禁)を少しでも減らせるかもしれないというエビデンスがあるならば，産婦は会陰裂傷予防のどのような手技も高く評価すると考えられます。

実行可能性

産婦の出産体験に関する質的研究の系統的レビューでは，会陰裂傷予防の手技に対する産婦の見解に関して，直接的なエビデンスはありませんでした[26]。このレビューから得られた間接的なエビデンスによれば，実行可能性に関する懸念はないだろうと示唆されています。

質的研究の系統的レビューでは，会陰裂傷予防の手技に対する医療従事者の見解に関しても，直接的なエビデンスは見つかりませんでした[26]。間接的なエビデンスによると，状況によっては医療

従事者は，上述の会陰裂傷を予防する手技のどれかあるいは全ての訓練を受けていないか，経験が不足しているかもしれないと示唆されています（確実性が非常に低いエビデンス）。

■表3.58　判断のまとめ：「ハンズオフ」と「ハンズオン」との比較（比較3）

望ましい効果が得られるかどうか	不明	多岐		些少 ○	小さい	中程度	大きい
望ましくない効果が起こるかどうか	不明	多岐		大きい	中程度	小さい ○	些少
エビデンスの確実性	該当する研究なし			とても低い ○	低い	中程度	高い
価値				重大な不確実性やばらつきがある	重大な不確実性やばらつきが恐らくある	重大な不確実性やばらつきが恐らくない	重大な不確実性やばらつきがない
効果のバランス	不明	多岐	ハンズオンの方がよい	ハンズオンの方が恐らくよい ○	ハンズオフもハンズオンもどちらも変わらない	ハンズオフの方が恐らくよい	ハンズオフの方がよい
必要な資源（リソース）	不明	多岐	多大なコスト	中等度のコスト	コストも費用削減も無視できる程度	中等度の費用削減	相当の費用削減
必要な資源（リソース）についてのエビデンスの確実性	該当する研究なし ○			とても低い	低い	中程度	高い
費用対効果	不明	多岐	ハンズオンの方が優れている	ハンズオンの方が恐らく優れている	ハンズオフもハンズオンもどちらも変わらない ○	ハンズオフの方が恐らく優れている	ハンズオフの方が優れている
公正性	不明	多岐	低下する	恐らく低下する	恐らく変化しない ○	恐らく向上する	向上する
受け入れやすさ	不明	多岐		なし	恐らくなし	恐らくあり ○	あり
実行可能性	不明	多岐		なし	恐らくなし	恐らくあり ○	あり

比較4：リットゲン操作と通常のケア（「ハンズオン」）の比較

この比較には，イランとスウェーデンの計2件の研究（1,489名の産婦）のデータが用いられました。最も大規模な研究（1,423名の産婦）では，分娩第2期にリットゲン操作の変法が行われました。これは「産婦の肛門と尾骨の間に片手を置いて児の顎を引き，もう片方の手を児の後頭部に置きスピードをコントロールする」という方法です。この研究では，その操作が間欠期ではなく，陣痛発作時に行われていることから，リットゲン操作の変法と見なされました。「通常のケア」を行った群では，一方の手で会陰を支え，もう一方の手で児頭の娩出をコントロールしました。通常のケアを行った群では，一定の基準で選択的な会陰切開も行いましたが，その内容はレビューには記述されていませんでした。

母親のアウトカム

会陰・腟の創傷：確実性が低いエビデンスによれば，リットゲン操作の第Ⅲ度および第Ⅳ度会陰裂傷（1件の研究，1,423名の産婦，相対リスク1.24，95%信頼区間0.78〜1.96）や会陰切開（2件の研究，1,489名の産婦，相対リスク0.81，95%信頼区間0.63〜1.03）への効果は些少か皆無かもしれません。会陰が無傷である可能性や，その他の会陰に関するアウトカムのエビデンスは，確実性が非常に低いです。

長期的な健康障害：このレビューでは，長期的なアウトカムについてのエビデンスは見つかりませんでした。

出産体験：このレビューでは，母親の満足度や出産体験に関するその他のアウトカムについてのエビデンスは見つかりませんでした。

胎児・新生児のアウトカム

アプガースコア：このレビューでは，出生5分後のアプガースコア7点未満に関するエビデンスは見つかりませんでした。

出生時外傷：このレビューは，出生時外傷をアウトカムに含みませんでした。

備考

このレビューには，その他の操作法として後方の肩を先に娩出させる方法と，前方の肩を先に娩出させる方法の比較も含まれていました。しかし，そのレビューのアウトカムについてのデータが不十分だったため，結果として得られたエビデンスの確実性は非常に低いものでした。

価値

分娩期ケアを受けている産婦にとって大切なことは何かを調べた質的研究のレビュー結果によれば，ほとんどの産婦が母子の良好なアウトカムを伴う正常な出産を望んでいます（確実性が高いエビデンス）[23]。さらに，産婦は出産が予測不可能であることを認識しており，出産プロセスで起こり得る（医療介入や母子の健康障害を含む）心身に深い傷を残す可能性のある出来事を恐れていることもレビューにより示唆されています（確実性が高いエビデンス）。そのため産婦は，自分のニーズを敏感に察知してくれて思いやりがある有能な医療者によってケアが提供される場合には特に，会陰の創傷を予防する可能性のあるどのような技術も評価するだろうとしています（確実性が高いエビデンス）。

質的なエビデンスによると，介入が検討されている場合，産婦はその介入の特徴について知らされることを望み，可能であれば自分で選びたいと思っています（確実性が高いエビデンス）。

資源（リソース）

エビデンスは見つかりませんでした。

備考

会陰裂傷予防の手技にかかる主なコストは現任教育費と考えられるので，低コストの介入です。

公正性

会陰裂傷予防の手技と公正性についてのエビデンスは見つかりませんでした。

■表3.59　リットゲン操作の主な資源要件

資源(リソース)	内容
スタッフ	■ 助産師・看護師・医師
研修	■ この手技を学ぶための卒前教育および現任教育
消耗品	■ 通常のケアと同様
機器	■ 不要
時間	■ 第2期に行われるため,時間は通常のケアと同様
指導とモニタリング	■ 手技を確実に遵守し,潜在的な有害アウトカムを監視するために,恐らく通常よりも多く必要となる

備考

　医療従事者が会陰裂傷予防のシンプルな手技によって分娩第2期に会陰を無傷に保つことに貢献できれば,低・中所得国の女性は施設分娩サービスをもっと利用するようになるかもしれず,公正性を是正するかもしれません。しかし,リットゲン操作の効果についてのエビデンスは,非常に不確実なものです。

受け入れやすさ

　産婦の出産体験に関する質的研究の系統的レビューでは,会陰裂傷を予防する手技に対する産婦の見解に関する直接的なエビデンスは見つかりませんでした[26]。このレビューから得られる間接的なエビデンスによると,状況によっては,思いやりがあり,産婦のニーズを敏感に察知してくれる医療従事者から提供されるのであれば,会陰の創傷を抑える手技を評価する産婦がいるかもしれません(確実性が低いエビデンス)。別の状況では,それらの手技を痛いもの,不快なもの,または恥ずかしいものとして捉える産婦もいるかもしれません(確実性が非常に低いエビデンス)。

　質的研究の系統的レビューでは,会陰裂傷予防の手技に対する医療従事者の見解に関しても,直接的なエビデンスは見つかりませんでした[26]。

備考

　会陰裂傷予防の手技が,会陰裂傷によって起こ

り得る長期的な影響(性交疼痛症,性機能不全,尿または便失禁)を少しでも減らせるかもしれないというエビデンスがあるならば,産婦は会陰裂傷予防のどんな手技も高く評価すると考えられます。

　リットゲン操作は,温罨法など他の会陰裂傷予防の手技に比べると,産婦にとってそれほど快適ではない可能性が考えられます。

実行可能性

　産婦の出産体験に関する質的研究の系統的レビューでは,会陰裂傷予防の手技に対する産婦の見解に関して,直接的なエビデンスは見つかりませんでした[26]。

　質的研究の系統的レビューでは,会陰裂傷予防の手技に対する医療従事者の見解に関しても,直接的なエビデンスは見つかりませんでした[26]。間接的なエビデンスによると,状況によっては医療従事者は,上述の会陰裂傷予防の手技のどれかあるいは全ての訓練を受けていないか,経験が不足しているかもしれないと示唆されています(確実性が非常に低いエビデンス)。

備考

　この手技を適切に行うには,児頭の解剖学的構造を理解するために妥当なレベルの助産または産科の専門知識を必要とします。

■表 3.60　判断のまとめ：リットゲン操作と通常のケア(「ハンズオン」)との比較(比較 4)

望ましい効果が得られるかどうか	不明	多岐		些少 ○	小さい	中程度	大きい
望ましくない効果が起こるかどうか	不明 ○	多岐		大きい	中程度	小さい	些少
エビデンスの確実性	該当する研究なし			とても低い ○	低い	中程度	高い
価値				重大な不確実性やばらつきがある	重大な不確実性やばらつきが恐らくある ○	重大な不確実性やばらつきが恐らくない	重大な不確実性やばらつきがない
効果のバランス	不明	多岐	通常のケアの方がよい	通常のケアの方が恐らくよい	リットゲン操作も通常のケアもどちらも変わらない ○	リットゲン操作の方が恐らくよい	リットゲン操作の方がよい
必要な資源(リソース)	不明	多岐	多大なコスト	中等度のコスト	コストも費用削減も無視できる程度	中等度の費用削減	相当の費用削減
必要な資源(リソース)についてのエビデンスの確実性	該当する研究なし ○			とても低い	低い	中程度	高い
費用対効果[a]	不明	多岐	通常のケアの方が優れている	通常のケアの方が恐らく優れている	リットゲン操作も通常のケアもどちらも変わらない	リットゲン操作の方が恐らく優れている	リットゲン操作の方が優れている
公正性	不明	多岐	低下する	恐らく低下する	恐らく変化しない ○	恐らく向上する	向上する
受け入れやすさ	不明 ○	多岐		なし	恐らくなし	恐らくあり	あり
実行可能性	不明	多岐		なし	恐らくなし ○	恐らくあり	あり

a：この介入で得られる望ましい効果は些少であるため，費用対効果の判断は行わなかった。

3.3.7　会陰切開の方針

RECOMMENDATION 推奨項目 39

推奨しない　自然な経腟分娩をしている産婦への，慣例的あるいは積極的な会陰切開の実施は推奨しない。

Remarks 注釈

- 会陰切開の方針の効果を比較したレビューでは，＜選択的・限定的実施＞と＜慣例的・積極的実施＞を比較したエビデンスが示されていますが，＜慣例的・積極的実施＞に比べて＜選択的・限定的実施＞の方が有益な効果があること，会陰切開の効果について全体的にエビデンスが不足していること，あらゆる場で過剰に実施されている慣例的な会陰切開をやめさせる必要があることから，ガイドライン作成グループは，会陰切開の＜選択的・限定的実施＞を推奨するのではなく，＜慣例的・積極的実施＞を「推奨しない」ことを強調する方が重要であると考えました。

- ガイドライン作成グループは，現時点では通常のケアにおけるいかなる会陰切開も，その必要性を裏付けるエビデンスがなく，「許容できる」会陰切開率を定めることは困難であると認識しています。器械分娩を必要とする胎児ジストレスのような，産科救急における会陰切開の役割は，まだ確立されていません。

- 会陰切開が行われる場合，効果的な局所麻酔と産婦へのインフォームド・コンセントが必須です。正中切開は産科肛門括約筋損傷(OASI)のリスクが高まるため，望ましい手技は正中側切開です。また，単結節縫合よりも連続縫合の方がよいです[168]。

- 一般的な感染対策を常に尊重すべきで，会陰切開は抗生物質の慣例的投与の理由にはなりません[114]。

エビデンスの要約と考察

介入の効果（ウェブ上の EB 表 3.3.7 参照）[*1]

このエビデンスは，12 件の無作為化比較試験をまとめた 1 件のコクラン系統的レビューから導き出されました[168]。11 件の研究の参加者は，経腟分娩が予測された分娩期の産婦でした。1 件の研究には器械分娩になった産婦が含まれましたが，そのデータはレビューの中で分けて分析されており，この推奨項目では対象にしませんでした。この推奨項目に関連する 11 件の研究は，アルゼンチン（2 件），カナダ，コロンビア，ドイツ，アイルランド，マレーシア，パキスタン，サウジアラビア，スペイン，英国（各 1 件）で実施されました。7 件の研究では初産婦のみが含まれ，4 件の研究

では初産婦と経産婦の両方が含まれました。会陰切開率の群間差には 21～91％と幅があり，3 件の研究では群間差が 30％未満でした。会陰切開率は，選択的実施群で 8～59％（中央値 32％）であり，慣例的・積極的実施群では 51～100％（中央値 83％）でした。

会陰切開の＜選択的・限定的実施＞方針と＜慣例的・積極的実施＞方針の比較

母親のアウトカム

短期的な健康障害：確実性が低いエビデンスによると，会陰切開の選択的・限定的実施の方針の方が，慣例的・積極的実施の方針よりも，重度の会陰・腟の創傷（主に第Ⅲ度と第Ⅳ度の会陰裂傷）が少ないかもしれません（11 件の研究，6,177 名の産

訳者注＊1：https://www.who.int/publications/i/item/9789241550215 の Web annex: Evidence base を参照。

婦，相対リスク 0.70，95％信頼区間 0.52〜0.94）。会陰切開率の群間差が 30％を超えた研究のみを対象とした場合，上記の効果は増加しました（8 件の研究，4,877 名の産婦，相対リスク 0.55，95％信頼区間 0.38〜0.81，確実性が中程度のエビデンス）。経産回数によるサブグループ分析によると，会陰切開の方針による，経産婦の会陰・腟の創傷の差はないかもしれませんが，このエビデンスの確実性は非常に低いものでした。会陰切開の選択的・限定的実施の方針では，会陰縫合の必要性が低くなるかもしれません（会陰切開の修復を除く）（6 件の研究，4,333 名の産婦，相対リスク 0.68，95％信頼区間 0.58〜0.78）。しかし，一部のデータには会陰切開の修復が含まれている可能性があり，エビデンスを不確実にしています。

　確実性が低いエビデンスによると，選択的・限定的な会陰切開の方針が会陰部感染に与える効果は，些少か皆無かもしれません（3 件の研究，1,467 名の産婦，相対リスク 0.90，95％信頼区間 0.45〜1.82）。分娩時の相対的な失血量に関するエビデンスは非常に不確実です。

長期的な健康障害：産後 6 カ月以上の長期的な健康障害については，確実性が低いエビデンスによると，会陰切開の選択的・限定的実施と慣例的・積極的実施の方針の違いによる性交疼痛症への影響は，些少か皆無かもしれません（3 件の研究，1,107 名の産婦，相対リスク 1.14，95％信頼区間 0.84〜1.53）。その他の長期的な健康障害に関するエビデンスはとてもわずかで非常に不確実（尿失禁，性器脱出）か，またはエビデンスがありません（便失禁，性機能不全）。

分娩第 2 期の所要時間：報告なし。

鎮痛薬の使用：このレビューでは鎮痛薬の使用については報告されませんでしたが，確実性が低いエビデンスによると，会陰切開の選択的・限定的実施と慣例的・積極的実施の方針の違いによって生じる，産後 10 日目の会陰部痛の差は，些少か皆無かもしれません（1 件の研究，2,587 名の産婦，相対リスク 1.00，95％信頼区間 0.78〜1.27）。

出産体験：このレビューでは，母親の満足度など，母親の出産体験に関するアウトカムは報告されませんでした。

胎児・新生児のアウトカム

周産期の低酸素・虚血：アプガースコア低値（5 分値で 7 点未満）についてのエビデンスの確実性は，サンプル数が少なく（2 件の研究，511 名の児），どちらの群でも虚血性低酸素症の発生例がなかったため，非常に低いものでした。

出生時外傷：報告なし。

備考

　重度の会陰・腟の創傷に関するエビデンスは，主に正中側切開を採用した研究から得られました。1,143 名の産婦を対象とし，正中切開を採用した 2 件の研究と，そのレビューの統計分析の結果によると，このサブグループの会陰・腟の創傷への影響は，正中側切開の場合と差がないことが示唆されています。しかしながら，正中切開についての研究 1 つひとつを確認したところ，結果に一貫性がありませんでした。さらに，重度の会陰・腟の創傷は，正中側切開よりも正中切開を採用した研究でより頻繁に発生していました［それぞれ 1,143 名あたり 106 名（9％）vs. 4,834 名あたり 58 名（1％）］。これは，正中側切開は正中切開よりも安全であることを示唆しています。このレビューでは，切開の種類に応じた他のアウトカムについては評価していませんでした。

　現時点では，いかなる状況においても会陰切開の必要性を裏付けるエビデンスはありません。1 件の小規模な臨床研究（237 名の産婦）によると，会陰切開を選択的・限定的に実施する場合，会陰切開を行わない場合と比較して，母子の周産期のアウトカムに生じる差は皆無であると報告されました[169]。現在，選択的・限定的に会陰切開を行う群と会陰切開なしの群を比較する研究が，サンプル数 6,006 名を対象に進行中です。

価値

　分娩期ケアを受けている産婦にとって大切なことは何かを調べた質的研究のレビュー結果によると，ほとんどの産婦が母子の良好なアウトカムを

■表 3.61 会陰切開の主な資源要件

資源（リソース）	内容
研修	■ 会陰切開の限定的実施の方針をどう適応するかと，どのように会陰切開を修復するかを習得するための，1〜2 週間の実践的な研修
消耗品	■ 縫合材料 [1 回の会陰切開で 1〜3 パックのポリグリコール酸吸収性縫合糸（縫合範囲と技術により異なる）[171]] ＝1 個あたり 2.25 米ドル ■ リドカイン＝0.34 米ドル[31] ■ シリンジ，注射針，綿棒＝0.08 米ドル[31]
機器	■ 適切な照明，滅菌器，器具（鉗子，持針器，はさみ） ■ 機器のメンテナンス
時間	■ 会陰切開の修復にかかる時間は縫合方法（連続縫合で平均 21 分，単結節縫合で平均 25 分）[171]や，切開の程度，実施者の技能，消耗品などの要因により異なる
指導とモニタリング	■ 病棟，クリニック，施設が主導する定期的な指導とレビュー

伴う正常な出産を望んでいますが，時に医療介入が必要かもしれないと認識しています（確実性が高いエビデンス）[23]。

産婦は会陰切開のような介入を恐れているので（確実性が高いエビデンス），そのような介入が行われる場合には必ず不安感が増すでしょう。しかし，会陰切開が積極的に行われている国（例：ブラジル）では，会陰切開が安産を促すという期待があるかもしれません（確実性が低いエビデンス）。

会陰切開が提案される場合には，産婦は関連する情報を受け取り，自分のニーズを敏感に察知してくれる有能な医療者によって実施されることを望んでいます（確実性が高いエビデンス）。

備考

選択的・限定的な会陰切開の方針の方が，積極的実施の方針よりも母体の健康障害の減少に関係しているとすれば，ほとんどの産婦が会陰や腟部に重度な創傷を負いたくないと当然ながら考えているため，会陰切開の方針に関連するアウトカムを産婦がどれほど重視するかについて，重大な不確実性やばらつきがあるとは思えません。

資源（リソース）

これらの方針に関する相対費用や費用対効果については，レビューによるエビデンスは見つかりませんでした。しかしながら 2002 年のアルゼンチンの研究では，ローリスクの経腟分娩にかかる医療者側のコストが，2 つの州でそれぞれ平均 20.21 米ドルと 11.63 米ドル削減できる可能性があるとわかりました[170]。効果のエビデンスによれば，実施する処置が減り，かつ母体の健康障害が減る可能性もあるので，これは妥当な結果と考えられます。

備考

会陰切開が少なくなれば，医療者が会陰切開の修復に取られる時間も短くて済みます。これは重要なコスト削減になるかもしれません。さまざまな会陰切開の修復方法を評価したコクラン系統的レビューによれば，連続縫合に必要な平均所要時間は 21 分，単結節縫合に必要な平均所要時間は 25 分です[171]。その他，会陰切開の修復のための医療用品（縫合材料，麻酔薬，鎮痛薬など）や機器，創傷合併症に関連したコストも，会陰切開を慣例的・積極的に実施するよりも選択的・限定的に実施する方が，理論的には低くなるでしょう。

会陰切開にかかるコストを産婦が負担するような環境においては，会陰切開を慣例的・積極的に実施するよりも，選択的・限定的に実施する方が，個々の産婦の自己負担費用も少なくて済むかもしれません[172]。

会陰切開の慣例的・積極的実施は，医療者が金銭的利益を得るための過剰医療と結び付いている

かもしれません。

公正性

会陰切開の方針の違いが公正性に及ぼす影響に関する直接的なエビデンスは見つかりませんでした。しかし，施設分娩の阻害因子と促進因子のレビューから得られた間接的なエビデンスによれば，多くの産婦が医療者から「切られることへの恐怖」(例：会陰切開，帝王切開)を感じており，これは恐らく，低・中所得国における社会的に不利な立場の産婦に施設分娩を利用してもらう上での，重大な阻害因子となっています(確実性が中程度のエビデンス)[8]。

備考

『WHO の不平等に関する報告 2015』は，貧困で，教育水準がとても低く，農村部に住む産婦は，社会的により有利な立場の産婦よりも，健康改善を目的とした介入を受ける機会が少なく，健康に関するアウトカムが悪いことを示しています[33]。したがって，会陰切開は選択的・限定的にしか行わないという方針を明確に伝えて「切られることへの恐怖」を減らし，社会的に不利な立場にある産婦たちの施設分娩を増やすことにより，この介入は健康における公正性を是正するかもしれません。

エビデンスに基づく実践についてのレビューによれば，中所得国で，最も高い会陰切開率が見られることが示唆されています[173]。会陰切開の過剰な実施は，産科医療の移行段階が進むに従って，出産ケア実践が医療化し介入主義的になるという，産科医療の移行期[注1]に見られる兆候の1つかもしれません[174,175]。国内の会陰切開率にも大きな差があります[176]。例えばブラジルでは，公的医療施設は民間医療施設と比べて，会陰切開を過剰に実施していると報告されています[177]。したがって，このような環境で限定的な会陰切開の方針を採用すれば，社会的により有利な立場の産婦

に比べ，不利な立場にある産婦の出産体験を特異的に改善でき，公正性を是正する可能性があります。

低・中所得国の産婦は，介入のリスクや理由を知らされないことが多く，インフォームド・コンセントを提供されないこともよくあります[173,178-181]。低・中所得国では本人の同意を得ない侵襲的処置が広く行われており，それは世界中の社会的に不利な立場にある妊産婦の治療でも同様です。したがって，会陰切開に関する臨床プロトコルや医療者の研修では，産婦の人権を確実に尊重するため，インフォームド・コンセントの必要性を強調すべきです。

受け入れやすさ

産婦と医療者の分娩期ケアに対する見解と体験を調査した質的研究の系統的レビューによると，産婦は会陰切開を行う理由についてほとんど知らされず，許可を求められることもほぼなかったと感じていました(確実性が高いエビデンス)[26]。レビュー結果によると，産婦は会陰の切開や縫合による痛みも，会陰切開後に経験する不快感も，いずれも最小限である方がよいと思っています(確実性が高いエビデンス)。また産婦は，会陰切開の処置での痛みや，短期的・長期的なこと(会陰部の不快感，日常生活行動に生じる困難，審美的な変形，性生活への影響)について事前によくわかっていないかもしれません(確実性が低いエビデンス)。中には，自分の心配事がスタッフに無視されたとか取り合ってもらえなかったと感じた産婦もいて，そのようなスタッフは失礼で無神経だと思われていました(確実性が低いエビデンス)。

また，国によっては(例：ブラジル)，産婦は，会陰切開により出産がスムーズになる(分娩所要時間が短くなる，痛みが少なくて済む)と信じているかもしれないこともレビューの結果からわかっています(確実性が低いエビデンス)。これは，主に医療者によって作り出された，この処置

原書注1：産科医療の移行期とは，直接産科的死亡の減少を通じて，国々の妊産婦死亡率が長期的に下がっていく傾向にあるという概念である。

を受け入れる文化が確立しているためかもしれません(確実性が低いエビデンス)。

また,レビュー結果が示唆するところによると,スタッフは一般に会陰切開の選択的・限定的実施の推奨を認識していますが,地域によっては(南米,中東,東南アジア),特に初産婦に対して,慣例的に会陰切開を実施しているところでは自分たちの確立した行動様式を変えることに消極的でした(確実性が高いエビデンス)。そのような環境ではスタッフは,初産婦には会陰切開をした方が安全で,会陰裂傷よりも(スタッフにとって)修復しやすく,(スタッフにとって)「楽な」出産になると感じていました(確実性が高いエビデンス)。

備考

環境によっては既に確立された行動を変えることに消極的なのは,経済的な理由によるのかもしれません。カンボジアの医療者の実践に関する研究によると,産婦により高い料金を請求することを正当化するために,医療者が会陰切開を行うことがわかりました[172]。上記のエビデンスから,ほとんどの産婦には,慣例的・積極的な会陰切開より,選択的・限定的実施の方が受け入れやすいだろうと思われます。

会陰切開が慣例的に行われている低・中所得国では,医療者間の受け入れやすさにはばらつきがあるかもしれません。

実行可能性

産婦と医療者の分娩期ケアに対する見解と体験

を調べた質的研究の系統的レビューによると,選択的・限定的な会陰切開は,特に資源が限られているかもしれない環境で,より実践しやすいでしょう(確実性が高いエビデンス)[26]。ただし,状況によってはスタッフは,(資源の制約により)最新の研究エビデンスへのアクセスが制限されているかもしれず,この分野の実践を導く明確な方針やプロトコルがない場合があります(確実性が高いエビデンス)。その結果,臨床で行われるケアは,慣例的に引き継がれてきた「決まりごと」や,その処置を行う個人の能力によることになります(確実性が高いエビデンス)。

備考

慣例的・積極的な会陰切開に対する選択的・限定的な実施の推進など,WHOリプロダクティブヘルスライブラリー(RHL)の使用を促進するための多面的教育戦略に関するクラスター無作為化比較試験が,メキシコとタイで行われました。それによれば,タイでは選択的・限定的な会陰切開が実行可能であり,会陰切開率の低下につながりました[182]。

慣例的・積極的な会陰切開の方針を選択的・限定的な実施へ変えていくには,組織文化,研修,モニタリング,継続的な臨床実践の監査も変える必要があるでしょう。

■表 3.62　判断のまとめ：会陰切開の＜選択的・限定的実施＞と＜慣例的・積極的実施＞の方針との比較

望ましい効果が得られるかどうか	不明	多岐		些少	小さい	中程度 ○	大きい
望ましくない効果が起こるかどうか	不明	多岐		大きい	中程度	小さい ○	些少
エビデンスの確実性	該当する研究なし			とても低い	低い ○	中程度	高い
価値				重大な不確実性やばらつきがある	重大な不確実性やばらつきが恐らくある	重大な不確実性やばらつきが恐らくない	重大な不確実性やばらつきがない
効果のバランス	不明	多岐	慣例的な会陰切開の方がよい	慣例的・積極的実施の方針の方が恐らくよい	選択的・限定的実施の方針も慣例的・積極的実施の方針もどちらも変わらない	選択的・限定的実施の方針の方が恐らくよい	選択的・限定的実施の方針の方がよい
必要な資源（リソース）	不明	多岐	多大なコスト	中等度のコスト	コストも費用削減も無視できる程度	中等度の費用削減 ○	相当の費用削減
必要な資源（リソース）についてのエビデンスの確実性	該当する研究なし			とても低い	低い ○	中程度	高い
費用対効果	不明	多岐	慣例的・積極的実施の方針の方が優れている	慣例的・積極的実施の方針の方が恐らく優れている	選択的・限定的実施の方針も慣例的・積極的実施の方針もどちらも変わらない	選択的・限定的実施の方針の方が恐らく優れている ○	選択的・限定的実施の方針の方が優れている
公正性	不明	多岐	低下する	恐らく低下する	恐らく変化しない	恐らく向上する ○	向上する
受け入れやすさ	不明	多岐 ○		なし	恐らくなし	恐らくあり	あり
実行可能性	不明	多岐		なし	恐らくなし	恐らくあり ○	あり

3.3.8　子宮底の圧迫

RECOMMENDATION 推奨項目 40

 推奨しない　分娩第 2 期に子宮底用手圧迫により児娩出を促すこと*1は推奨しない。

Remarks 注釈

■ ガイドライン作成グループは，この処置が母子にとって有害である可能性を非常に懸念しました。
■ ガイドライン作成グループは現在実施中の臨床試験「Gentle Assisted Pushing（GAP）試験[183]」について承知しています。これは，特定のプロトコルに従って行う子宮底圧迫の効果に関する重要なエビデンスの提供に役立つ可能性があります。

エビデンスの要約と考察

介入の効果（ウェブ上の EB 表 3.3.8 参照）*2

　このエビデンスは，3,948 名の産婦を対象とした 9 件の研究をまとめたコクラン系統的レビューから導き出されました[184]。インド，イラン，南アフリカ，トルコ（2 件）で実施された計 5 件の研究（3,057 名の産婦）では，ローリスク産婦に対する子宮底用手圧迫を，圧迫を行わない場合と比較しました。イタリア，韓国（2 件），英国で実施された計 4 件の研究（891 名の産婦）では，空気注入式のベルトを使用しての子宮底圧迫を，圧迫を行わない場合と比較しました。空気注入式ベルトを使用した方法は今のところ研究的な状況下でのみ行われているため，このガイドラインでは子宮底用手圧迫のエビデンスのみを検討しました。

　子宮底用手圧迫の手法として，4 件の研究ではクリステレル胎児圧出法が適応され，1 件の小規模研究（120 名の産婦）では「努責に合わせた軽い子宮底圧迫法」*3が行われました。2 件の研究では初産婦のみが対象でした。1 件の研究では子宮底圧迫の実施を 3 回以内に制限しました。含まれたほとんどの研究に，研究デザイン上の制約があり

ました。

子宮底用手圧迫と圧迫しない場合の比較

母親のアウトカム

分娩様式：帝王切開と器械分娩の相対効果に関するエビデンスの確実性は非常に低いです。

分娩第 2 期の所要時間：分娩第 2 期の所要時間に関するエビデンスの確実性は非常に低いです。確実性が低いエビデンスによると，子宮底用手圧迫の有無により，研究者が規定した時間内に産婦が自然分娩に至ったかどうかに生じる差は，些少か皆無かもしれません（1 件の研究，110 名の産婦，相対リスク 0.96，95%信頼区間 0.71〜1.28）。

死亡：このアウトカムはこれらの研究では評価されませんでした。

健康障害：確実性が低いエビデンスによると，子宮底圧迫なしと比較して，子宮底用手圧迫の分娩後異常出血への影響は，些少か皆無かもしれません（1 件の研究，110 名の産婦，相対リスク 1.87，95%信頼区間 0.58〜6.06）。子宮底圧迫が軟部組織の損傷（腟壁，会陰，あるいは子宮）に及ぼす影響に関するエビデンスは，データがとても少なかったため，非常に不確実です。確実性が低いエ

訳者注＊1：手で子宮底を圧迫して児娩出を促すことで，現在，クリステレル胎児圧出法として理解されている手技。
訳者注＊2：https://www.who.int/publications/i/item/9789241550215 の Web annex: Evidence base を参照。
訳者注＊3：188 頁の「備考」参照。

ビデンスによると，子宮底圧迫による会陰切開率は，圧迫しない場合と比べ，ほとんどあるいは全く差がないかもしれません（1件の研究，317名の産婦，相対リスク1.18，95％信頼区間0.92〜1.50）。「重篤な母体の健康障害または死亡」のアウトカムは，どの研究においても報告されませんでした。

出産体験：母親の満足度については報告されませんでした。しかし，確実性が低いエビデンスによると，子宮底用手圧迫を受けた産婦の方が子宮底圧迫を受けなかった産婦よりも，（必要となった鎮痛薬から評価するに）産後の痛みを強く感じるかもしれません（1件の研究，209名の産婦，相対リスク4.54，95％信頼区間2.21〜9.34）。

胎児・新生児のアウトカム

出生時外傷：骨折や血腫を含む出生時外傷に関するエビデンスの確実性は，わずかなデータしかないため（サンプル数が少なく，発生なし），非常に低いです。

周産期の低酸素・虚血：臍帯動脈血pH低値と，出生5分後のアプガースコア7点未満に関するエビデンスの確実性は非常に低いです。

周産期死亡：比較群で新生児死亡は発生しなかったため（2件の研究，2,445名の児），新生児死亡に関するエビデンスの確実性は非常に低いです。

備考

子宮底圧迫の実施について懸念するのは，力任せに押すことによって，子宮やその他の臓器破裂，母体および胎児死亡など，母子に重大な危害が生じる可能性があるためです[185,186]。しかし，これらの発生は文献ではあまり頻繁に報告されないかもしれません。

レビューに含まれた研究では，子宮底は出産に立ち会った人の（前腕や肘ではなく）手で圧迫されました。したがって，このエビデンスは，他の方法で子宮底圧迫を実施している環境には当てはまりません。

またこのレビューには，空気注入式のベルトについての研究も含まれています。その結果として

得られた確実性が中程度のエビデンスによると，空気注入式のベルトを使用した子宮底圧迫を行うと，子宮底圧迫を行わない場合よりも，肛門括約筋の損傷（第Ⅲ度会陰裂傷）を恐らく増加させます（1件の研究，500名の産婦，相対リスク15.69，95％信頼区間2.10〜117.02）。空気注入式のベルトの使用は研究的な状況下にとどまっています。

現在，南アフリカで，上体を起こした姿勢の産婦に向けた新しい子宮底圧迫法を評価する，大規模な多施設研究が進行中です[183]。この手技は「努責に合わせた軽い子宮圧迫法」と呼ばれ，医療従事者は手掌で，骨盤の方向に，体重をのせず前腕の力のみを使うよう注意しながら「しっかりした子宮底用手圧迫」を実施します。医療従事者は，陣痛発作の間，もしくは30秒間（いずれか短い方），同じ圧を維持する必要があります。この研究者らは，1,145名の産婦を対象としたこの研究によって，より優しい子宮底圧迫の方法が出産アウトカムを改善できるかどうかを立証するだろうと期待しています。

価値

分娩期ケアを受けている産婦にとって大切なことは何かを調べた質的研究のレビュー結果によると，ほとんどの産婦が母子の良好なアウトカムを伴う正常な出産を望んでいますが，時に医療介入が必要かもしれないと認識しています[23]。ほとんどの産婦，特に初産婦は，出産に不安を抱き（確実性が高いエビデンス），医療介入を恐れていますが，状況によっては，分娩時間を短くしたり，産痛を緩和したりする介入を歓迎しています（確実性が低いエビデンス）。

介入を受ける場合には，産婦は自分のニーズを敏感に察知してくれる技術的に有能な医療従事者によって関連情報が提供されることを望んでいます（確実性が高いエビデンス）。産婦はまた，自分の出産プロセスをコントロールしたいと思っており，介入の適応に関する意思決定に参加したいと考えています（確実性が高いエビデンス）。

■表 3.63　子宮底圧迫に必要な資源要件

資源（リソース）	内容
スタッフ	■ 子宮底圧迫を安全に実施する方法について研修を受けたスタッフ
研修	■ 子宮底圧迫を安全に実施する方法についての実践的な研修
消耗品	■ 不要
機器	■ 不要
時間	■ もう 1 名の熟練した分娩介助者の時間が必要であり，必要な時間は施術時間により異なる
指導とモニタリング	■ 子宮底圧迫プロトコルの遵守の担保と，安全性のモニタリングを目的とした，病棟・クリニック・施設による定期的な指導・監査・レビュー

資源（リソース）

この実践に関するコストと費用対効果のエビデンスは見つかっていません。

公正性

子宮底圧迫が公正性に与える影響について，直接的なエビデンスは見つかりませんでした。しかし，施設分娩の阻害因子と促進因子についてのレビューから得られた間接的なエビデンスによると，よく知らない分娩体位など，施設の医療者によって行われる，産婦にとってなじみがなく不快な出産ケアの実践が，低・中所得国の社会的に不利な立場にある産婦の施設分娩を大きく阻害しています（確実性が高いエビデンス）[8]。

備考

『WHO の不平等に関する報告 2015』では，貧困で，教育水準がとても低く，農村部に住む産婦は，社会的により有利な立場の産婦よりも，医療介入の対象となりにくく健康に関するアウトカムが悪いことが示されています[33]。上記の研究エビデンスに基づくと，社会的に不利な立場にある産婦が子宮底圧迫をなじみがなく不快なものと見なす場合には，医療施設を利用しないことにつながり，公正性を悪化させるかもしれません。しかし，子宮底圧迫に関するエビデンスが特にない場合，その逆の可能性もあります。インドの農村部で実施された研究結果によれば，子宮底圧迫は，伝統的な出産ケアで産婦が受けたい処置の 1 つかもし

れないと示されています[187]。

子宮底圧迫が実施されている多くの環境では，産婦は手順に関する十分な情報を与えられていないかもしれず，同意も求められていないかもしれません。同意を得ていない場合，またはやみくもに過度の力で実施した場合，子宮底圧迫は産婦の人権侵害だと見なされる可能性があります。

受け入れやすさ

産婦と医療者の分娩期ケアの見解と体験に関する質的研究の系統的レビューによると，子宮底圧迫を受けることや実施することについての特定のエビデンスはありません[26]。しかし，このレビューの全体的な結果によると，産婦は，胎児が危険な状態でない限り，このような処置を避けたいと思っています（確実性が高いエビデンス）。また，産婦は，有能で熟練した，ニーズを敏感に察知してくれる医療従事者によるケアを受けたいと思っています（確実性が高いエビデンス）。そして，出産が短時間で終わることを望んでいる一方で（確実性が低いエビデンス），可能であれば，出産プロセスをコントロールしたいと思っています（確実性が高いエビデンス）。

備考

分娩中に産婦がどのように扱われているかを調べる最近の国際的な取り組みの一環として，ギニアで質的研究を実施した著者らは，医療者が子宮底を圧迫するときに極度の力をかけていたことを明らかにしました[41]。産婦はこの処置を嫌い，痛

くて身体的虐待に等しいと感じていました。

インドの農村部で行われた研究[187]では, 子宮底圧迫がしばしば陣痛の早い時期から開始され, 医療者が疲れ果てるまで, 慣例的に行われていることがわかりました。その著者らは, 産婦の体験については言及しませんでしたが, 子宮底圧迫の結果として, 時に児が負傷していたことを指摘しました。

実行可能性

産婦と医療者の分娩期ケアの見解と体験に関する質的研究の系統的レビューでは, 子宮底圧迫に関する具体的なエビデンスは見つかっていません[26]。しかし, そのレビューによると, 状況によっては, 効果的かつ繊細な方法で子宮底圧迫を行うために必要な, 時間, 研修, 資源がスタッフに不足している場合があるかもしれません(確実性が中程度のエビデンス)。

備考

力任せな子宮底圧迫が, さまざまな状況で実施されているようであり[118,173,184-190], 一貫性があり, 標準化・制御された方法で子宮底圧迫を実施するよう医療従事者に徹底させるのは, 不可能かもしれません。また, この手技を行うには, 分娩介助者とは別の医療従事者による手助けが必要です。

■表3.64 判断のまとめ：子宮底用手圧迫と子宮底圧迫なしとの比較

望ましい効果が得られるかどうか	不明 ○	多岐		些少	小さい	中程度	大きい
望ましくない効果が起こるかどうか	不明	多岐		大きい	中程度 ○	小さい	些少
エビデンスの確実性	該当する研究なし			とても低い ○	低い	中程度	高い
価値				重大な不確実性やばらつきがある	重大な不確実性やばらつきが恐らくある	重大な不確実性やばらつきが恐らくない	重大な不確実性やばらつきがない
効果のバランス	不明	多岐	子宮底圧迫なしの方がよい	子宮底圧迫なしの方が恐らくよい	子宮底用手圧迫も子宮底圧迫なしもどちらも変わらない	子宮底用手圧迫の方が恐らくよい	子宮底用手圧迫の方がよい
必要な資源（リソース）	不明	多岐	多大なコスト	中等度のコスト	コストも費用削減も無視できる程度	中等度の費用削減	相当の費用削減
必要な資源（リソース）についてのエビデンスの確実性	該当する研究なし ○			とても低い	低い	中程度	高い
費用対効果	不明	多岐	子宮底圧迫なしの方が優れている	子宮底圧迫なしの方が恐らく優れている ○	子宮底用手圧迫も子宮底圧迫なしもどちらも変わらない	子宮底用手圧迫の方が恐らく優れている	子宮底用手圧迫の方が優れている
公正性	不明	多岐	低下する	恐らく低下する ○	恐らく変化しない	恐らく向上する	向上する
受け入れやすさ	不明	多岐		なし	恐らくなし ○	恐らくあり	あり
実行可能性	不明	多岐		なし	恐らくなし	恐らくあり ○	あり

3.4 分娩第3期

3.4.1 子宮収縮薬の予防的な投与

RECOMMENDATION 推奨項目 41

推奨 分娩第3期の分娩後異常出血*1の予防のため，全ての出産で子宮収縮薬を投与することを推奨する。

RECOMMENDATION 推奨項目 42

推奨 分娩後異常出血の予防のための子宮収縮薬は，オキシトシン（10単位，筋肉内注射・静脈内注射）を推奨する*2。

RECOMMENDATION 推奨項目 43

推奨 オキシトシンを入手できない環境では，他の子宮収縮薬（適宜，エルゴメトリン，メチルエルゴメトリン，またはオキシトシンとエルゴメトリンの混合製剤）の注射薬，あるいはミソプロストール（600 μg）の経口薬を推奨する。

Remarks 注釈

- これらの推奨項目は，『WHO 推奨：分娩後異常出血の予防と治療』[191]から統合されたもので，当時のガイドライン作成グループは，確実性が中程度のエビデンスに基づいた強い推奨と判断しました。
- 比較可能なエビデンスは限られているものの，オキシトシンとエルゴメトリンの有益性に大きな差はなさそうです。これらの推奨項目は，エルゴメトリンの副作用を回避することを重視しており，分娩後異常出血予防に対するオキシトシンとエルゴメトリンの有益性は同様であると見なしています。
- 分娩後異常出血予防のためにエルゴメトリン製剤を選ぶ場合，高血圧症の女性には明らかな禁忌なので注意すべきです。したがって，高血圧症かどうかのスクリーニングを経ていない産婦には，エルゴメトリン製剤の投与は避けた方が恐らく安全です。
- 当時のガイドライン作成グループは，経口ミソプロストール（600 μg）を分娩後異常出血予防に有効な薬剤と見なしました。しかし，ミソプロストールの方がオキシトシンよりも副作用が多いことに加え，オキシトシンの方がミソプロストールよりも出血予防の効果が高いことも考慮しました。ミソプロストールの投与量は 600 μg の方が 400 μg よりも有効性が高いというエビデンスはありません。低用量になれば副作用も少なくなりますが，より低用量のミソプロストールの有効性の評価はまだ不十分です。
- 子宮収縮薬の代替に関する推奨は，オキシトシンを可能な限り広く普及するという目的を阻害してはいけません。
- ガイドライン作成グループは，ミソプロストールの地域での配布や出産前服用によって深刻な結果が起きるのではないかというこれまでの懸念を踏まえ，ミソプロストールを扱う者への研修と，科学的に正しい方法と適切な指標を用いて地域での配布をモニタリングすることの重要性を強調します*3。
- この推奨項目を裏付けるエビデンスは，下記のウェブサイトにある出典元であるガイドライン文書に掲載されています。
  http://apps.who.int/iris/bitstream/10665/75411/1/9789241548502_eng.pdf

訳者注＊1：分娩後異常出血とは，産後24時間以内の出血量が，経腟分娩では500 mL以上，帝王切開では1,000 mL以上の出血を指す。

訳者注＊2：『WHO推奨：経腟分娩後の産後異常出血予防のためのオキシトシン投与経路』(WHO recommendation on routes of oxytocin administration for the prevention of postpartum haemorrhage after vaginal birth)が2020年11月に発表された。新しい推奨では，経腟分娩後の産婦が，既に静脈内注射を行っている状況では，筋肉内注射よりも，10単位のオキシトシンをゆっくりと静脈内投与することが推奨されるようになった(限定された状況下でのみ推奨)。この推奨項目を裏付けるエビデンスは，下記のウェブサイトにある出典元であるガイドライン文書に掲載されている。

https://apps.who.int/iris/bitstream/handle/10665/336308/9789240013926-eng.pdf

訳者注＊3：『WHO推奨：分娩後異常出血の予防のためのミソプロストールの妊婦への事前配布』(WHO recommendation on advance misoprostol distribution to pregnant women for prevention of postpartum haemorrhage)が2020年11月に発表された。新しい推奨では，医療施設以外の場所や，熟練した分娩介助者がいない環境で出産する場合に限り，分娩後異常出血の予防のために，事前に妊婦にミソプロストールを配布し，出産直後に内服してもらうことが推奨される(限定された状況下でのみ推奨)。なお，この推奨項目は，2012年に発表されたガイドライン『WHO推奨：分娩後異常出血の予防と治療』に取って代わるものである。この推奨項目を裏付けるエビデンスは，下記のウェブサイトにある出典元であるガイドライン文書に掲載されている。

https://apps.who.int/iris/bitstream/handle/10665/336310/9789240013902-eng.pdf

3.4.4 臍帯遅延結紮（臍帯結紮を遅らせること）

RECOMMENDATION 推奨項目 44

推奨 母子のよりよい健康と栄養のアウトカムのため，臍帯遅延結紮（出生後 1 分以降に結紮）を推奨する。

Remarks 注釈

- この推奨項目は，『WHO ガイドライン：母子の健康と栄養アウトカム改善のための臍帯遅延結紮』[192], *1 から統合されたもので，当時のガイドライン作成グループは，確実性が中程度のエビデンスに基づく強い推奨としました。

- 臍帯遅延結紮は，早期必須新生児ケア*2 を行う中で実施すべきです。

- HIV の有病率が高い地域で働く医療従事者の中には，分娩第 3 期管理の一環として実施される臍帯遅延結紮に懸念を示す人もいます。これらの医療従事者は，胎盤が剥離する際に，部分的に剥離した胎盤が母体血液に曝される可能性があり，これが母体血液の児への微量輸血につながる可能性を心配しています。HIV 母子感染の可能性は，3 つの異なる時点で起こり得ることが実証されています。すなわち，妊娠中に母体から胎児に移行する母子間微量輸血（子宮内 HIV 感染），経腟分娩で胎児が産道を通過する際の母体血液と腟分泌物への曝露（分娩時感染，産道感染），および授乳中（出生後感染）の 3 時点です。このため，母子感染を減らすための主な介入は，妊娠中，出産中，および出生後の抗レトロウイルス薬投与により母体のウイルス量を減少させることです。臍帯遅延結紮が，HIV 母子感染の可能性を高めるというエビデンスはありません。妊娠期間中，母体血液は胎盤の絨毛間腔に浸透しますが，分娩前の母体-胎児間の感染のリスクは比較的低いです。胎盤剥離が母体血液への曝露を増加させる可能性は非常に低く，それが胎児・胎盤循環を乱す可能性はまずありません（すなわち，胎盤剥離中に新生児循環が母体血液に曝露する可能性はほとんどありません）。このように，少なくとも，臍帯結紮を 1〜3 分間遅らせることについてこれまでに実証された有益性は，理論上かつ立証されていない有害性を上回ります。HIV に感染した女性，または HIV 感染状態がわからない女性にも，臍帯遅延結紮を推奨します。

- この推奨項目を裏付けるエビデンスは，下記のウェブサイトにある出典元であるガイドライン文書に掲載されています。
http://apps.who.int/iris/bitstream/10665/148793/1/9789241508209_eng.pdf

---

訳者注＊1：『WHO ガイドライン：母子の健康と栄養アウトカム改善のための臍帯遅延結紮』によると，臍帯遅延結紮は母体の分娩後異常出血のリスクを減らし，また，生後 6 カ月までの乳児の鉄量の状態を改善させる。
訳者注＊2：2014 年に WHO とユニセフの合同地域活動計画として開始された Early Essential Newborn Care（EENC，早期必須新生児ケア）を指す。エビデンスに基づいて「早期母子接触」「出生直後の新生児の適切な保温」「直接授乳の支援」「臍帯処置」などの新生児ケアを一連化したもので，その中で臍帯遅延結紮も推奨している。詳細は 197 頁（3.5.2 早期母子接触）訳者注＊2 参照。

3.4.6 臍帯牽引

RECOMMENDATION 推奨項目45

推奨 専門技能を持つ分娩介助者*¹が立ち会うことのできる環境で，出血量を少しでも減少させることと，分娩第3期所要時間を少しでも短縮させることが重要であると，医療者と産婦が共に判断した場合には，経腟分娩で，臍帯を牽引しながら胎盤を娩出することを推奨する。

Remarks 注釈

- この推奨項目は，『WHO推奨：分娩後異常出血の予防と治療』[191]から統合されたもので，当時のガイドライン作成グループは，確実性が中程度のエビデンスに基づく強い推奨としました。

- この推奨項目は，全ての研究参加者に分娩後異常出血予防としてオキシトシン10単位が投与された，1件の大規模な無作為化比較試験に基づいています。このエビデンスによると，臍帯牽引は，出血量（平均11 mLの減少）と第3期所要時間（平均6分の短縮）にわずかな有益性があることから，専門技能を持つ分娩介助者によって実施された場合には安全と見なされました。子宮収縮薬が予防的に投与される状況で臍帯牽引を実施するのか，医療者は産婦と話し合って決めるべきです。

- 麦角アルカロイドを分娩後異常出血を予防するために投与する場合は，胎盤遺残をできるだけ予防するために臍帯牽引は必須と見なされます。

- ミソプロストールと併用した場合の臍帯牽引の有益性やリスクを判断するための十分なエビデンスはありません。

- 臍帯牽引は，胎盤遺残の場合に，はじめに行うべき治療的介入です。したがって，医学および助産カリキュラムの中で臍帯牽引を教えることは必須です*²。

- 最新のエビデンスに基づき，分娩第3期の積極的管理方式の各要素がどのような影響を及ぼしているかについて理解が進みました。当時のガイドライン作成グループは，この方式の最も重要な介入は子宮収縮薬の投与であると考えました。オキシトシンを投与した上で，臍帯牽引をすると，分娩後異常出血の予防効果がわずかに高まるかもしれませんが，子宮底マッサージをしても，出血予防への追加効果はないかもしれません。早期の臍帯結紮は一般的に禁忌です。

- この推奨項目を裏付けるエビデンスは，下記のウェブサイトにある出典元であるガイドライン文書に掲載されています。

http://apps.who.int/iris/bitstream/10665/75411/1/9789241548502_eng.pdf

---

訳者注*1：専門技能を持つ分娩介助者(skilled birth attendants：SBA)とは，医師，助産師，看護師のように，正常な妊娠・出産・産後の経過で，その管理に必要な専門技能を習得した者を指し，伝統的産婆(traditional birth attendants：TBA)は含まない。

訳者注*2：『WHO推奨：胎盤遺残の治療のためのオキシトシンの臍帯静脈内注射』(WHO recommendation on umbilical vein injection of oxytocin for the treatment of retained placenta)が2020年11月に発表された。新しい推奨は，オキシトシンの臍帯静脈内注射が，胎盤用手剥離を減らす可能性を示唆しているが，この介入は，厳格な研究の文脈の中でのみ，実施が推奨されている(厳密な研究的状況下でのみ推奨)。なお，この推奨項目は，2012年に発表されたガイドライン『WHO推奨：分娩後異常出血の予防と治療』に取って代わるものである。この推奨項目を裏付けるエビデンスは，下記のウェブサイトにある出典元であるガイドライン文書に掲載されている。

https://apps.who.int/iris/bitstream/handle/10665/336309/9789240013940-eng.pdf

3.4.7　子宮底マッサージ

推奨しない 分娩後異常出血を防ぐ目的で，オキシトシンの予防的投与を受けた産婦に対し，持続的な子宮底マッサージを行うことは推奨しない。

Remarks 注釈

- この推奨項目は，『WHO 推奨：分娩後異常出血の予防と治療』[191]から統合されたもので，当時のガイドライン作成グループは，確実性が低いエビデンスに基づく条件付き推奨としました。

- 子宮収縮薬を不投与の場合，あるいはオキシトシン以外の子宮収縮薬が投与されている場合に，子宮底マッサージが分娩後異常出血予防にどのような役割を果たすかについては，エビデンスが不十分です。

- 持続的な子宮底マッサージおよび凝血塊排出が，子宮収縮薬の追加投与量の減少と関連しているという1件の小規模研究の報告を当時のガイドライン作成グループは認識していましたが，それ以外の有益性を示す確たるエビデンスはありません。しかし，ガイドライン作成グループは，定期的かつ頻回に子宮の硬さを評価することは，特に分娩後異常出血をできる限り早期診断するために，分娩直後[*1]のケアに引き続き不可欠な要素であると考えました。

- 最新のエビデンスに基づき，分娩第3期の積極的管理方式の各要素がどのような影響を及ぼしているかについて，理解が進みました。当時のガイドライン作成グループは，この方式の最も重要な介入は子宮収縮薬の投与であると考えました。オキシトシンを投与した上で，臍帯牽引をすると，分娩後異常出血の予防効果がわずかに高まるかもしれませんが，子宮底マッサージをしても，（出血予防への）追加効果はないかもしれません。早期の臍帯結紮は一般的に禁忌です。

- この推奨項目を裏付けるエビデンスは，下記のウェブサイトにある出典元であるガイドライン文書に掲載されています。
  http://apps.who.int/iris/bitstream/10665/75411/1/9789241548502_eng.pdf

---

訳者注＊1：WHO の定義により "immediate postpartum" は分娩後24時間以内を指す。

3.5　新生児のケア

3.5.1　慣例的な鼻腔や口腔の吸引

RECOMMENDATION 推奨項目 47

推奨しない　出生後に自発呼吸があり，羊水混濁なく生まれた新生児に対し，鼻腔や口腔からの吸引は推奨しない。

Remarks 注釈

- この推奨項目は，『WHO ガイドライン：基礎的な新生児蘇生』[193]から統合されたもので，当時のガイドライン作成グループは，確実性が高いエビデンスに基づく強い推奨[*1]としました。
- その他に注釈はありません。
- この推奨項目を裏付けるエビデンスは，下記のウェブサイトにある出典元であるガイドライン文書に掲載されています。

  http://apps.who.int/iris/bitstream/10665/75157/1/9789241503693_eng.pdf

3.5.2　早期母子接触[*2]

RECOMMENDATION 推奨項目 48

推奨　合併症がない新生児は，低体温を予防し母乳育児を促進するため，出生直後 1 時間は母親と肌と肌を常にじかに合わせた状態で過ごすことを推奨する。

Remarks 注釈

- この推奨項目は，『一般的な小児の状態管理のための WHO 推奨：ポケットブック推奨の技術的な更新のためのエビデンス』[194]から統合されたもので，当時のガイドライン作成グループは，確実性が低いエビデンスに基づく強い推奨としました。
- その他に注釈はありません。
- この推奨項目を裏付けるエビデンスは，下記のウェブサイトにある出典元であるガイドライン文書に掲載されています。

  http://apps.who.int/iris/bitstream/10665/44774/1/9789241502825_eng.pdf

---

訳者注 *1：吸引を行わないことを強く推奨する，という意味。

訳者注 *2：早期必須新生児ケアの詳細は，下記参照。

山本，新福，岡ら．世界保健機関連携事業による Early Essential Newborn Care ファシリテーター育成の実際．日本助産学会誌．2019：33（1）：72-81.

https://www.jstage.jst.go.jp/article/jjam/33/1/33_JJAM-2017-0045/_pdf/-char/ja

http://www.who.int/westernpacific/activities/scaling-up-early-essential-newborn-care

3.5.3　母乳育児

RECOMMENDATION 推奨項目 49

推奨　低出生体重児を含む母乳育児が可能な全ての新生児は，臨床状態が安定し，母子共に準備ができている場合，生まれてからできるだけすぐに母親の胸の上に置かれることを推奨する。

Remarks 注釈

- この推奨項目は，『WHO 推奨：新生児の健康』[195]から統合されたものです。この推奨項目を裏付けるエビデンスは，『WHO ガイドライン：低・中所得国における低出生体重児のための最適な授乳』[196]に掲載されています。この推奨項目は，確実性が低いエビデンスに基づく強い推奨とされました。
- その他に注釈はありません。
- この推奨項目を裏付けるエビデンスは，下記のウェブサイトにある出典元であるガイドライン文書に掲載されています。
  http://apps.who.int/iris/bitstream/10665/259269/1/WHO-MCA-17.07-eng.pdf および
  http://www.who.int/maternal_child_adolescent/documents/9789241548366.pdf

3.5.4　出血性疾患の予防のためのビタミン K 投与

RECOMMENDATION 推奨項目 50

推奨　全ての新生児に出生後（すなわち 1 時間の早期母子接触を行い，直接母乳を開始した後），ビタミン K 1 mg を筋肉内注射[*1]で投与することを推奨する。

Remarks 注釈

- この推奨項目は，『一般的な小児の状態管理のための WHO 推奨：ポケットブック推奨の技術的な更新のためのエビデンス』[194]から統合されたもので，当時のガイドライン作成グループは，確実性が中程度のエビデンスに基づく強い推奨としました。
- その他に注釈はありません。
- この推奨項目を裏付けるエビデンスは，下記のウェブサイトにある出典元であるガイドライン文書に掲載されています。
  http://apps.who.int/iris/bitstream/10665/44774/1/9789241502825_eng.pdf

---

訳者注＊1：日本では日本小児科学会のガイドラインにより，健康な正期産児にはビタミン K_2 シロップの経口投与がスタンダードである。

3.5.5 沐浴とその他の出生直後の新生児ケア

RECOMMENDATION 推奨項目 51

推奨 新生児の沐浴は，出生 24 時間以降に遅らせるべきである。文化的な理由でそのようにできない場合には，最低でも出生 6 時間以降に沐浴開始を遅らせるべきである。周囲の温度に対して適切な衣服を着せることを推奨する。つまり，大人より 1～2 枚多めに着せ，帽子もかぶせる。母子は分離されることなく，1 日 24 時間，常に同じ部屋で過ごさねばならない。

Remarks 注釈

- この推奨項目は，『WHO 推奨：母子の産後ケア』[197]から統合されたもので，当時のガイドライン作成グループは，その合意に基づき，状況に応じた強い推奨としました。
- その他に注釈はありません。
- この推奨項目を裏付けるエビデンスは，下記のウェブサイトにある出典元であるガイドライン文書に掲載されています。
  http://apps.who.int/iris/bitstream/10665/97603/1/9789241506649_eng.pdf

3.6 産後早期の褥婦のケア

3.6.1 子宮の硬さの評価

RECOMMENDATION 推奨項目 52

> **推奨** 早期に子宮弛緩を発見するために，全ての褥婦に対し，腹部に触れて子宮の硬さを評価することを推奨する。

Remarks 注釈

- この推奨項目は，『WHO 推奨：分娩後異常出血の予防と治療』[191]から統合されたもので，当時のガイドライン作成グループは，確実性が非常に低いエビデンスに基づく強い推奨としました。
- ガイドライン作成グループは，定期的かつ頻回に子宮の硬さを評価することは，特に分娩後異常出血をできる限り早期診断するために，分娩直後のケアに引き続き不可欠な要素であると考えました。
- この推奨項目を裏付けるエビデンスは，下記のウェブサイトにある出典元であるガイドライン文書に掲載されています。
  http://apps.who.int/iris/bitstream/10665/75411/1/9789241548502_eng.pdf

3.6.2 合併症なく経腟分娩をした褥婦への抗生物質の投与

RECOMMENDATION 推奨項目 53

> **推奨しない** 合併症なく経腟分娩をした褥婦に対して，慣例として予防的に抗生物質を投与することは推奨しない。

Remarks 注釈

- この推奨項目は，『WHO 推奨：母体周産期感染症の予防と治療』[114]から統合されたもので，当時のガイドライン作成グループは，確実性が非常に低いエビデンスに基づく強い推奨[*1]としました。
- 当時のガイドライン作成グループは，一部で特別なリスク因子を伴わない経腟分娩後，慣例的に高頻度に実施されている抗生物質投与が，公衆衛生上の問題を引き起こす可能性を懸念しました。そして，そのような慣例的な投与が，抗生物質の薬剤耐性を封じ込めるための世界的な取り組みに悪影響を及ぼすことを重視し，抗生物質の慣例的な投与をするべきでないと確たる判断をしました。
- この文脈において「合併症のない経腟分娩」とは，母体の周産期感染症のリスク因子や臨床上の徴候がない経腟分娩のことです。
- 子宮内膜炎の徴候を速やかに発見し適切な抗生物質による治療を実施するために，全ての褥婦を注意深く観察することが不可欠です。
- 分娩期によく見られる症状に対する抗生物質の投与や，感染リスクを高めやすい介入を行う際の投与については，『WHO 推奨：母体周産期感染症の予防と治療』[114]に推奨事項が掲載されています。
- この推奨項目を裏付けるエビデンスは，下記のウェブサイトにある出典元であるガイドライン文書に掲載されています。
  http://apps.who.int/iris/bitstream/10665/186171/1/9789241549363_eng.pdf

---

訳者注＊1：抗生物質を投与しないことを強く推奨する，という意味。

3.6.3 会陰切開を受けた褥婦への慣例的な抗生物質の予防的投与

RECOMMENDATION 推奨項目 54

推奨 **会陰切開を受けた褥婦に対して，慣例として予防的に抗生物質を投与することは推奨し**
しない **ない。**

Remarks 注釈

- この推奨項目は，『WHO 推奨：母体周産期感染症の予防と治療』[114]から統合されたもので，当時の ガイドライン作成グループは，合意に基づく強い推奨[*1]としました。
- 当時のガイドライン作成グループは，公衆衛生上の臨床的な有益性がない中，会陰切開が高率に実 施されており抗生物質による潜在的な影響も大きいという合意のもと，この推奨項目を作りまし た。当時のガイドライン作成グループは，薬剤耐性の発生を世界的なレベルで回避することを重視 し，この項目を強い非推奨としました。
- この推奨項目は，経腟分娩後，会陰切開部を縫合する直前か直後での抗生物質投与に適応されます。 抗生物質は，会陰切開創に感染の臨床徴候がある場合にのみ投与されるべきです。
- 会陰切開による潜在的な合併症や，合併症治療に追加で要する資源の使用を減らすためには，会陰 切開を慣例的ではなく限定的に行う方針を採用することが保健システムにとって必要である，と当 時のガイドライン作成グループは強調しました。
- 第Ⅱ度会陰裂傷は，解剖学的に会陰切開と類似しており，抗生物質の予防的投与は不要です。
- 会陰切開創が第Ⅲ度あるいは第Ⅳ度の裂傷に拡大した場合には，『WHO 推奨：母体周産期感染症の 予防と治療』[114]に推奨されているように，抗生物質を予防的に投与するべきです。
- この推奨項目を裏付けるエビデンスは，下記のウェブサイトにある出典元であるガイドライン文書 に掲載されています。
http://apps.who.int/iris/bitstream/10665/186171/1/9789241549363_eng.pdf

---

訳者注[*1]：抗生物質を投与しないことを強く推奨する，という意味。

3.6.4 定期的な産後の母体評価

RECOMMENDATION 推奨項目 55

推奨 産後 24 時間は，全ての褥婦に対し，経腟出血[*1]，子宮収縮，子宮底長，体温と心拍（脈拍）を，定期的に確認することを推奨する。血圧は，出産直後に測定することを推奨する。出産直後の血圧値が正常なら，6 時間以内に 2 回目の血圧測定を行うことを推奨する。排尿は，産後 6 時間以内に確認することを推奨する。

Remarks 注釈

- この推奨項目は，『WHO 推奨：母子の産後ケア』[197)]から統合されたもので，当時のガイドライン作成グループは，既存の WHO ガイドラインに基づいて合意しました。
- その他に注釈はありません。
- この推奨項目を裏付けるエビデンスは，下記のウェブサイトにある出典元であるガイドライン文書に掲載されています。
  http://apps.who.int/iris/bitstream/10665/97603/1/9789241506649_eng.pdf

3.6.5 合併症のない経腟分娩後の退院

RECOMMENDATION 推奨項目 56

推奨 出産施設において合併症なく経腟分娩をした場合，母子は少なくとも産後 24 時間は，その出産施設でケアを受けることを推奨する。

Remarks 注釈

- この推奨項目は，『WHO 推奨：母子の産後ケア』[197)]から統合されたもので，当時のガイドライン作成グループは，確実性が低いエビデンスに基づく，条件付き推奨としました。
- 医療施設では，他の既存の WHO ガイドラインに従い，母子への適切な標準的ケアを提供すべきです。新生児のケアには，出生直後の評価，出生後 1 時間および退院前の全身の診察を含みます。
- 「健康な母子」の定義は，退院時の母子の評価に使用される「安全な出産チェックリスト」[198)]に書かれています。退院前には，母親は出血がおさまり，母子に感染徴候がなく，児は十分に授乳されていなければなりません。
- この推奨項目を裏付けるエビデンスは，下記のウェブサイトにある出典元であるガイドライン文書に掲載されています。
  http://apps.who.int/iris/bitstream/10665/97603/1/9789241506649_eng.pdf

---

訳者注＊1：悪露。

4章 | 本ガイドラインの実施：WHO分娩期ケアモデルの導入

本ガイドラインの目的は，妊産婦，胎児，新生児のアウトカムを改善することを最終的な目標として，分娩期に必要不可欠なケアの質を向上させることです。推奨される実践は，異なる国，地域の状況，および個々の女性に適応できる適切なケアモデルの範囲内で提供される必要があります。ガイドライン作成グループのメンバーの貢献により，WHOは，本ガイドライン（第3章）内で推奨される実践の範囲を十分に考慮し，人権という観点を通して，既存の分娩期ケアモデルを見直しました。

まず，ガイドライン作成グループは，全ての環境で，出産ケアの質を改善することが急務であると強調しました。そして，現代の実践において組織を動かし出産ケアを提供する考え方には相当の幅が存在すること，臨床アウトカムや母子のケアの体験は広く行われているケアモデルにより大きく左右されていることを認識した上で，ガイドライン作成グループは，健康な産婦のための分娩期ケアがどのように提供されるべきかについて，状況に関係なく全ての産婦が受けるべき臨床的介入と非臨床的介入を横断的な観点から検討しました。本当に必要な分娩期ケアの質向上を達成するためには，世界中で提供できるような実際的な方法で，分娩期ケアを大きく転換する必要があるとガイドライン作成グループは認識しています。この重要な転換は，保健システムや国の内外に存在するであろう全体的な指針の影響に関係なく，母子が可能な限り最善の身体的・情緒的・心理的アウトカムを得ることの重要性に基づいています。そのためには，臨床アウトカムと女性や家族の出産体験の両方の改善効果が示されている重要なケアを，医療者が優先的に実施できるようなケアモデルが必要である，とガイドライン作成グループは合意しました。

この目的のために，WHOは妊産婦と児の健康に関するWHOのケアの質の枠組み[12]の全領域に沿った，母子をケア提供の中心に置いた分娩期ケアのグローバルモデルを提案します（図4.1）。このケアモデルは，相乗的なエビデンスに基づいたケアの要素が断片的でなく一緒に提供され，児の出生を体験する自由が与えられると同時に，合併症が生じた場合の，適時・適切な診断と管理が保証されてはじめて，不必要な介入なしに産婦自身の産む力を支援することができるという前提に基づいています。このモデルは，既存のケアモデルに関して環境間の違いを認めており，現在のケアの構成を混乱させることなく採用できるよう，十分な柔軟性を持っています。

このWHO分娩期ケアモデルは，本ガイドラインに含まれる56のエビデンスに基づく推奨項目を土台としています。この新モデルの可能性を最大限に引き出し，全ての女性が，医療施設で，エビデンスに基づく公正で質の高い分娩期ケアを受けられることを保証するために，これらの推奨項目は1つのケアパッケージとして，全ての施設で，思いやりがあり有能で意欲があり，必要不可欠な物理的資源にアクセスできる医療従事者によって実施されるべきです。全ての女性が自ら希望する必要な個別的なケアを受けられるような，またそのようなケアのための健全な基盤を提供できるような，人権に基づくアプローチに沿った保健システムを通じて，このケアモデルの実施を目指すべきです。このWHO分娩期ケアモデルの実施上の考慮事項はColumn 4.1に記載されています。

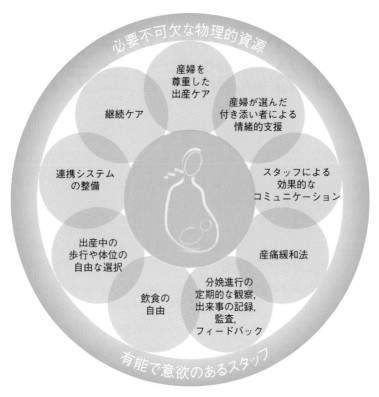

■図 4.1　WHO 分娩期ケアモデルの概略

　WHO 分娩期ケアモデルは，世界中の女性，家族および地域社会の生活をよい方向へ変革する可能性を秘めています。このモデルは全ての国々において，単に死なないというレベルではなく，力強く健康に生きるというレベルの目標を設定しています。WHO 分娩期ケアモデルの実践は，不要な医療介入を減らすことによるコスト削減につながり，結果として不利な立場にある人々への公正性が是正されるはずです。よって，エビデンスに基づくこの分娩期ケアモデルの実施を成功させるために，必要なスキルを備えた出産ケア提供者が不足している問題に取り組み，必要な設備を改善することが，全ての関係者にとって最優先事項であるべきです。

WHO 分娩期ケアモデル実施上の考慮事項

保健医療政策に関する考慮事項

- 社会的，経済的，民族的，人種的，その他の要因にかかわらず，医療施設で出産する全ての妊産婦にケアを広げていくという政府の確固たるコミットメントが必要です。特定の推奨項目だけでなく，本ガイドラインの推奨項目全体に対して国家的な支援が保証されなければなりません。
- 政策課題を設定し，普及定着，政策立案・決定を確実に進めるためには，教育機関および職能集団の代表者を，全ての段階の参加型プロセスに巻き込むべきです。
- 交渉や計画を円滑に進めるために，この新たな分娩期ケアモデルによる，サービス利用者・提供者・コスト面への予測される影響について，状況ごとの情報を集め周知すべきです。
- 全ての女性に質の高い出産ケアへのアクセスを適切に確保できるようにするためには，ユニバーサル・ヘルス・カバレッジ*1の観点で，保健医療のための公的資金を調達する方策を見直す必要があるでしょう。低所得国では，ガイドラインの実施を拡大するために，ドナーが重要な役割を果たす可能性があります。

組織または保健システムレベルの考慮事項

- 必要な技能を持つ助産師の不足に対処し，施設の設備と搬送経路を改善し，良質な出産ケアサービスを強化し維持するには，資源の創出や予算配分のための長期的な計画が必要です。
- 卒前教育および現任教育のカリキュラムをできるだけ迅速かつ円滑に更新できるよう，このモデルの導入の際は教育機関や専門家組織を巻き込むべきです。
- 全ての医療者が，①正常・異常分娩や分娩進行を構成する要素についての重要な概念と，必要とされる適切な支援を確実に理解し，②標準化されたツールを確実に使うようにするため，改訂版パルトグラム用紙など，標準化された分娩モニタリングツールを開発する必要があるでしょう。
- 国内の必須医薬品リストを更新する必要があるでしょう（例：産痛緩和に利用できる医薬品を含めるため）。
- WHO 分娩期ケアモデルに準拠した国内ガイドラインや院内プロトコルの開発や改訂が必要です。帝王切開を行えない医療施設向けに，分娩中に合併症が起こった場合に高次医療施設との適時かつ適切な連携と搬送を確実に行うための，環境・状況別の手引きを作成する必要があるでしょう（例：高次医療施設への搬送にかかる時間を考慮するなど）。
- 搬送経路の効率性を確保するために，一次医療施設と高次医療施設の間で，良質な指導，コミュニケーション，および搬送が行えるような関係を確立する必要があります。
- 必要物品の入手や在庫維持のためのプロトコルを開発するなど，現場の需要に応じてサプライチェーン管理を改善するために，戦略を考案する必要があるでしょう。
- WHO 分娩期ケアモデルを推進し，高次医療施設で一般的になっている不要な介入に健康な産婦が曝されることを減らすために，病院の代わりとなる出産ケア施設（例：助産師主導の院内助産所）でのケア提供を検討すべきです。
- エビデンスに基づかない分娩期ケアの実践が定着しているようなところでは，医療者や他の関係者を対象とした行動変容戦略が必要になる可能性があります。
- 導入戦略が成功した場合には，導入を目指す他の人々のために，成功事例として記録し共有すべ

きです。

利用者レベルの考慮事項

■ 以下についての情報を広めるために，コミュニティレベルで人々の関心を高めるための活動が行われるべきです。

● 母子の基本的人権としての施設における妊産婦を尊重したケア（respectful maternity care：RMC）について。

● 女性の出産体験の向上につながる施設内の実践（例：妊産婦を尊重したケア，出産付き添い，効果的なコミュニケーション，分娩体位の選択，産痛緩和法の選択）について。

● 健康な産婦には非推奨，あるいは施設内で既に実践されなくなったような，不要な出産ケアについて（例：積極的な会陰切開の実施，子宮底圧迫，慣例的な人工破膜）。

訳者注＊1：全ての人が適切な予防・治療・リハビリテーションなどの保健医療サービスを，支払い可能な費用で受けられる状態。

5章 研究への示唆

ガイドライン作成グループは，ガイドラインを作成するプロセスにおいて，一次研究によって取り組む必要がある重要な研究テーマを特定しました。得られたエビデンスの確実性が「低い」または「非常に低い」と評価された場合，ガイドライン作成グループは，その研究が女性の出産体験の向上に貢献するか，公正性を是正する可能性があるか，実行可能か，ということに基づいて，さらなる研究が優先されるべきかどうかを検討しました。ガイドライン作成グループが優先すべきと判断した研究テーマは以下のとおりです。

分娩全体にわたって行われるケア

産婦を尊重したケア

- 産婦を尊重したケアの，実質的な母子のアウトカムや，長期的な健康とウェルビーイングへの効果は何か。
- 産婦を尊重したケアの，どの要素あるいはどのような組み合わせが，どのような状況で最も効果的になるか。
- 臨床での妥当性と反応性という観点から，産婦を尊重したケアの指標としてどのようなものが最適か。
- さまざまな状況の低・中所得国や高所得国において，どのような戦略が，産婦を尊重したケアを実施するために効果的か。
- 産婦を尊重したケアを質改善の取り組みに統合するために，今後さらに開発や検証が必要な革新的アプローチは何か。

効果的なコミュニケーション

- コミュニケーション技術研修は産婦と医療者の施設分娩体験にどのような効果をもたらすか。
- 不安を和らげ，産婦が自分の出産プロセスをコ

ントロールする力を引き出すためには，どのようなレベル，種類，性質のコミュニケーションが効果的か。
- 出産付き添い者に常に十分な情報提供を行うには，どのようなレベル，種類，性質のコミュニケーションが効果的か。
- 効果的なコミュニケーションを提供するための，専門技能を持つ分娩介助者と産婦の最適な比率は何か。

出産中の付き添い

- さまざまな施設環境や文化において，産婦の付き添いを保証するための最良の保健システムモデルには，どのようなものがあるか。他にも効果的な出産付き添いモデルはあるか（例：1人のドゥーラが同時に複数の産婦を支援する場合）。
- 出産アウトカムの改善に最も効果のあるドゥーラ，出産付き添い者の研修モデルはどのようなものか。
- 出産ケアサービスを提供する医療施設で，医療スタッフによって提供される出産ケアに悪影響を及ぼさずに出産付き添い者を最適な形で受け入れるために，どのような種類の出産スペースやその他の設備が必要か。
- 異なる出産付き添いモデルごとに，研修や設備にどのくらいのコストがかかるか。

分娩第1期

分娩進行

- 不要な介入を減らし，出産アウトカムを改善するために，陣痛のモニタリングや意思決定を導く理想的な紙ベースまたはデジタルのツールはどのようなものか。
- 出産アウトカムを改善する観点で，低次と高次

医療施設との連携のために産婦をトリアージ（選別）する際のツールとして，参照ライン（「警告線」など）はどのくらい効果的か。

■ より長時間の出産を推奨することで，健康アウトカムや医療サービス利用にどのような影響が出るか。

出産のための入院基準

■ 陣痛が始まって間もない健康な産婦の場合，分娩病棟にすぐに入院する場合と比較して，分娩病棟への入院を遅らせることで出産アウトカムは改善するか。

入院時の骨盤計測

■ 帝王切開ができない遠隔地あるいは農村部の施設において，分娩入院時の慣例的な骨盤計測は，児頭骨盤不均衡のリスクがある産婦のトリアージに有用か。

入院時の慣例的な胎児心拍数陣痛モニタリング（CTG）

■ 低・中所得国や産前ケアの提供が不十分な環境で，ローリスクに分類された産婦に対し，入院時の慣例的な CTG は出産アウトカムを改善する可能性があるか。

出産中の継続的な CTG

■ モバイル型の継続的な CTG が，リスク因子のない産婦の出産アウトカムに与える影響は何か。

■ この介入は，費用対効果が高く，公正で，受け入れやすく，実行可能か。

■ 質の高い出産ケアを受けられる環境で出産する女性にとって，CTG 技術の向上は有益か。

出産中の間欠的聴診法

■ 低・中所得国の健康な産婦の場合，ドップラー超音波装置を用いた間欠的聴診と比較して，CTG を用いた間欠的聴診（記録の有無を問わない）は出産アウトカムにどのような効果をもたらすか。

■ 低・中所得国において，間欠的な CTG は実行可能で費用対効果も高いか。

■ 異なる間欠的聴診のプロトコル（実施期間，間隔，タイミング）を比べたとき，出産アウトカムに違い（有益性および有害性）が生じるか。

オピオイド系鎮痛薬

■ 産痛緩和を目的としたオピオイド系鎮痛薬（以下，オピオイド）の使用に対し，産婦はどのような価値を感じ，どのような体験をするか。

■ 分娩期のオピオイドの使用と，その産婦の子どものオピオイド依存性の間に関連があるか。

分娩第 2 期

会陰切開の方針

■ 分娩第 2 期の産婦にとって，明確に定義された臨床的適応に基づく選択的な会陰切開は，会陰切開を行わない場合と比較して，出産アウトカムを改善するか。

子宮底の圧迫

■ 子宮底圧迫*1の実践をやめさせるには，どのような戦略が効果的か。

訳者注＊1：クリステレル胎児圧出法。

6章 | 普及

本ガイドラインは，オンラインでダウンロードが可能で，印刷物として入手することもできます。オンライン版は，WHO リプロダクティブヘルス・研究部門（Department of Reproductive Health and Research：RHR），妊産婦・新生児・小児および青少年の健康部門（Department of Maternal, Newborn, Child and Adolescent Health：MCA）のウェブサイト，WHO リプロダクティブヘルスライブラリー（RHL）からも入手できます注1。印刷版は，産前ケアガイドライン『WHO 推奨：ポジティブな妊娠体験のための産前ケア』35）の際の配布リストを利用し，各 WHO 地域事務局・国事務所，各国の保健省，WHO 協力センター，NGO パートナー，および専門職団体へ配布されます。本ガイドラインには，AGREE（Appraisal of Guidelines for Research & Evaluation）199）の手法に基づいた独自の文献評価法の資料が添付されます。推奨項目や新 WHO 分娩期ケアモデル実施のための実践マニュアルなどの派生文書を，政策やプログラム実施を担当するチームと共有するために，WHO の RHR および MCA 内で，技術会議が開催されます。

また今後，2 種類のエビデンスの要約が作成されます。1 つは政策決定者やプログラム管理者向け，もう 1 つは医療従事者向けです。これらエビデンスの要約は，推奨項目と実施する際の状況的課題を強調するもので，USAID（米国国際開発庁），FIGO（国際産婦人科連合），ICM（国際助産師連盟）と連携して開発・普及されます。

本ガイドラインの要約と推奨項目は，各 WHO 地域事務局・国事務所を通して，また WHO の RHR および MCA のスタッフが主催あるいは出席する会議で普及させるために，6 つの国連公用語に翻訳されます。

本ガイドラインのオンライン版および印刷版に加え，インフォグラフィックス専門のコミュニケーションおよびデザイン会社が開発予定の，双方向性のウェブベース版が企画されています。これにより，ガイドラインの推奨項目がオンラインで利用できるようになるため，その普及と理解が促進され，また，推奨項目が確実に最新で包括的となるよう，相互参照された推奨項目のプラットフォームを継続的に更新または追加することが可能になります。さらに，これによって，重点的な活動や製品の開発が可能になるでしょう。英語，フランス語，ポルトガル語，スペイン語のウェブベース版が計画され，予算が組まれています［後者は WHO アメリカ地域事務局（Pan American Health Organization：PAHO）との連携］。

本ガイドラインは，WHO の RHR のウェブサイトにおいて HRP（Human Reproduction Programme）月刊ニュースの一部として配信されます。このサイトには現在，臨床家，プログラム管理者，政策決定者，および医療サービス利用者など，世界中で 4,500 名以上の人々が登録しています。さらに，WHO のオープンアクセスと著作権に関する方針に従い，推奨項目と重要な実施上の考慮事項についての記事が多数公開されます。関連する WHO のグループ，部門，そして「妊産婦および乳幼児の健康を守るためのパートナーシップ」（Partnership for Maternal, Newborn & Child Health：PMNCH）などの連携もこの普及プロセスに貢献するでしょう。

性と生殖に関する健康と権利についての WHO のガイドラインの普及を進めるために，各種 WHO ガイドラインと推奨項目のデータベースを検索できる機能が RHR により作成され，最近始動しました注2。この検索機能を通じて本ガイドラ

原書注 1：RHL についての情報は右記を参照：http://apps.who.int/rhl/en/
原書注 2：詳細情報は右記を参照：search.optimizemnh.org

インの推奨項目が入手できるようになります。

RHR の，妊産婦および周産期の健康と危険な中絶を防止するチームは，MCA および他のパートナーと連携し，国および地方のワーキンググループがガイドラインを採用し，実施するために支援します。このプロセスには，WHO ガイドラインに沿った既存の国内ガイドラインやプロトコルの開発または改訂を含みます。ガイドライン実施における優先順位や阻害因子・促進因子を特定・評価し，地域の状況に合わせた適応策やガイ

ドラインの実施戦略を策定する関係者の努力を支援するために，GREAT（Guideline-driven, Research priorities, Evidence synthesis, Application of evidence, and Transfer of knowledge）ネットワークを利用して関係者を集めることができるでしょう[200]。これには，現地のガイドライン実施関係者が研修マニュアル，フローチャート，質の評価指標などを開発する際の技術支援や，関係者会議への参加が含まれます。

7章｜適応性についての課題

7.1. 本ガイドラインが分娩期ケアの構成に与える影響の予測

本ガイドラインの推奨項目を効果的に実施するには，ケアの再構成と医療資源の再分配が必要になるかもしれません。実施に関する潜在的な阻害因子は以下のとおりです。

- 推奨されるケアを実施，指導，支援するために必要な専門知識や技術を持つ人材の不足。
- 新たに推奨された介入の価値に対する医療者や組織管理者の理解不足。
- エビデンスに基づかない実践からエビデンスに基づく実践へ変更することに対する，医療者の抵抗。
- 介入を支援するための設備の不足(例：陣痛が始まって間もない産婦が快適に過ごすための待合室，会陰の温罨法に使う温水，出産付き添い者のためのトイレ設備)。
- 薬剤を使わない産痛緩和法によっては，必要な物理的スペースの不足(例：出産付き添い者が過ごすためのスペース)。
- 必要不可欠な機器や消耗品，必須医薬品の不足(例：ドップラー超音波装置やトラウベ)。
- さらにケアが必要であると診断された産婦のための効果的な搬送メカニズムやケア指針の不備。
- 推奨される実践を記録し，モニタリングできるように設計された保健情報管理システムの不備(例：患者カルテ，患者登録システム)。

上記の阻害因子への対応やガイドライン実施の促進に役立つさまざまな戦略については，4章および付録4[*1]内の実施上の考慮事項リストにまとめてあります。

7.2 ガイドラインによる影響のモニタリングと評価

これらの推奨項目の実施とその影響については，医療サービス現場・地方・国の各レベルでモニタリングされます。WHO発行の『医療施設における妊産婦および新生児のケアの質を向上させるための基準』[201]には，優先度の高いインプット[*2]，アウトプット[*3]，アウトカムの指標のリストが記載されており，これらを使って，現地なりのケアの基準や指標の質を定義し，その到達目標を決めることもできます。推奨項目がWHO加盟各国の国内政策に与える影響を評価するため，WHOリプロダクティブヘルス・研究部門(RHR)，および妊産婦・新生児・小児および青少年の健康部門(MCA)のモニタリングチームや評価チームが協力して，推奨項目の実施に関するデータを国およびWHO管轄地域レベルで短・中期的に収集し，評価します。本ガイドラインに含まれるケア実践の関連データを得るために，中断時系列分析，臨床監査，または基準に基づく監査などをするかもしれません。

訳者注＊1：原書のAnnex 4。
訳者注＊2：望ましいケアを提供するために必要なもの。
訳者注＊3：望ましいケアプロセスが期待どおりに提供されたかどうか。

8章｜ガイドラインの更新

WHOの妊産婦・周産期医療ガイドラインの更新プロセスに則って，ガイドライン導入後のエビデンスギャップ*1を特定，解消するための系統的かつ継続的なプロセスを採用します。妊産婦・周産期保健のためのガイドライン本部運営グループ（Guideline Steering Group：GSG）執行委員会を毎年招集し，WHOの現在の妊産婦・周産期保健の推奨項目の全体を見直し，その更新や新たな推奨項目の策定のため，新規および既存の課題に優先順位を付けます。したがって，本ガイドラインに含まれる推奨項目は，GSG執行委員会によって必要に応じて定期的に見直しと優先順位付けが行われます。（現在のエビデンスに基づいた推奨内容に影響を与える可能性がある）新たなエビデンスが見つかった場合，その推奨項目は更新されます。特定の推奨項目について新しい報告や情報が見つからない場合には，その推奨項目は再検証されるでしょう。

WHO本部運営グループは，特にエビデンスが見つからなかったり確実性が低いエビデンスしかなかったりした課題については，新たな推奨項目を出したり公表された推奨項目を変更したりしなければならない可能性があるため，分娩期ケア分野の研究の動向を引き続きモニタリングしていきます。どの推奨項目についても，項目の妥当性に懸念が出てきたら本ガイドラインのウェブサイトを通して速やかに周知し[注1]，必要に応じて推奨項目を更新する計画が立てられます。本ガイドラインの将来的な改訂に向けて，今後追加すべき内容のご提案があれば，WHOリプロダクティブヘルス・研究部門へ電子メールでお寄せください（reproductivehealth@who.int）。

訳者注*1：エビデンスのあるケアが母子に提供されていない，またはエビデンスのないケアが母子に提供されている状態。

原書注1：詳細情報は右記参照：www.who.int/reproductivehealth/publications/intrapartum-care-guidelines/en/index.html

9章 文献 注1

1. The state of the world's children 2016: a fair chance for every child. New York(NY): United Nations Children's Fund; 2016(https://www.unicef.org/publications/files/UNICEF_SOWC_2016.pdf, accessed 20 October 2017).

2. Danilack VA, Nunes AP, Phipps MG. Unexpected complications of low-risk pregnancies in the United States. Am J Obstet Gynecol. 2015;212(6):809.e1-6.

3. Intrapartum care for healthy women and babies. NICE clinical guideline 190. London: National Institute for Health and Care Excellence; 2014(http://www.geburtshaus.ch/documents/upload/NICE_clinical_guideline_190_dec2014.pdf, accessed 20 October 2017).

4. Kassebaum NJ, Bertozzi-Villa A, Coggeshall MS, Shackelford KA, Steiner C, Heuton KR, et al. Global, regional, and national levels and causes of maternal mortality during 1990-2013: a systematic analysis for the Global Burden of Disease Study 2013. Lancet. 2014;384(9947):980-1004.

5. Say L, Chou D, Gemmill A, Tunçalp Ö, Moller AB, Daniels J, et al. Global causes of maternal death: a WHO systematic analysis. Lancet Glob Health. 2014;2(6):e323-33.

6. Lawn JE, Blencowe H, Waiswa P, Amouzou A, Mathers C, Hogan D, et al. Stillbirths: rates, risk factors, and acceleration towards 2030. Lancet. 2016;387(10018):587-603.

7. Bhutta ZA, Das JK, Bahl R, Lawn JE, Salam RA, Paul VK, et al. Can available interventions end preventable deaths in mothers, newborn babies, and stillbirths, and at what cost? Lancet. 2014;384(9940):347-70.

8. Bohren MA, Hunter EC, Munthe-Kaas HM, Souza JP, Vogel JP, Gülmezoglu AM. Facilitators and barriers to facility-based delivery in low- and middle-income countries: a qualitative evidence synthesis. Reprod Health. 2014;11(1):71.

9. Coulm B, Le Ray C, Lelong N, Drewniak N, Zeitlin J, Blondel B. Obstetric interventions for low-risk pregnant women in France: do maternity unit characteristics make a difference? Birth. 2012;39(3):183-91.

10. The health and care of pregnant women and babies in Europe in 2010. European Perinatal Health Report. Euro-Peristat Project; 2013(http://www.europeristat.com/images/doc/Peristat%20 2013%20V2.pdf, accessed 12 December 2017).

11. Renfrew MJ, McFadden A, Bastos MH, Campbell J, Channon AA, Cheung NF, et al. Midwifery and quality care: findings from a new evidence-informed framework for maternal and newborn care. Lancet. 2014;384(9948):1129-45.

12. Tunçalp Ö, Were WM, MacLennan C, Oladapo OT, Gülmezoglu AM, Bahl R, et al. Quality of care for pregnant women and newborns - the WHO vision. BJOG. 2015; 122(8):1045-9.

13. Hofmeyr GJ. Evidence-based intrapartum care. Best Pract Res Clin Obstet Gynaecol. 2005;19(1):103-15.

14. Hanley GE, Munro S, Greyson D, Gross MM, Hundley V, Spiby H, et al. Diagnosing onset of labor: a systematic review of definitions in the research literature. BMC Pregnancy Childbirth. 2016;16:71.

15. Neal JL, Lowe NK, Patrick TE, Cabbage LA, Corwin EJ. What is the slowest-yet-normal cervical dilation rate among nulliparous women with spontaneous labor onset? J Obstet Gynecol Neonatal Nurs. 2010;39(4):361-9.

16. Zhang J, Landy HJ, Branch DW, Burkman R, Haberman S, Gregory KD, et al. Contemporary patterns of spontaneous labor with normal neonatal outcomes. Obstet Gynecol. 2010;116(6):1281-7.

17. Zhang J, Troendle J, Mikolajczyk R, Sundaram R, Beaver J, Fraser W. The natural history of the normal first stage of labor. Obstet Gynecol. 2010;115(4):705-10.

18. Zhang J, Troendle JF, Yancey MK. Reassessing the labor curve in nulliparous women. Am J Obstet Gynecol. 2002; 187(4):824-8.

19. Managing complications in pregnancy and childbirth: a guide for midwives and doctors, second edition. Geneva: World Health Organization; 2017 (http://www.who.int/maternal_child_adolescent/documents/managing-complications-pregnancy-childbirth/en/, accessed 7 December 2017).

20. WHO handbook for guideline development. Geneva: World Health Organization; 2014 (http://www.who.int/publications/guidelines/handbook_2nd_ed.pdf, accessed 10 October 2017).

21. The GRADE working group; 2017 (http://gradeworkinggroup.org/, accessed 12 December 2017).

22. Bohren MA, Hofmeyr GJ, Sakala C, Fukuzawa RK, Cuthbert A. Continuous support for women during childbirth. Cochrane Database Syst Rev. 2017;(7):CD003766.

23. Downe S, Finlayson K, Oladapo OT, Bonet M, Gülmezoglu AM. What matters to women during childbirth: a systematic qualitative review. PLoS One. 2018;13(4):e0194906.

24. DECIDE (2011-2015). In: DECIDE [website]. DECIDE; 2017 (http://www.decide-collaboration. eu, accessed 12 December 2017).

25. The GRADE-CERQual Project Group. In: GRADE-CERQual [website]; 2016 (http://www.cerqual.org/, accessed 26 January 2018).

26. Downe S, Finlayson K, Thomson G, Hall-Moran V, Feeley C, Oladapo OT. WHO recommendations for

原書注1：冒頭に「†」印のあるコクランレビューについては，本ガイドラインのために更新あるいは完成したものである。

interventions during labour and birth: qualitative evidence synthesis of the views and experiences of service users and providers. 2018 (unpublished).

27. †Bohren MA, Munthe-Kaas H, Berger BO, Allanson EE, Tunçalp Ö. Perceptions and experiences of labour companionship: a qualitative evidence synthesis (Protocol). Cochrane Database Syst Rev. 2016;(12):CD012449.

28. Shakibazadeh E, Namadian M, Bohren MA, Vogel JP, Rashidian A, Pileggi VN, et al. Respectful care during childbirth in health facilities globally: a qualitative evidence synthesis. BJOG. 2017. doi:10.1111/1471-0528.15015.

29. Higgins JPT, Green S, editors. Cochrane handbook for systematic reviews of interventions, version 5.1.0. The Cochrane Collaboration; 2011 (http://handbook-5-1.cochrane.org/, accessed 12 December 2017).

30. Walsh D, Downe S. Appraising the quality of qualitative research. Midwifery. 2006;22(2):108-19.

31. OneHealth Model: intervention treatment assumptions. Geneva and Glastonbury(CT): United Nations InterAgency Working Group on Costing and the Futures Institute; 2013 (http://avenirhealth.org/Download/Spectrum/Manuals/Intervention%20 Assumptions%202013%209%2028.pdf, accessed 18 December 2017).

32. WHO compendium of innovative health technologies for low-resource settings. Geneva: World Health Organization; 2015 (http://www.who.int/medical_devices/innovation/compendium/en/, accessed 18 December 2017).

33. State of inequality: reproductive, maternal, newborn and child health. Geneva: World Health Organization; 2015 (http://www.who.int/gender-equity-rights/knowledge/state-of-inequality/en/, accessed 18 December 2017).

34. WHO recommendations: optimizing health worker roles to improve access to key maternal and newborn health interventions through task shifting. Geneva: World Health Organization; 2012 (http://apps.who.int/iris/bitstream/10665/77764/1/9789241504843_eng.pdf, accessed 17 January 2018).

35. WHO recommendations on antenatal care for a positive pregnancy experience. Geneva: World Health Organization; 2016 (http://www.who.int/reproductivehealth/publications/maternal_perinatal_health/anc-positive-pregnancy-experience/en/, accessed 10 October 2017).

36. Health worker roles in providing safe abortion care and post abortion contraception. Geneva: WHO; 2015 (http://www.who.int/reproductivehealth/publications/unsafe_abortion/abortion-task-shifting/en/, accessed 19 October 2017).

37. EPOC resources for review authors. In: Cochrane Effective Practice and Organisation of Care (EPOC) [website]. The Cochrane Collaboration; 2018 (http://epoc.cochrane.org/epoc-specific-resources-review-authors, accessed 22 January 2018).

38. Downe S, Lawrie TA, Finlayson K, Oladapo OT. Effectiveness of respectful care policies for women using routine intrapartum care services: a systematic review. Reprod Health. 2018;15:23.

39. United Nations Human Rights Council. Technical guidance on the application of a human rights-based approach to the implementation of policies and programmes to reduce preventable maternal morbidity and mortality. United Nations; 2012 (A/HRC/21/22; http://www2.ohchr.org/english/issues/women/docs/A.HRC.21.22_en.pdf, accessed 17 January 2018).

40. Bohren MA, Vogel JP, Tunçalp Ö, Fawole B, Titiloye MA, Olutayo AO, et al. "By slapping their laps, the patient will know that you truly care for her": a qualitative study on social norms and acceptability of the mistreatment of women during childbirth in Abuja, Nigeria. SSM Popul Health. 2016;2:640-55.

41. Balde MD, Diallo BA, Bangoura A, Sall O, Soumah AM, Vogel JP, et al. Perceptions and experiences of the mistreatment of women during childbirth in health facilities in Guinea: a qualitative study with women and service providers. Reprod Health. 2017;14:3.

42. Balde MD, Bangoura A, Diallo BA, Sall O, Balde H, Niakate AS, et al. A qualitative study of women's and health providers' attitudes and acceptability of mistreatment during childbirth in health facilities in Guinea. Reprod Health. 2017;14(1):4.

43. Chang YS, Coxon K, Portela AG, Furuta M, Bick D. Interventions to support effective communication between maternity care staff and women in labour: a mixed methods systematic review. Midwifery. 2017;59:4-16.

44. Bashour H, Kanaan M, Kharouf M, Abdulsalam A, Tabbaa M, Cheika S. The effect of training doctors in communications skills on women's satisfaction with doctor-woman relationship during labour and delivery: a stepped wedge cluster randomized controlled trial in Damascus. BMJ Open. 2013;3(8):1-11.

45. Crofts J, Barlett C, Ellis D, Winter C, Donald F, Hunt L, et al. Patient-actor perception of care: a comparison of obstetric emergency training using manikins and patient-actors. Qual Saf Health Care. 2008;17:20-4.

46. WHO recommendations for augmentation of labour. Geneva: World Health Organization; 2014 (http://apps.who.int/iris/bitstream/10665/112825/1/9789241507363_eng.pdf, accessed 17 January 2018).

47. WHO recommendations on health promotion interventions for maternal and newborn health. Geneva: World Health Organization; 2015 (http://apps.who.int/iris/bitstream/10665/172427/1/9789241508742_report_eng.pdf, accessed 17 January 2018).

48. Spiby H, Green JM, Darwin Z, Willmot H, Knox D, McLeish J, et al. Multisite implementation of trained volunteer doula support for disadvantaged childbearing women: a mixed-methods evaluation. Health Services and Delivery Research. 2015;3.8.

49. Munoz EG, Collins M. Establishing a volunteer doula

program within a nurse-midwifery education program: a winning situation for both clients and students. J Midwifery Womens Health. 2015;60:274-7.

50. Campbell DA, Lake MF, Falk M, Backstrand JR. A randomized control trial of continuous support in labor by a lay doula. J Obstet Gynecol Neonatal Nurs. 2006;35:456-64.

51. Darwin Z, Green J, McLeish J, Willmot H, Spiby H. Evaluation of trained volunteer doula services for disadvantaged women in five areas in England: women's experiences. Health Soc Care Community. 2017;25(2):466-77.

52. Abalos E, Oladapo OT, Chamillard M, Díaz V, Pasquale J, Bonet M, et al. Duration of spontaneous labour in "low-risk" women with "normal" perinatal outcomes: a systematic review. Eur J Obstet Gynecol Reprod Biol. 2018;223:123-32.

53. Oladapo OT, Diaz V, Bonet M, Abalos E, Thwin SS, Souza H, et al. Cervical dilatation patterns of "low-risk" women with spontaneous labour and normal perinatal outcomes: a systematic review. BJOG. 2017. doi:10.1111/1471-0528.14930.

54. Dixon L, Skinner J, Foureur M. Women's perspectives of the stages and phases of labour. Midwifery. 2013;29:10-7.

55. Eri T, Bondas T, Mechtild M, Janssen P, Green J. A balancing act in an unknown territory: a meta-synthesis of mothers' first time experiences in early labour. Midwifery. 2015;31(3):e58-e67.

56. Peisner DB, Rosen MG. Latent phase of labor in normal patients: a reassessment. Obstet Gynecol. 1985;66(5):644-8.

57. Ijaiya MA, Aboyeji AP, Fakeye OO, Balogun OR, Nwachukwu DC, Abiodun MO. Pattern of cervical dilatation among parturients in Ilorin, Nigeria. Ann Afr Med. 2009; 8(3):181-4.

58. Juntunen K, Kirkinen P. Partogram of a grand multipara: different descent slope compared with an ordinary parturient. J Perinat Med. 1994;22(3):213-8.

59. Velasco A, Franco A, Reyes F. Nomograma de la dilatación del cervix en el parto [Nomogram of the dilatation of the cervix in childbirth]. Rev Colomb Obstet Ginecol. 1985;36(5):323-7.

60. Friedman E. Primigravid labor; a graphicostatistical analysis. Obstet Gynecol. 1955;6(6):567-89.

61. Friedman E. Labor in multiparas; a graphicostatistical analysis. Obstet Gynecol. 1956;8(6):691-703.

62. Oladapo OT, Souza JP, Fawole B, Mugerwa K, Perdoná G, Alves D, et al. Progression of the first stage of spontaneous labour: a prospective cohort study in two sub-Saharan African countries. PLoS Med. 2018;15(1):e1002492.

63. Albers LL, Schiff M, Gorwoda JG. The length of active labor in normal pregnancies. Obstet Gynecol. 1996;87(3):355-9.

64. Albers LL. The duration of labor in healthy women. J Perinatol. 1999;19(2):114-9.

65. Jones M, Larson E. Length of normal labor in women of Hispanic origin. J Midwifery Womens Health. 2003;48(1):2-9.

66. Schiff E, Cohen SB, Dulitzky M, Novikov I, Friedman SA, Mashiach S, et al. Progression of labor in twin versus singleton gestations. Am J Obstet Gynecol. 1998;179(5):1181-5.

67. Kilpatrick SJ, Laros RK, Jr. Characteristics of normal labor. Obstet Gynecol. 1989;74(1):85-7.

68. Lee SW, Yang JH, Cho HJ, Hong DS, Kim MY, Ryu HM, et al. The effects of epidural analgesia on labor progress and perinatal outcomes. Korean J Obstet Gynecol. 2007;50(10): 1330-5.

69. Schorn MN, McAllister JL, Blanco JD. Water immersion and the effect on labor. J Nurse Midwifery. 1993;38(6):336-42.

70. WHO-CHOICE unit cost estimates for service delivery - estimation file. World Health Organization; 2011 (http://www.who.int/choice/cost-effectiveness/inputs/health_service/en/, accessed 29 March 2017).

71. Lowe NK. A review of factors associated with dystocia and cesarean section in nulliparous women. J Midwifery Womens Health. 2007;52(3):216-28.

72. Nystedt A, Högberg U, Lundman B. The negative birth experience of prolonged labour: a case-referent study. J Clin Nurs. 2005;14(5):579-86.

73. Nystedt A, Högberg U, Lundman B. Some Swedish women's experiences of prolonged labour. Midwifery. 2006;22:56-65.

74. Bonet M, Oladapo OT, Souza JP, Gülmezoglu AM. Diagnostic accuracy of the partograph alert line: a systematic review. 2018 (unpublished).

75. Wei S, Wo BL, Qi H-P, Xu H, Luo Z-C, Roy C, et al. Early amniotomy and early oxytocin for prevention of, or therapy for, delay in first stage spontaneous labour compared with routine care. Cochrane Database Syst Rev. 2013;(8): CD006794.

76. Bedwell C, Levin K, Pett C, Lavender DT. A realist review of the partograph: when and how does it work for labour monitoring? BMC Pregnancy Childbirth. 2017;17(1):31.

77. Ollerhead E, Osrin D. Barriers to and incentives for achieving partograph use in obstetric practice in low- and middle-income countries: a systematic review. BMC Pregnancy Childbirth. 2014;14:281.

78. Dujardin B, De Schampheleire I, Sene H, Ndiaye F. Value of the alert and action lines on the partogram. Lancet. 1992;339(8805):1336-8.

79. World Health Organization(WHO), Maternal Health and Safe Motherhood Programme. The partograph: the application of the WHO partograph in the management of labour. Report of a WHO multicentre study 1990-1991. Geneva: WHO; 1994 (http://apps.who.int/iris/bitstream/10665/58589/1/WHO_FHE_MSM_94.4.pdf, accessed 17 January 2018).

80. Van Bogaert L. The partogram's result and neonatal outcome. J Obstet Gynaecol. 2006;26(4):321-4.

81. López C AF. Estudio comparativo entre el partograma del clap y el partograma de la oms en embarazadas del hospital Vicente Corral Moscoso de Cuenca, Ecuador [Comparative study between the CLAP partogram and the

WHO partogram in pregnant women of the Vicente Corral Moscoso hospital in Cuenca, Ecuador] [thesis]. University of Cuenca; 2008.

82. Orji E. Evaluating progress of labor in nulliparas and multiparas using the modified WHO partograph. Int J Gynecol Obstet. 2008;102(3):249-52.

83. Rocha IM, de Oliveira SM, Schneck CA, Riesco ML, da Costa AS. The partogram as an instrument to analyze care during labor and delivery. Rev Esc Enferm USP. 2009;43(4): 880-8.

84. Diarra I, Camara S, Maiga M. Evaluation de l'utilisation du partogramme à la maternité du centre de santé de référence de la commune V du district de Bamako [Assessment of the use of partogram at the district maternity hospital of commune V in Bamako area]. Mali Med. 2009;24(2):10-3.

85. Sanyal U, Goswami S, Mukhopadhyay P. The role of partograph in the outcome of spontaneous labor. NJOG. 2014;17(1):52-7.

86. Bolbol-Haghighi N, Ebrahimi N, Delvarian Zade M, Hasani MR. Evaluation of WHO's partogram alert line for prediction of the APGAR score at the first minute after birth. J Shahrekord Univ Med Sci. 2006;8(1):50-7.

87. Rani U, Laxmi B. Effect of partographic monitoring on outcomes for women in spontaneous labour at term. IAIM. 2016;3(7):314-20.

88. Souza J, Oladapo OT, Fawole B, Mugerwa K, Reis R, Barbosa-Junior F, et al. Cervical dilatation over time is a poor predictor of severe adverse birth outcomes: a diagnostic accuracy study. BJOG. 2018. doi: 10.1111/1471-0528.

89. Fahy M, Doyle O, Denny K, McAuliffe FM, Robson M. Economics of childbirth. Acta Obstet Gynecol Scand. 2013;92(5):508-16.

90. Khan A, Zaman S. Costs of vaginal delivery and caesarean section at a tertiary level public hospital in Islamabad, Pakistan. BMC Pregnancy Childbirth. 2010;10:2.

91. Armstrong N, Kenyon S. When choice becomes limited: women's experiences of delay in labour. Health (London). 2017;21(2):223-38.

92. Kobayashi S, Hanada N, Matsuzaki M, Takehara K, Ota E, Sasaki H, et al. Assessment and support during early labour for improving birth outcomes. Cochrane Database Syst Rev. 2017;(4):CD011516.

93. McNiven PS, Williams JI, Hodnett E, Kaufman K, Hannah ME. An early labor assessment program: a randomized, controlled trial. Birth. 1998;25(1):5-10.

94. Hofmeyr GJ, Mancotywa T, Silwana-Kwadjo N, Mgudlwa B, Lawrie TA, Gülmezoglu AM. Audit of a new model of birth care for women with low risk pregnancies in South Africa: the primary care onsite midwife-led birth unit (OMBU). BMC Pregnancy Childbirth. 2014;14:417.

95. Neal JL, Lamp JM, Buck JS, Lowe NK, Gillespie SL, Ryan SL. Outcomes of nulliparous women with spontaneous labor onset admitted to hospitals in preactive versus active labor. J Midwifery Womens Health. 2014;59(1):28-34.

96. Bailit JL, Dierker L, Blanchard MH, Mercer BM. Outcomes of women presenting in active versus latent phase of spontaneous labor. Obstet Gynecol. 2005;105(1):77-9.

97. Mikolajczyk RT, Zhang J, Grewal J, Chan LC, Petersen A, Gross MM. Early versus late admission to labor affects labor progression and risk of cesarean section in nulliparous women. Front Med. 2016;3:26.

98. Chuma C, Kihunrwa A, Matovelo D, Mahendeka M. Labour management and obstetric outcomes among pregnant women admitted in latent phase compared to active phase of labour at Bugando Medical Centre in Tanzania. BMC Pregnancy Childbirth. 2014;14:68.

99. Holmes P, Oppenheimer LW, Wen SW. The relationship between cervical dilatation at initial presentation in labour and subsequent intervention. BJOG. 2001;108(11):1120-4.

100. Tilden EL, Lee VR, Allen AJ, Griffin EE, Caughey AB. Cost-effectiveness analysis of latent versus active labor hospital admission for medically low-risk, term women. Birth. 2015;42(3):219-26.

101. Mekonnen MG, Yalew KN, Umer JY, Melese M. Determinants of delivery practices among Afar pastoralists of Ethiopia. Pan Afr Med J. 2012;13(suppl 1):17.

102. Dhakal S, van Teijlingen E, Raja EA, Dhakal KB. Skilled care at birth among rural women in Nepal: practice and challenges. J Health, Popul Nutr. 2011;29(4):371-8.

103. Kumbani L, Bjune G, Chirwa E, Malata A, Odland JO. Why some women fail to give birth at health facilities: a qualitative study of women's perceptions of perinatal care from rural southern Malawi. Reprod Health. 2013;10:9.

104. Atuoye KN, Dixon J, Rishworth A, Galaa SZ, Boamah SA, Luginaah I. Can she make it? Transportation barriers to accessing maternal and child health care services in rural Ghana. BMC Health Serv Res. 2015;15:333.

105. Kowalewski M, Mujinja P, Jahn A. Can mothers afford maternal health care costs? User costs of maternity services in rural Tanzania. Afr J Reprod Health. 2002;6(1): 65-73.

106. Choulagai B, Onta S, Subedi N, Mehata S, Bhandari GP, Poudyal A, et al. Barriers to using skilled birth attendants' services in mid- and far-western Nepal: a cross-sectional study. BMC Int Health Hum Rights. 2013;13:49.

107. Chandhiok N, Shrotri A, Joglekar N, Chaudhury N, Chaudhury P, Singh S. Feasibility of using partograph by practitioners of Indian system of medicine (AYUSH): an exploratory observation. Midwifery. 2015;31:702-7.

108. Pattinson R, Cuthbert A, Vanneval V. Pelvimetry for fetal cephalic presentations at term. Cochrane Database Syst Rev. 2017;(3):CD000161.

109. Rozenholc AT, Ako SN, Leke RJ, Boulvain M. The diagnostic accuracy of external pelvimetry and maternal height to predict dystocia in nulliparous women: a study in Cameroon. BJOG. 2007;114:630-5.

110. Liselele HB, Boulvain M, Tshibangu KC, Meuris S. Maternal height and external pelvimetry to predict cephalopelvic

disproportion in nulliparous African women: a cohort study. BJOG. 2000;107:947-52.

111. Devane D, Lalor JG, Daly S, McGuire W, Cuthbert A, Smith V. Cardiotocography versus intermittent auscultation of fetal heart on admission to labour ward for assessment of fetal wellbeing. Cochrane Database Syst Rev. 2017;(1): CD005122.

112. Supply catalogue [website]. United Nations Children's Fund (UNICEF); 2017 (https://supply.unicef.org/, accessed 10 October 2017).

113. Lewis D, Downe S, FIGO Intrapartum Fetal Monitoring Expert Consensus Panel. FIGO consensus guidelines on intrapartum fetal monitoring: Intermittent auscultation. Int J Gynecol Obstet. 2015;131(1):9-12.

114. WHO recommendations for prevention and treatment of maternal peri-partum infections. Geneva: World Health Organization; 2015 (http://apps.who.int/iris/bitstream/ 10665/186171/1/9789241549363_eng.pdf, accessed 17 January 2018).

115. Alfirevic Z, Devane D, Gyte GM, Cuthbert A. Continuous cardiotocography (CTG) as a form of electronic fetal monitoring (EFM) for fetal assessment during labour. Cochrane Database Syst Rev. 2017;(2):CD006066.

116. Herbst A, Ingemarsson I. Intermittent versus continuous electronic monitoring in labour: a randomised study. BJOG. 1994;101(8):663-8.

117. Vijgen SM, Westerhuis ME, Opmeer C, Visser GH, Moons KG, Porath MM, et al. Cost-effectiveness of cardiotocography plus ST analysis of the fetal electrocardiogram compared with cardiotocography only. Acta Obstet Gynecol Scand. 2011;90: 772-8.

118. Chaturvedi S, De Costa A, Raven J. Does the Janani Suraksha Yojana cash transfer programme to promote facility births in India ensure skilled birth attendance? A qualitative study of intrapartum care in Madhya Pradesh. Glob Health Action. 2015;8:27427.

119. Maimbolwa MC, Ransjo-Arvidson AB, Ng'andu N, Sikazwe N, Diwan VK. Routine care of women experiencing normal deliveries in Zambian maternity wards: a pilot study. Midwifery. 1997;13(3):125-31.

120. Delvaux T, Ake-Tano O, Gohou-Kouassi V, Bosso P, Collin S, Ronsmans C. Quality of normal delivery care in Côte d'Ivoire. Afr J Reprod Health. 2007;11(1):22-32.

121. Walker DS, Shunkwiler S, Supanich J, Willamsen J, Yensch A. Labour and delivery nurses attitudes towards intermittent fetal monitoring. J Midwifery Womens Health. 2001;46(6):374-80.

122. Martis R, Emilia O, Nurdiati DS, Brown J. Intermittent auscultation (IA) of fetal heart rate in labour for fetal well-being. Cochrane Database Syst Rev. 2017;(2): CD008680.

123. Mugyenyi GR, Atukunda EC, Ngonzi J, Boatin A, Wylie BJ, Haberer JE. Functionality and acceptability of a wireless fetal heart rate monitoring device in term pregnant women in rural southwestern Uganda. BMC Pregnancy Childbirth. 2017;17:178.

124. Best practice in the management of epidural analgesia in the hospital setting. London: Faculty of Pain Medicine of the Royal College of Anaesthetists; 2010 (https://www. aagbi.org/sites/default/files/epidural_analgesia_2011.pdf, accessed 17 January 2018).

125. †Anim-Somuah M, Smyth RM, Jones L. Epidural versus non-epidural or no analgesia in labour. Cochrane Database Syst Rev. 2011;(12):CD000331.

126. Thomson G, Feeley C, Hall Moran V, Downe S, Oladapo OT. Women's experiences of pharmacological and non-pharmacological pain relief methods for childbirth: a review and qualitative comparative analysis. 2018 (unpublished).

127. Huang C, Macario A. Economic considerations related to providing adequate pain relief for women in labour: comparison of epidural and intravenous analgesia. Pharmacoeconomics. 2002;20(5):305-18.

128. Bernitz S, Aas E, Øian P. Economic evaluation of birth care in low-risk women. A comparison between a midwife-led birth unit and a standard obstetric unit within the same hospital in Norway. A randomised controlled trial. Midwifery. 2012; 28(5):591-9.

129. Tracy SK, Tracy MB. Costing the cascade: estimating the cost of increased obstetric intervention in childbirth using population data. BJOG. 2003;110(8):717-24.

130. Bonouvrie K, van den Bosch A, Roumen FJ, van Kuijk SM, Nijhuis JG, Evers SM, et al. Epidural analgesia during labour, routinely or on request: a cost-effectiveness analysis. Eur J Obstet Gynecol Reprod Biol. 2016;207:23-31.

131. Dillaway H, Brubaker SJ. Intersectionality and childbirth: how women from different social locations discuss epidural use. Race Gender Class. 2006;13(3-4):16-41.

132. Sanders R. Functional discomfort and a shift in midwifery paradigm. Women Birth. 2015;28:e87-e91.

133. †Ullman R, Smith LA, Burns E, Mori R, Dowswell T. Parenteral opioids for maternal pain management in labour. Cochrane Database Syst Rev. 2010;(9):CD007396.

134. Lamvu G, Feranec J, Blanton E. Perioperative pain management: an update for obstetrician-gynecologists. Am J Obstet Gynecol. 2017. pii: S0002-9378(17)30790-1.

135. Dyer O. Ontario plans to stop funding high dose opioids. BMJ. 2016; 354: i4300.

136. Linge-Dahl L, Vranken M, Juenger S, North K, Scholten W, Payne S, et al. Identification of challenges to the availability and accessibility of opioids in twelve European countries: conclusions from two ATOME six-country workshops. J Palliat Med. 2015;18(12):1033-9.

137. De Lima L, Pastrana T, Radbruch L, Wenk R. Cross-sectional pilot study to monitor the availability, dispensed prices, and affordability of opioids around the globe. J Pain Symptom Manage. 2014;48(4):649-59e1.

138. Lally JE, Murtagh MJ, Macphail S, Thomson R. More in hope than expectation: a systematic review of women's

expectations and experience of pain relief in labour. BMC Med. 2008;6:7.

139. Gibson E. Women's expectations and experiences with labour pain in medical and midwifery models of birth in the United States. Women Birth. 2014;27(3):185-9.

140. †Smith CA, Levett KM, Collins CT, Crowther CA. Relaxation techniques for pain management in labour. Cochrane Database Syst Rev. 2011;(12):CD009514.

141. Smith CA, Levett KM, Collins CT, Dahlen HG, Ee CC, Suganuma M. Massage, reflexology and other manual methods for pain management in labour. Cochrane Database Syst Rev. 2018;(3):CD009290.

142. Herman P, Poindexter B, Witt C, Eisenberg D. Are complementary therapies and integrative care cost-effective? A systematic review of economic evaluations. BMJ Open. 2012;2:e001046.

143. Paterson CM, Saunders NS, Wadsworth J. The characteristics of the second stage of labour in 25,069 singleton deliveries in the North West Thames Health Region, 1988. Br J Obstet Gynaecol. 1992;99(5):377-80.

144. Abdel-Aleem H. Nomograms of cervical dilatation and characteristics of normal labor in Upper Egypt. Assiut Med J. 1991;15(4):19-30.

145. Chen HF, Chu KK. Double-lined nomogram of cervical dilatation in Chinese primigravidas. Acta Obstet Gynecol Scand. 1986;65(6):573-5.

146. Diegmann EK, Andrews CM, Niemczura CA. The length of the second stage of labor in uncomplicated, nulliparous African American and Puerto Rican women. J Midwifery Womens Health. 2000;45(1):67-71.

147. Dior U, Kogan L, Ezra Y, Calderon-Margalit R. Population based labor curves. Am J Obstet Gynecol. 2013;208(1):S150.

148. Duignan NM, Studd JW, Hughes AO. Characteristics of normal labour in different racial groups. Br J Obstet Gynaecol. 1975;82(8):593-601.

149. Shi Q, Tan XQ, Liu XR, Tian XB, Qi HB. Labour patterns in Chinese women in Chongqing. BJOG. 2016;123(suppl 3):57-63.

150. Studd J. Partograms and nomograms of cervical dilatation in management of primigravid labour. Br Med J. 1973;4(5890):451-5.

151. Studd J, Clegg DR, Sanders RR, Hughes AO. Identification of high risk labours by labour nomogram. Br Med J. 1975;2(5970):545-7.

152. Wüstemann M, Gremm B, Scharf A, Sohn C. Influence of the "walking epidural" on duration of labour in primi- and multiparae with vaginal delivery and comparison of vaginal operative delivery rates. Gynäkologische Praxis. 2003;27(3):433-9.

153. Gibb DM, Cardozo LD, Studd JW, Magos AL, Cooper DJ. Outcome of spontaneous labour in multigravidae. Br J Obstet Gynaecol. 1982;89(9):708-11.

154. Gupta J, Sood A, Hofmeyr G, Vogel J. Position in the second stage of labour for women without epidural anaesthesia. Cochrane Database Syst Rev. 2017;(5):CD002006.

155. Lawrence A, Lewis L, Hofmeyr GJ, Styles C. Maternal positions and mobility during first stage labour. Cochrane Database Syst Rev. 2013;(10):CD003934.

156. Elvander C, Ahlberg M, Thies-Lagergren L, Cnattingius S, Stephansson O. Birth position and obstetric anal sphincter injury: a population-based study of 113 000 spontaneous births. BMC Pregnancy Childbirth. 2015;15:252.

157. Zileni BD, Glover P, Jones M, Teoh KK, Zileni CW, Muller A. Malawi women's knowledge and use of labour and birthing positions: a cross-sectional descriptive survey. Women Birth. 2017;30(1):e1-e8.

158. Okonta P. Birthing positions: awareness and preferences of pregnant women in a developing country. Internet J Gynecol Obstet. 2012;16(1).

159. Kibuka M, Thornton JG. Position in the second stage of labour for women with epidural anaesthesia. Cochrane Database Syst Rev. 2017;(2):CD008070.

160. Lemos A, Amorim MM, Dornelas de Andrade A, de Souza AI, Cabral Filho JE, Correia JB. Pushing/bearing down methods for the second stage of labour. Cochrane Database Syst Rev. 2017;(3):CD009124.

161. Bergstrom L, Seidel L, Skillman-Hull L, Roberts J. "I gotta push. Please let me push!" Social interactions during the change from first to second stage labor. Birth. 1997;24(3):173-80.

162. Fraser W, Marcoux S, Krauss I, Douglas J, Goulet C, Boulvain M, et al. Multicenter randomized, controlled trial of delayed pushing for nulliparous women in the second stage of labor with continuous epidural analgesia. Am J Gynecol Obstet. 2000;182(5):1165-72.

163. Aasheim V, Nilsen ABV, Reinar LM, Lukasse M. Perineal techniques during the second stage of labour for reducing perineal trauma. Cochrane Database Syst Rev. 2017;(6):CD006672.

164. Priddis H, Schmied V, Dahlen H. Women's experiences following severe perineal trauma: a qualitative study. BMC Womens Health. 2014;14(1):32.

165. Borghi J, Bastus S, Belizan M, Carroli G, Hutton G, Fox-Rushby J. Costs of publicly provided maternity services in Rosario, Argentina. Salud Publica Mex. 2003;45(1):27-34.

166. Labrecque M, Eason E, Marcoux S. Women's views on the practice of prenatal perineal massage. Brit J Obstet Gynaecol. 2001;108:499-504.

167. Stamp G, Kruzins GS. A survey of midwives who participated in a randomised trial of perineal massage in labour. Austral J Midwifery. 2001;14(1):15-21.

168. Jiang H, Qian X, Carroli G, Garner P. Selective versus routine use of episiotomy for vaginal birth. Cochrane Database Syst Rev. 2017;(2):CD000081.

169. Amorim MM, Coutinho IC, Melo I, Katz L. Selective episiotomy vs. implementation of a non-episiotomy protocol: a randomized clinical trial. Reprod Health. 2017;14:55.

170. Borghi J, Fox-Rushby J, Bergel E, Abalos E, Hutton G,

Carroli G. The cost-effectiveness of routine versus restrictive episiotomy in Argentina. Am J Obstet Gynecol. 2002; 186(2):221-8.

171. Kettle C, Dowswell T, Ismail KM. Continuous and interrupted suturing techniques for repair of episiotomy or second-degree tears. Cochrane Database Syst Rev. 2017;(11):CD000947.

172. Ith P, Dawson A, Homer CS, Klinken Whelan A. Practices of skilled birth attendants during labour, birth and the immediate postpartum period in Cambodia. Midwifery. 2013;29(4):300-7.

173. Miller S, Abalos E, Chamillard M, Ciapponi A, Colaci D, Comande D, et al. Beyond too little, too late and too much, too soon: a pathway towards evidence-based, respectful maternity care worldwide. Lancet. 2016;388(10056):2176-92.

174. Chaves Sda C, Cecatti JG, Carroli G, Lumbiganon P, Hogue CJ, Mori R, et al. Obstetric transition in the World Health Organization Multicountry Survey on Maternal and Newborn Health: exploring pathways for maternal mortality reduction. Rev Panam Salud Publica. 2015;37(4-5):203-10.

175. Souza JP, Tunçalp Ö, Vogel JP, Bohren M, Widmer M, Oladapo OT, et al. Obstetric transition: the pathway towards ending preventable maternal deaths. BJOG. 2014; 121(suppl 1):1-4.

176. Graham ID, Carroli G, Davies C, Medves JM. Episiotomy rates around the world: an update. Birth. 2005;32(3):219-23.

177. Diniz SG, d'Oliveira AF, Lansky S. Equity and women's health services for contraception, abortion and childbirth in Brazil. Reprod Health Matters. 2012;20(40):94-101.

178. Okafor I, Ugwu EO, Obi SN. Disrespect and abuse during facility-based childbirth in a low-income country. Int J Gynaecol Obstet. 2015;128(2):110-3.

179. Bohren MA, Vogel JP, Tunçalp Ö, Fawole B, Titiloye MA, Olutayo AO, et al. Mistreatment of women during childbirth in Abuja, Nigeria: a qualitative study on perceptions and experiences of women and healthcare providers. Reprod Health. 2017;14:9.

180. Bohren MA, Vogel JP, Hunter EC, Lutsiv O, Makh SK, Souza JP, et al. The mistreatment of women during childbirth in health facilities globally: a mixed-methods systematic review. PLoS Med. 2015;12(6):e1001847.

181. Sando D, Ratcliffe H, McDonald K, Spiegelman D, Lyatuu G, Mwanyika-Sando M, et al. The prevalence of disrespect and abuse during facility-based childbirth in urban Tanzania. BMC Pregnancy Childbirth. 2016;16:236.

182. Gülmezoglu AM, Langer A, Piaggio G, Lumbiganon P, Villar J, Grimshaw J. Cluster randomised trial of an active, multifaceted educational intervention based on the WHO Reproductive Health Library to improve obstetric practices. BJOG. 2007;114(1):16-23.

183. Hofmeyr GJ, Singata M, Lawrie TA, Vogel JP, Landoulsi S, Seuc AH, et al. A multicentre randomized controlled trial of gentle assisted pushing in the upright posture (GAP) or upright posture alone compared with routine practice to reduce prolonged second stage of labour (the Gentle Assisted Pushing study): study protocol. Reprod Health. 2015;12:114.

184. Hofmeyr G, Vogel J, Cuthbert A. Fundal pressure during the second stage of labour. Cochrane Database Syst Rev. 2017;(3):CD006067.

185. Habek D, Vuković Bobić M, Hrgović Z. Possible feto-maternal clinical risk of the Kristeller's expression. Cent Eur J Med. 2008;3(2):183-6.

186. Zanconato G, Cavaliere E, Cherubini G, Bortolami O, Mantovani E, Iacovella C, et al. Fundal pressure (Kristeller maneuver) during labor in current obstetric practice: assessment of prevalence and feto-maternal effects. Minerva Ginecol. 2014;66(2):239-41.

187. Iyengar SD, Iyengar K, Martines JC, Dashora K, Deora KK. Childbirth practices in rural Rajasthan, India: implications for neonatal health and survival. J Perinatol. 2008;28(suppl 2): S23-30.

188. De Leeuw JW, Vierhout ME, Struijk PC, Hop WC, Wallenburg HC. Anal sphincter damage after vaginal delivery: functional outcome and risk factors for fecal incontinence. Acta Obstet Gynecol Scand. 2001;80(9):830-4.

189. Declercq ER, Sakala C, Corry MP, Applebaum S. Listening to mothers II: Report of the Second National U.S. Survey of Women's Childbearing Experiences: conducted January-February 2006 for Childbirth Connection by Harris Interactive® in partnership with Lamaze International. J Perinat Educ. 2007; 16(4):15-7.

190. Goldman N, Glei DA. Evaluation of midwifery care: results from a survey in rural Guatemala. Soc Sci Med. 2003;56(4):685-700.

191. WHO recommendations for the prevention and treatment of postpartum haemorrhage. Geneva: World Health Organization; 2012 (http://apps.who.int/iris/bitstream/10665/75411/1/9789241548502_eng.pdf, accessed 12 December 2017).

192. Guideline: delayed umbilical cord clamping for improved maternal and infant health and nutrition outcomes. Geneva: World Health Organization; 2014 (http://apps.who.int/iris/bitstream/10665/148793/1/9789241508209_eng. pdf, accessed 12 December 2017).

193. Guidelines on basic newborn resuscitation. Geneva: World Health Organization; 2012 (http://apps.who.int/iris/bitstream/10665/75157/1/9789241503693_eng.pdf, accessed 12 December 2017).

194. Recommendations for management of common childhood conditions: evidence for technical update of pocketbook recommendations: newborn conditions, dysentery, pneumonia, oxygen use and delivery, common causes of fever, severe acute malnutrition and supportive care. Geneva: World Health Organization; 2012 (http://apps.who.int/iris/bitstream/10665/44774/1/9789241502825_eng.pdf, accessed 12 December 2017).

195. WHO recommendations on newborn health: guidelines

approved by the WHO Guidelines Review Committee. Geneva: World Health Organization; 2017 (http://apps.who.int/iris/bitstream/10665/259269/1/WHO-MCA-17.07-eng.pdf, accessed 17 January 2018).

196. Guidelines on optimal feeding of low birth-weight infants in low- and middle-income countries. Geneva: World Health Organization; 2011 (http://www.who.int/maternal_child_adolescent/documents/9789241548366.pdf, accessed 17 January 2018).

197. WHO recommendations on postnatal care of the mother and newborn 2013. Geneva: World Health Organization; 2014 (http://apps.who.int/iris/bitstream/10665/97603/1/9789241506649_eng.pdf, accessed 12 December 2017).

198. Spector JM, Agrawal P, Kodkany B, Lipsitz S, Lashoher A, Dziekan G, et al. Improving quality of care for maternal and newborn health: prospective pilot study of the WHO Safe Childbirth Checklist program. PLoS One. 2012;7(5):e35151.

199. Brouwers M, Kho M, Browman G, Burgers J, Cluzeau F, Feder G, et al. AGREE II: advancing guideline development, reporting and evaluation in healthcare. CMAJ. 2010;182(18):E839-42.

200. GREAT Network [website]. The Guideline-driven Research Priorities Evidence Synthesis Application of Evidence Transfer of Knowledge (GREAT) Network; 2016 (http://greatnetworkglobal.org/, accessed 19 October 2017).

201. Standards for improving quality of maternal and newborn care in health facilities. Geneva: World Health Organization; 2016 (http://apps.who.int/iris/bitstream/10665/249155/1/9789241511216-eng.pdf, accessed 12 December 2017).

付録｜用語解説

作成：分娩期ケアガイドライン翻訳チーム

●推奨項目 1
インフォームド・チョイス
十分な説明を受けた上の選択。診断や治療のための処置を受ける前に，可能な選択肢について，それぞれの利点とリスクや有害性について十分な情報を得て，本人や家族の状況，価値観，ゴールに合わせて自由意思に基づいた選択を行うこと。

継続的支援
本ガイドラインの中での継続的支援とは，分娩中に産婦が1人で放置されることがなく，常に医療者や付き添い者から支援を得られることを指す。

●推奨項目 4
限定された状況下でのみ推奨
その介入またはケアの選択肢は，その推奨項目の中で特定された状態や環境，対象集団にのみ適応すべきであり，そのような状況下でのみ実施されるべきである。

助産師主導のケア
助産師主導のケアモデルは，産前受診の最初の予約から産後のケアに至るまで，助産師が1人の女性に対するケアの計画・調整・実施に責任を負う医療専門職のリーダーであることを意味している。この助産師主導のケアモデルは，女性を中心としており，妊娠・出産は正常なライフイベントであるという前提に基づいている。

（国際助産師連盟「所信声明」より引用）

●推奨項目 5
子宮頸管の展退
陣痛が始まり，児を押し出す準備ができると，閉じていた子宮口が開き始める。子宮頸管の展退とは，子宮口開大に伴い，子宮頸部が軟らかく，短く，薄くなるといった，子宮頸管熟化の変化の1つである。

子宮口全開大
子宮口全開大とは，陣痛が始まる前に閉じていた子宮口が，直径10 cmまで完全に開いた状態のことである。

●推奨項目 7
パルトグラム
子宮口開大度と児頭下降度，陣痛発作時間と陣痛間欠時間などの分娩経過を経時的に記録し，図式化したものである。

警告線（Alert ライン）
WHO が分娩遷延を評価するツールとして 1993 年に WHO パルトグラムを開発した際，パルトグラム上に分娩第1期活動期の理想的な子宮口開大速度として1 cm/時のラインを描いた。このラインが警告線であり，ラインを超えた場合には遷延分娩として，他施設への母体搬送や陣痛促進の医療介入の検討を勧めていた。

●推奨項目 10
厳密な研究的状況下でのみ推奨
その介入またはケアの選択肢は，重大な不確実性が伴う。この場合，介入やケアの有効性，受け入れやすさや実行可能性など，未解決の問題や不確実性の解決を目的とした研究という形であれば，大規模に実施することができる。

●推奨項目 11
骨盤計測
母体の骨盤（入口部，骨盤中央部，出口部）の形状と大きさが経腟分娩に適しているかどうかを内診により評価するものを指し，入院時の子宮頸部の状態，羊水，児の下降度や向きを評価する通常の内診とは異なるものである。

●推奨項目 12
胎児心拍数陣痛モニタリング（cardiotocography：CTG）
分娩監視装置，胎児心拍数モニタリングなどと同義。胎児心拍数と陣痛を数字やグラフで表示する医療機器で，分娩進行状態と胎児の健康状態の評価に用いる。胎児心拍計は母体腹壁に装着する外側式が一般的であるが，破水後に胎児の頭皮に直接装着する内側式もある。

●推奨項目 13
ドップラー超音波装置
超音波を母体の腹壁越しに胎児の心臓に当てることで，胎児心拍数を聴取する医療機器。心拍数を聴取することにより胎児の健康状態を評価する。間欠的な聴取に適しており，分娩監視装置よりも小型で持ち運びが可能。

トラウベ（ピナード式胎児聴診器）
ドイツ人医師のトラウベが開発した，筒形の聴診器。妊婦の腹部に片側を当て，他方を聴取者の片耳に当て

て胎児の心音を聴取する。

●**推奨項目 14**
剃毛
体毛を剃ること。

●**推奨項目 15**
浣腸
肛門から直腸や大腸へ薬を注入し，腸に物理的な刺激を与えることで腸の動きを活発にし，排便を促すこと。

●**推奨項目 16**
ローリスク
母子のいずれか，または両者に重篤な合併症が予想されないこと。

内診
腟内に指や器具を挿入し，子宮口の開大度，子宮頸管の展退度，児頭の位置，子宮頸管の硬さ，子宮口の位置などを観察し，分娩進行や異常の有無を診断すること。

●**推奨項目 18**
間欠的
一定の間隔を置いて，物事が起こったり止んだりするさま。

●**推奨項目 19**
産痛緩和
産痛とは，分娩の際に感じる痛み。産痛緩和とは，産痛の際に痛みを和らげること。

●**推奨項目 20**
オピオイド系鎮痛薬
オピオイド受容体と結合し，脳や脊髄に作用して痛みを抑える薬の総称。

●**推奨項目 21**
漸進的筋弛緩法
筋肉の緊張と弛緩を繰り返し行うことにより，身体のリラックスを導く方法。

マインドフルネス
「今この瞬間」に気付きを向け，自身が体験していることをあるがままに知覚し，評価判断，恐怖や否定の感情などにとらわれないでいる心の在り方。

●**推奨項目 22**
温罨法
体の一部に温熱刺激を与えることで，痛みなどの症状

を緩和させるケア方法。

ホットパック
温罨法で用いられる。熱保有度の高い物質を袋に入れ，パック状にしたもの。温めてから患部に当てる。

●**推奨項目 23**
分娩遷延
分娩開始後，相当な時間が経過しても児が娩出されないこと。分娩第 1 期と第 2 期の所要時間に関する本ガイドラインの見解については，推奨項目 6 と 33 を参照。

●**推奨項目 25**
上体を起こした姿勢
「上体を起こした姿勢」には，立位，座位，スクワット，膝立ちなどがある。

●**推奨項目 26**
クロルヘキシジン
医療用の外用殺菌薬。手術前の手指や手術部位の皮膚の消毒に使われることが多い。

●**推奨項目 28**
人工破膜
胎児や羊水を包んでいる膜を人工的に破って破水させること。主に分娩の誘発や促進を目的として行われる。

●**推奨項目 29**
オキシトシン
オキシトシンは体内で分泌されるホルモンであるが，ここでは医薬品として用いられる化学的に合成されたオキシトシン製剤を指す。子宮収縮薬として，分娩誘発や促進，産後の収縮不全による分娩後異常出血（弛緩出血）の予防や治療に用いられる。

●**推奨項目 31**
抗けいれん薬
抗けいれん薬は，筋けいれんを緩和するために用いられる薬剤で，子宮頸管の熟化を期待して分娩所要時間の短縮を目的に使用されることがある（その効果に関するエビデンスの確実性は低い）。

●**推奨項目 32**
静脈内輸液
一般に点滴と称される。静脈内に留置した注射針から持続的に生理食塩液やブドウ糖注射液，薬剤などを注入する。

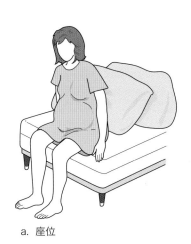

a. 座位

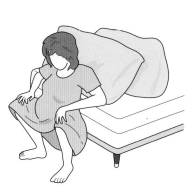

b. スクワット

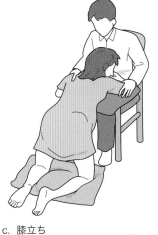

c. 膝立ち

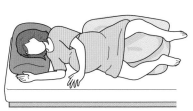

d. 側臥位

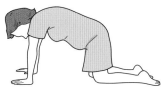

e. 膝肘位（四つん這い）

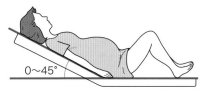

f. 半座位（体の主軸が水平から45°未満）

■図1　産婦の分娩体位

●推奨項目 34
硬膜外麻酔（分娩）
局所麻酔の1つ。硬膜外腔に麻酔薬を注入して麻酔する方法。

会陰裂傷
分娩時の会陰組織の裂傷で，程度により第Ⅰ～Ⅳ度に分類される。
・第Ⅰ度：会陰皮膚および腟粘膜の損傷。
・第Ⅱ度：会陰の皮膚だけでなく筋層の裂傷を伴うもの。肛門括約筋は健全なもの。
・第Ⅲ度：肛門括約筋や腟直腸中隔の一部まで断裂したもの。直腸粘膜は損傷されない。
・第Ⅳ度：第Ⅲ度会陰裂傷に加えて，肛門粘膜および直腸粘膜に裂傷が及んだもの。

●推奨項目 34・35
産婦の分娩体位
「上体を起こした姿勢」には，座位（図1a），スクワット（図1b），半座位（体の主軸が水平から45°以上），膝立ち（図1c）などが含まれる。「横になった姿勢」には，砕石位，側臥位（図1d），トレンデレンブルグ体位，膝肘位（四つん這い）（図1e），半座位（体の主軸が水平から45°未満）（図1f）などが含まれる。

注：図はあくまで一例である。選択肢はこの他にもいろいろあることをお断りしておく。

●推奨項目 37
児の低酸素症
胎児・新生児に十分な酸素が供給されなくなり，脳が低酸素および虚血状態になることで，脳に障害を来した状態。脳性麻痺の主たる要因となる。

臍帯血 pH
臍帯動脈血液ガスを調べることで，アシドーシス（血液が正常よりも酸性に傾いた状態）の有無を判断するもの。pH 7.0 未満では，出生児の新生児死亡や神経学的後遺症が生じるリスクが上昇する可能性がある。

●推奨項目 39
会陰切開
胎児の娩出時に，会陰裂傷を避ける目的や，早急な胎児娩出の必要性に応じて行う。胎児の頭が腟口を押し広げる際に医療用のハサミ（剪刀）を用いて会陰部（腟と肛門の間）を切開する。

器械分娩
器具を用いて胎児の娩出を助ける分娩方法。吸引分娩

や鉗子分娩を指す。

●推奨項目 40
子宮底圧迫法
陣痛発作に合わせて子宮底部を骨盤誘導線に沿って両手で圧迫し，児の娩出を促す方法。

●推奨項目 41
分娩後異常出血
産後(24時間以内)の出血量が，経腟分娩では 500 mL 以上，帝王切開では 1,000 mL 以上の出血。分娩第3期以降の異常出血には，腟・会陰・子宮頸管などの裂傷，子宮内反症，弛緩出血によるものなどがある。

子宮収縮薬
子宮を収縮させる作用があり，分娩の誘発や促進，分娩後異常出血の予防や治療に用いられる。

●推奨項目 43
エルゴメトリン
子宮収縮薬。

ミソプロストール
プロスタグランジン製剤の1つ。子宮頸管の熟化を促し，子宮収縮を強め，子宮の内容物を排出させる薬効がある。海外では，陣痛誘発・陣痛促進・分娩後異常出血予防・自然流産や人工妊娠中絶の処置などで広く使われている。

●推奨項目 45
臍帯牽引
胎盤の娩出を促すために，臍帯を牽引する(引っ張る)処置。

専門技能を持つ分娩介助者
専門技能を持つ分娩介助者(skilled birth attendants：SBA)とは，医師，助産師，看護師のように，正常な妊娠・出産・産後の経過で，その管理に必要な専門技能を習得した者を指し，伝統的産婆(traditional birth attendants：TBA)は含まない。

●推奨項目 46
子宮底マッサージ
手掌で子宮底を輪状に摩擦し，子宮の収縮を促進する方法。

●推奨項目 47
自発呼吸
自身の能力によって行われる呼吸のこと。

羊水混濁
子宮内で胎児の酸素が不足することによって腸が動き，胎便という通常は出生後に排出される便が出ることがあり，羊水に胎便の色がつくこと。生まれた際にこの状態で肺呼吸を始めると，胎便の混じった羊水が気管支や肺胞の一部に詰まってしまい，胎便吸引症候群という呼吸障害を起こす。

鼻腔吸引・口腔吸引
鼻・口に溜まった羊水を吸い取ること。

●推奨項目 48
低体温
新生児は，体重に比べて体表面積が大きいこと，皮下脂肪が薄いこと，血管運動調節機能が未熟であることなどから体温を一定に保つことが難しいなどの特徴がある。

母乳育児
児に母乳を与え，発育を促していくこと。母乳以外何も与えない場合を完全母乳育児と呼ぶ。

●推奨項目 49
低出生体重児
2,500 g 未満で生まれた児のこと。

●推奨項目 50
ビタミンK
脂溶性ビタミンの1つ。主な作用は血液凝固で，血液が固まるのを補酵素として後押しする。欠乏すると血液凝固に時間がかかり，出血が止まりにくくなる。

●推奨項目 51
沐浴
新生児をベビーバスなどで入浴させること。感染予防のため，通常は新生児期(生後1カ月間)を過ぎ，乳児期に入ってから大人と一緒に入浴するようになる。

●推奨項目 52
子宮弛緩
産後の子宮収縮の状態が不良であること。子宮弛緩に伴って大量出血を起こすことを弛緩出血という。

子宮収縮状態(子宮の硬さ)
子宮収縮状態の観察は，子宮底長・硬さ，経腟出血の量，後陣痛の強さなどから総合的に行う。

●推奨項目 53
抗生物質(抗菌薬)
子宮内感染など，産後の感染を予防するために投与さ

れる，細菌を殺したりその増殖を抑えたりするための
薬。

●推奨項目 55
経腟出血
子宮内や腟からの性器出血をいう。悪露。産後の経腟
出血の量や性状の観察は，弛緩出血など産後の異常を
早期発見するのに重要である。

子宮底長
子宮底長は，産婦の腹部を指で触診し観察する。分娩
直後，臍下3横指になり，その後上昇・下降し，産褥
1〜2日目に臍下1〜2横指，産褥3日目に臍下3横指，
産褥6日目に臍と恥骨結合上縁との中央，産褥10日
目に触知できなくなる。

訳者あとがき

　世界保健機関（WHO）によるはじめての正常出産ガイドライン「Care in Normal Birth：
a practical guide」（1996 年）［邦訳『WHO の 59 カ条　お産のケア実践ガイド』（戸田律子・
訳）農山漁村文化協会（1997 年）］は，産科領域で広く行われている医療介入やケアの有効
性を，科学的根拠（エビデンス）に基づき 59 の推奨項目に編纂しました。当時，新たな科学
技術が，エビデンスのないままに産科領域へ次々と導入されるようになり，科学技術を適
正に評価し，具体的な方針として示すことが急務とされた経緯がありました。それから 22
年後の 2018 年 2 月，本ガイドライン，つまり，「WHO recommendations：intrapartum care
for a positive childbirth experience」は旧ガイドラインの改訂版として発表されました。今回
のガイドラインは，これまでに発表された関連ガイドラインを全て更新・統合して 56 の推
奨項目から成っています。

　この 22 年間の産科医療やケアに関する世界的な変化は，「1990 年代と比較して，2015
年までに妊産婦死亡率を 75％削減する」ことを目標とするミレニアム開発目標（Millennium
Development Goals：MDGs）ゴール 5 の実現に向けた取り組みと時期的な重なりがありま
す。結果として，妊産婦死亡率は 45％の削減を達成するにとどまりましたが，施設分娩率
や専門技能を持つ分娩介助者（skilled birth attendants：SBA）による分娩介助率が上昇するな
どの成果も見られました[1]。これまでの産科医療やケアの世界的潮流は，全ての妊産婦を
ハイリスクと見なすリスクアプローチ型の戦略を基にしていました。母子の命を守ること
を第一に考えてきた母子保健戦略は，行き過ぎた産科医療という問題を内包することとな
ります。出産の医療化が進むことで，産婦自身の産む力が損なわれ，出産体験に悪影響を
及ぼすこと，そして明確な適用指針がないまま医療介入が増えてきていることへの懸念
も，今回のガイドライン改訂を後押しすることになったのです。

　今回のガイドラインには多くの特徴があります。まず，GRADE アプローチを採用した
ことで，推奨の強さをエビデンスレベルだけでなく，「結果」「価値」「資源（リソース）」「公
正性」「受け入れやすさ」「実行可能性」の 6 項目の評価も含めた，より客観的で透明性の
高いガイドラインになった点です。その評価結果も多く開示されたことで，推奨項目数が
減ったにもかかわらず，ページ数は約 3.6 倍と大幅に増加しています。また，ガイドライ
ン作成グループには助産師が多く参加し，助産ケアの視点が反映されることとなりまし
た。そして日本人医師も 3 名参加しました（永井真理先生，森臨太郎先生，小原ひろみ先
生）。系統的レビューの対象には，量的研究だけでなく質的研究や混合研究法の研究が含ま
れたことも特筆すべきです。

　本ガイドラインでは分娩経過の多様性がより尊重され，分娩第 1 期・第 2 期の定義や標
準的な分娩所要時間が見直されたこと，硬膜外麻酔中の産婦や新生児へのケアに関する推
奨が増えたことなどの改訂点がありました。他方，無菌状態での臍帯切除や分娩介助者の
マスク・滅菌ガウン着用など，旧ガイドラインに含まれていた項目のうち，現在でも重要
であることに変わりはないものの，既に広く行きわたったと考えられる実践については，
本ガイドラインには含まれていません[2]。また，これまで「女性を中心としたケア」「家族
を中心にしたケア」「全人的なケア」など，目指す出産ケアを形容する言葉がありました

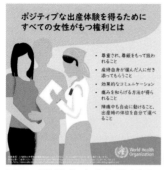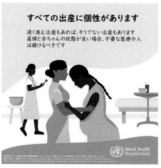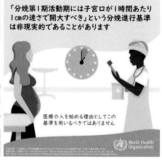

■図　WHO による本ガイドラインのインフォグラフィックス　　　　　　　（訳：福澤利江子）

が，今回は「妊産婦を尊重したケア（respectful maternity care）」「ポジティブな出産体験」という女性の主観や気持ちを重視するキーワードが強調されたことも，今後の出産ケアに影響を与えていくでしょう。

　本ガイドラインの発表以降，WHO はインフォグラフィックス（図）も作成し，医療者と一般の人々への普及を進めています。資源の不足する環境においても女性の権利や満足を充足すべきという今回のガイドラインに対し，当初は戸惑いを示す国もあったようですが，WHO が科学的根拠に基づいて作成したガイドラインを実現するために，世界中でさまざまな努力が始まっています。そして，妊産婦死亡率や新生児死亡率のように「死」に着目した指標から，安全に出産するだけではない，女性が「ポジティブな出産体験」をすることのチャレンジを，今後どのように評価していくかも議論が必要になってくるでしょう。

　今回のガイドラインは完成形ではなく，今後も更新されていくことが望まれています。実際，本ガイドライン発表が契機となり，各推奨項目に関連する研究が世界中で続々と発表されています。特に，確実性の低いエビデンスや，研究が少ないトピックについては，今後必要な質の高い研究を進めることで，ガイドラインの内容も修正されていくことにつながります。例えば，助産ケアモデルが世界的に助産師の人数や教育が不足していることで「条件付き推奨」となった状況は，今後，助産師教育や政策の改善を促し，科学的に評価していく必要があるでしょう。別の例としては，妊娠中の GBS（B 群連鎖球菌）検査の是非や感染症流行（パンデミック）下のローリスク女性への出産ケアなど，臨床実践に深くかかわる出産ケアでありながら今回のガイドラインに含まれなかったトピック，先進国では標準的となりつつある硬膜外麻酔分娩の在り方など，本ガイドラインの推奨項目の成り行きや国内外の実施状況についても，今後の変化を注視していただくようお願いします。また，本ガイドラインは世界共通の指針でありながらも，活用の際には，ケアの現場の状況や，妊産婦のニーズに合わせて，現場で最善の判断を行うことの重要性も強調しています。それぞれの現場で，本ガイドラインに沿ったケアを円滑に実践するためにどのような工夫が必要かを考え，妊産婦を含むさまざまな関係者と協力しながら実践されることを願います。

本ガイドラインの日本語版は，研究と実践，産科と助産のさまざまなフィールドを基盤とする国内外のメンバーが集まり，2 年以上をかけて翻訳に取り組んで完成しました。翻訳のプロではないながらも，訳す中で，メンバーがそれぞれの専門知識や思いやネットワークを持ち寄り，国内外の出産ケアについて学びを共有しながら作り上げました。

　書籍化にあたりはじめから完成まで常に心を込めたお仕事で私たちに伴走してくださった医学書院の竹内亜祐子さん，自然で読みやすい日本語になるよう有用な提案をたくさんくださった松田直子さん，翻訳にあたり WHO との契約を進めてくださった北原拓也さん，デザイナーの土屋みづほさん，イラストレーターの石坂しづかさん，本ガイドライン作成グループメンバーでもあり，監訳の任を引き受け丁寧なご指導をくださった永井真理先生に心から御礼申し上げます。

文献
1）UNDP：The Millennium Development Goals Report 2015. https://www.undp.org/content/undp/en/home/librarypage/mdg/the-millennium-development-goals-report-2015.html
2）笹川恵美，他："Care in Normal Birth" から "Intrapartum care for a positive childbirth experience" へ：WHO の正常出産ガイドラインは，どのように変わったか？　日本助産学会誌 33(1)：50-60, 2019

2021 年 1 月

訳者あとがきメンバー(五十音順)：

飯村ブレット　笹川恵美　新福洋子

杉本敬子　髙橋優子　春山 怜　福澤利江子

index 索引